JN165427

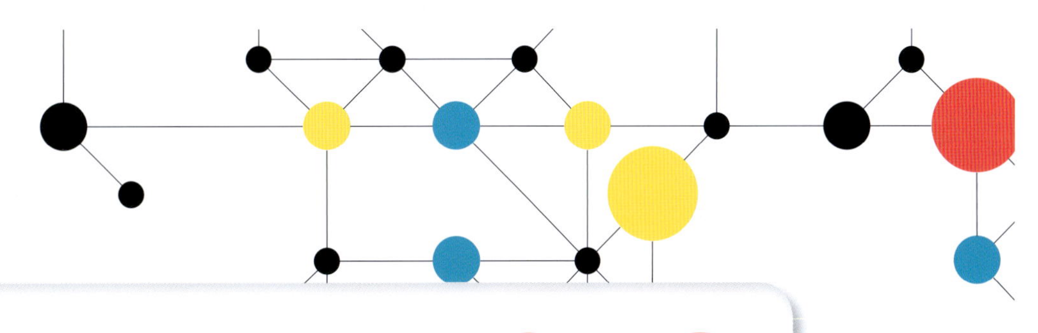

聞くに聞けない 歯周病治療 100

【総監修】若林健史　【監 修】小方頼昌　【編集委員】鎌田征之　稲垣伸彦

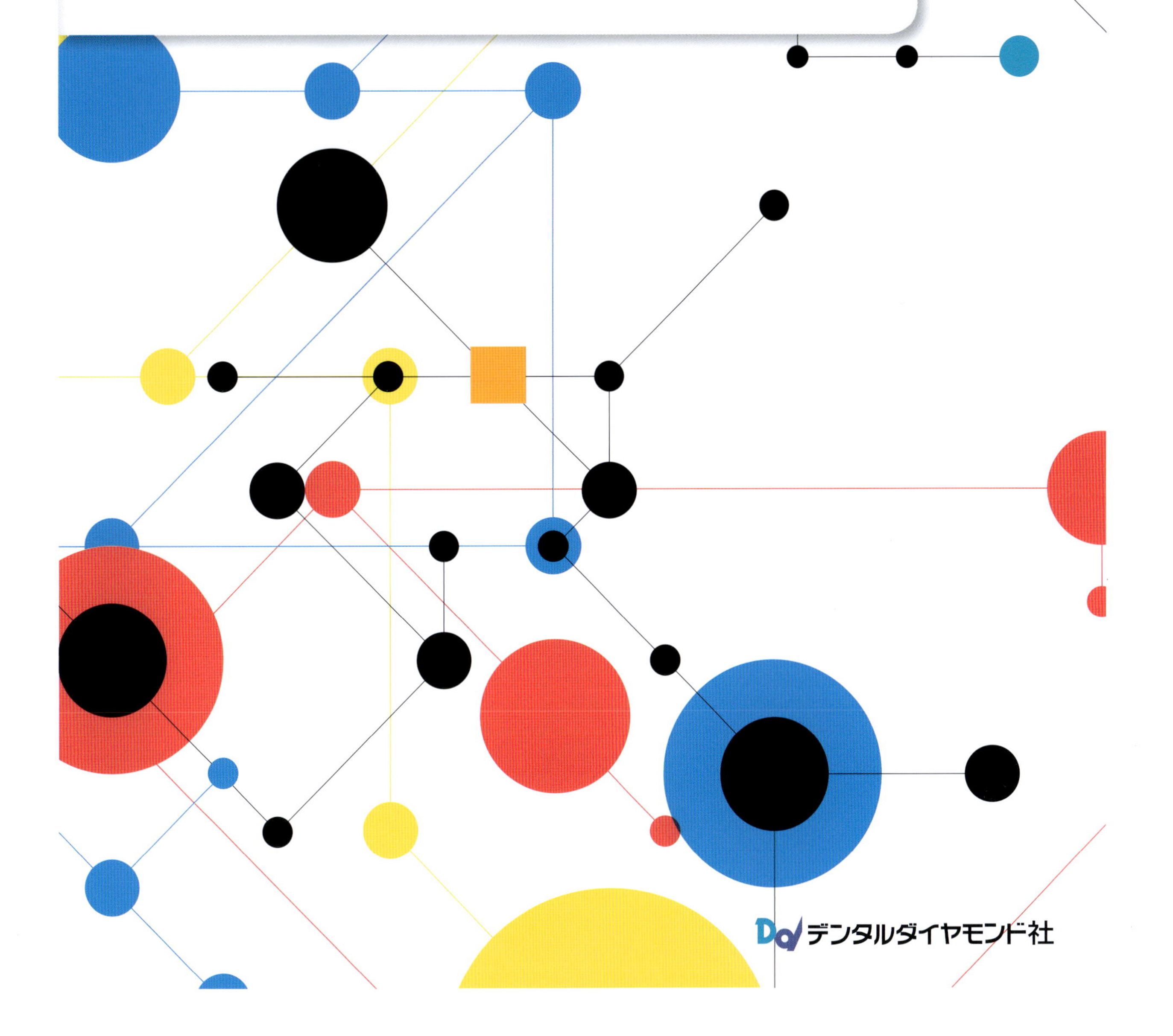

デンタルダイヤモンド社

刊行にあたって

「わかっていないのに、わかっているふりをしてしまう」。

本書を手に取ったみなさんも、何かしら身に覚えがあるのではないでしょうか。これは、引っ込み思案でシャイなわが国の国民性といえるかもしれません。しかし、医療にかかわる者がわかったふりをして携わっていては、患者を快方に向かわせるどころか、病態の悪化、あるいは新たな医原性のトラブルを惹起する事態にもなりかねません。

本書は、歯科医療のなかでも、とりわけ罹患率の高い歯周病をテーマとし、いまさら知らない、教えてほしいとはなかなかいえない初歩的なことから、知ったつもりになっていただけで実は奥が深く、理解していない場合が多いことまで、多岐にわたる100項目を集めました。どの項目も端的にまとめており、診療の合間でも目を通せるように工夫しています。

昨今、歯周病が及ぼす疾病と、歯周病に影響を及ぼす疾病の双方を含む概念である「ペリオドンタルシンドローム」が注目されています。これは、医学的な定義ではありませんが、歯周病と糖尿病や動脈硬化などの全身疾患との因果関係があきらかになりつつあるなか、医科と歯科がスムーズに連携するためのキーワードとなることが期待されます。したがって、歯周病治療に関する知識や技術のアップデートは、われわれ歯科医療従事者にとって、いままで以上に欠かせないことといえるでしょう。

本書が多くの歯科医療従事者に役立ち、患者の健康や笑顔へと繋がる一助になれば、望外の喜びです。

2018年２月

若林健史

CONTENTS

1章 解剖・組織

2章 診査・診断

3章 歯周基本治療

①モチベーション

②TBI

6章 メインテナンス・SPT

7章 全身疾患など

column

1章

解剖・組織

01/100　1章　解剖・組織

健康な歯周組織

日本大学松戸歯学部　歯周治療学講座　**小方頼昌**

歯周組織は、歯肉、歯根膜、歯槽骨およびセメント質の４種類から成る。歯の発生により、歯胚成分の一部である歯小嚢から歯根膜、歯槽骨およびセメント質が形成される（**図１**）。

１．歯肉

歯肉は、歯肉辺縁（遊離歯肉）から歯肉歯槽粘膜境までの、歯と歯槽骨を被覆する粘膜組織で、歯肉上皮と歯肉固有層から成り、歯槽骨に結合して非可動性（付着歯肉）である。

健康な付着歯肉の上皮は錯角化し、やや白みがかったピンク色である。歯肉歯槽粘膜境より根尖側の可動性の歯槽粘膜上皮は非角化で、血管が透けて見えるため、色調は赤色である。遊離歯肉は歯頸部の歯を取り囲む歯肉で、歯間隣接部の三角形の歯肉を歯間乳頭と呼ぶ。臼歯部間のコンタクト直下の鞍状の窪んだ歯肉部位をコルと呼ぶが、コル部歯肉上皮は非角化であるため、炎症刺激に対して脆弱である。遊離歯肉と付着歯肉の境界を遊離歯肉溝と呼び、健康歯肉では浅い溝として認められ、その位置はほぼ歯肉溝底部と一致する。また、健康な付着歯肉上には、スティップリングと呼ばれる、ミカンの皮の表面に似た小窩が多数認められる。

遊離歯肉の内側を歯肉溝上皮と呼び、歯肉溝を形成する。歯肉溝上皮は非角化で、細胞間隙が広く、歯肉溝滲出液などが通過する。接合上皮は、歯肉溝底からセメントエナメル境までの歯と歯肉との界面で、接合上皮の基底細胞はエナメル質とヘミデスモゾームで結合している。

２．歯根膜

歯根膜は、その線維（シャーピー線維）の一端を歯槽骨に、他の一端をセメント質に埋入し、歯を歯槽骨に固定する組織である。歯根膜中には、未分化間葉細胞が存在し、歯周組織の再生に関与する。

３．歯槽骨

歯槽骨は、歯槽窩の内側にあたる固有歯槽骨とその外側の支持歯槽骨から成り、健康な固有歯槽骨は、Ｘ線像では、歯槽硬線と呼ばれる連続した白線として認められる。

４．セメント質

歯根象牙質の表層を被覆する硬組織をセメント質と呼ぶ。無細胞セメント質は歯冠側1/3から歯根中央部に、細胞セメント質は根尖側1/3に多い。

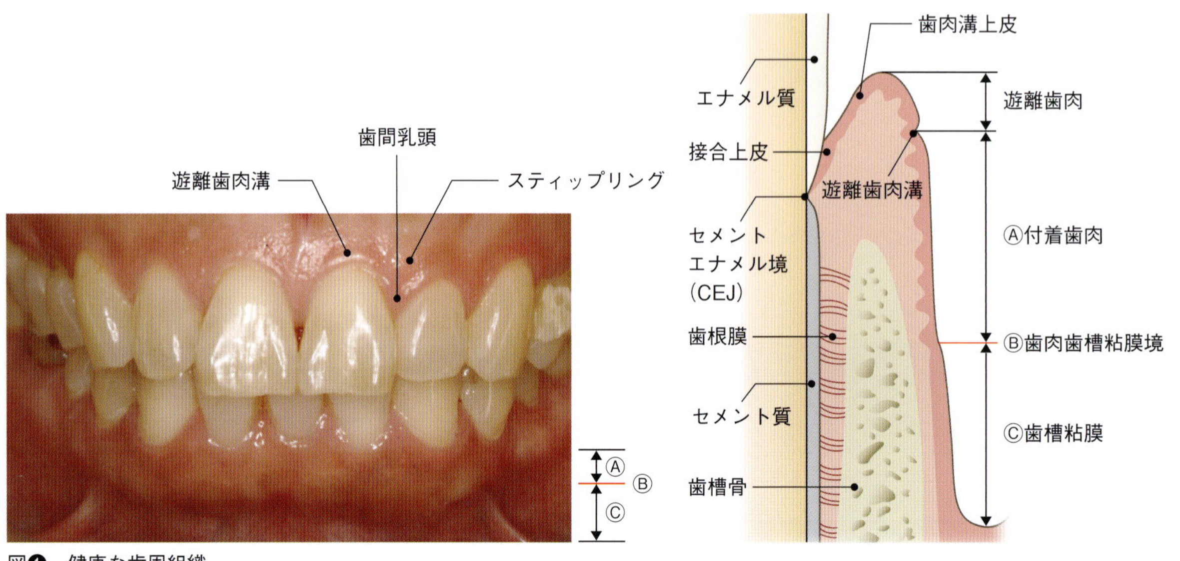

図❶　健康な歯周組織

02/100　1章　解剖・組織

付着とは何か？
その種類は？

日本大学松戸歯学部　歯周治療学講座　**小方頼昌**

付着様式としては、健康な歯周組織における接合上皮とエナメル質間のヘミデスモゾーム結合、または、歯周ポケット形成によって深部増殖した接合上皮とセメント質間のヘミデスモゾーム結合を上皮性付着という。また、セメント質からの歯肉線維と歯肉結合組織との結合を結合組織性付着と呼ぶ。歯周組織再生療法後は、新生されたセメント質に新たな歯根膜が埋入された新付着が生じる（「07. 治癒形態を知る」参照）。

生物学的幅径（Biologic Width）

健康な歯周組織では、歯槽骨頂から歯冠側に、歯槽骨頂からセメントエナメル境（CEJ）の間に約1㎜の結合組織性付着、接合上皮がエナメル質とヘミデスモゾーム結合する約1㎜幅の上皮性付着、さらに約1㎜の歯肉溝が存在する。この結合組織性付着と上皮性付着を合わせた約2㎜を生物学的幅径（Biologic Width：**図1**）と呼ぶ。生物学的幅径は、歯周組織の健康維持に重要な歯肉の付着の幅で、補綴物や修復物が生物学的幅径の範囲に入ると、生体は生物学的幅径を復元するために、歯肉の炎症や骨吸収を生ずるとされている。その際は、生物学的幅径を復元するために歯冠長延長術を行う。歯冠長延長術は、フラップ手術の術式のなかで侵襲を受けた生物学的幅径を再現するため、必要量の歯槽骨を削除し、縫合を行う歯周外科治療である。

プロービングポケットデプス（PPD）とクリニカルアタッチメントレベル（CAL）

プロービングポケットデプス（PPD：**図2**）は、プローブ挿入時の歯肉辺縁から挿入したプローブ先端部までの距離で、基準点は歯肉辺縁部であるが、同位置は歯肉の炎症の変化、それに伴う歯肉腫脹または歯肉退縮によって変わる。挿入したプローブ先端は、接合上皮および結合組織の炎症によって歯周ポケット底部を貫通するため、組織学的なプロービングポケットデプスとは異なる。

歯肉が歯根に付着する位置をアタッチメントレベルという。CEJ やクラウンのマージン部などの不動点を基準点とし、プローブ挿入時の CEJ から挿入したプローブ先端部までの距離をクリニカルアタッチメントレベル（CAL：図2）と呼ぶ。CAL 値が大きくなることは、歯の周囲の支持組織が減少することを意味する。歯肉の付着位置が根尖側に移動することを付着の喪失（アタッチメントロス）、歯周治療の結果、CAL 値が小さくなることを付着の獲得（アタッチメントゲイン）という。そのため、CAL 値は、歯周外科治療（再生療法）後の臨床パラメータのなかで重要な検査値である。

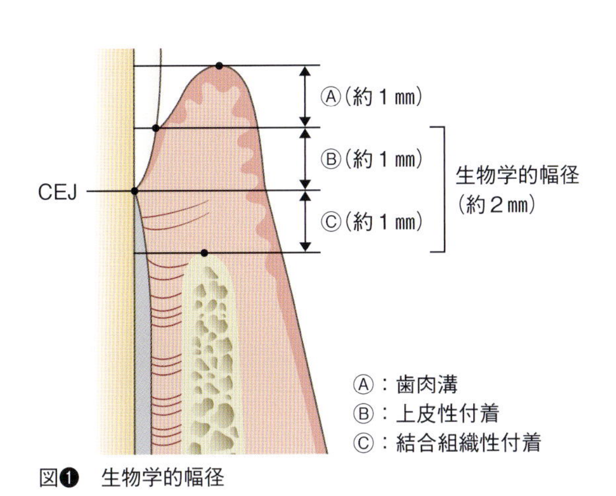

図❶　生物学的幅径

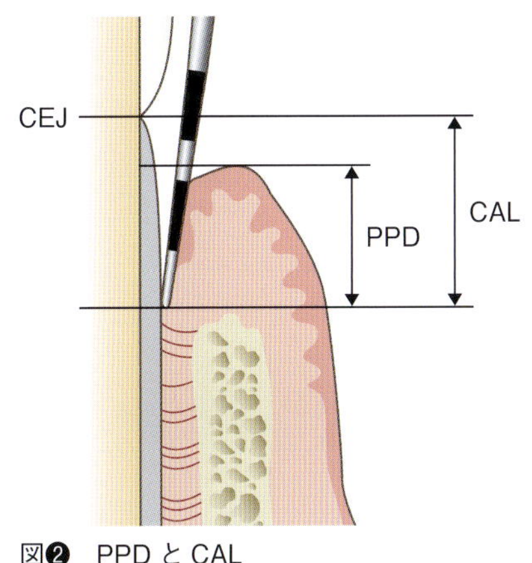

図❷　PPD と CAL

03/100　1章　解剖・組織

1壁性、2壁性、3壁性骨欠損を知る

日本大学松戸歯学部　歯周治療学講座　**中山洋平**

歯肉に限局した炎症の「歯肉炎」と区別される病態として、歯槽骨吸収は慢性歯周炎の特徴的な病態である。歯槽骨吸収は、生理的骨吸収と病的骨吸収に分けられ、歯周炎による歯槽骨吸収は後者に分類される。また、両隣接歯のセメントエナメル境を結んだ仮想線とほぼ平行に吸収を認めるものを「水平性骨吸収」、角度があるものを「垂直性骨吸収」と定義される。

垂直性骨吸収は、歯根破折、セメント質剝離、パーフォレーション、歯槽骨の裂開（ディヒーセンス）などの原因でも生じるが、基本的には局所の炎症によるものである。外傷性咬合の代表的な病態としても認識されているが、それのみで引き起こされるわけではなく、炎症を伴って初めて生じると考えられている。

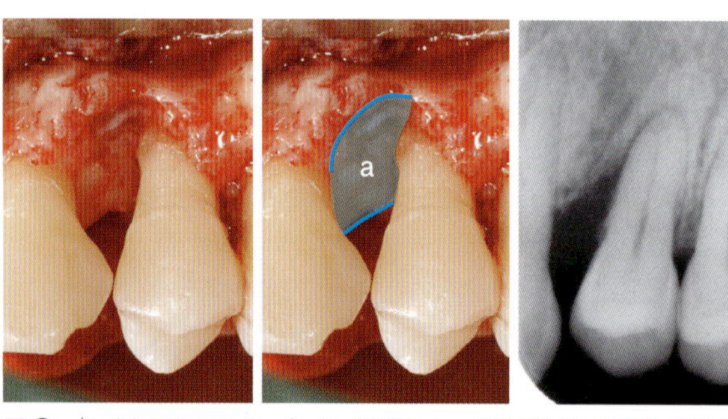

図❶　⌊3 側の骨面のみ（a）が残存し、頬口蓋側の骨壁が残存していない、⌊4 近心側の1壁性骨欠損

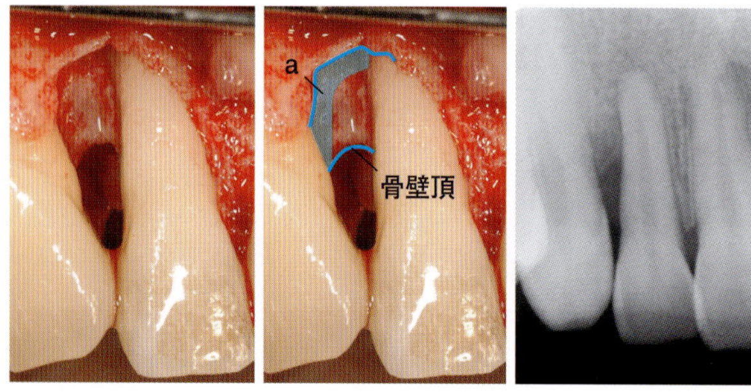

図❷　3⌋側の骨（a）と、口蓋側の骨壁が残存している2⌋遠心側の2壁性骨欠損

垂直性骨吸収の評価方法

垂直性骨吸収の評価として、以下のような残存骨壁数による分類が一般的である。ただし、骨欠損の歯冠側入口と骨欠損底部における骨欠損形態は複雑なため、混合型となることが多い。

1壁性：隣接歯側の骨のみが残存し、唇頬側および舌口蓋側骨壁が残存していない（図1）

2壁性：隣接歯側の骨が残存し、唇頬側あるいは舌口蓋側骨壁が残存している（図2）

3壁性：隣接歯側の骨が残存し、唇頬側および舌口蓋側骨壁も残存している（図3）

4壁性：両側の隣接歯側の骨が残存し、唇頬側および舌口蓋側にも骨壁が残存している。

一般的に、1～3壁性が、歯周組織再生療法の適応となる。再生の3要素である「細胞」、「足場」、「成長因子」を踏まえると、3壁性＞2壁性＞1壁性骨欠損の順で、歯周組織の再生に有利となる。また、骨壁の残存数、高さ、幅により、歯周外科治療および再生療法の種類の選択、切開線のデザインなどに影響する。

歯周組織検査、平行法によるX線写真のみでは、残存骨壁数と骨欠損形態を正確に把握することが困難であるので、コーンビーム断層撮影法（CBCT、ボリューム・レンダリング像）による術前評価が望ましい。

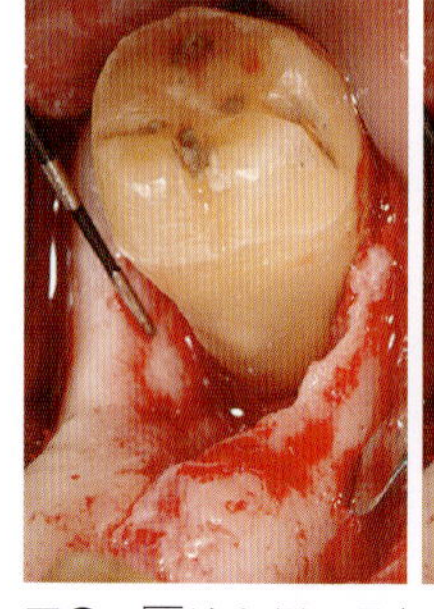

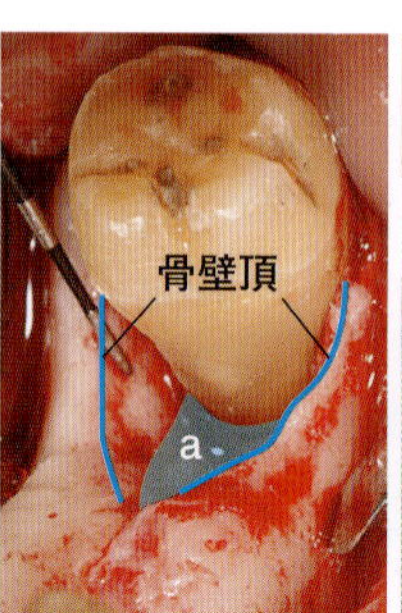

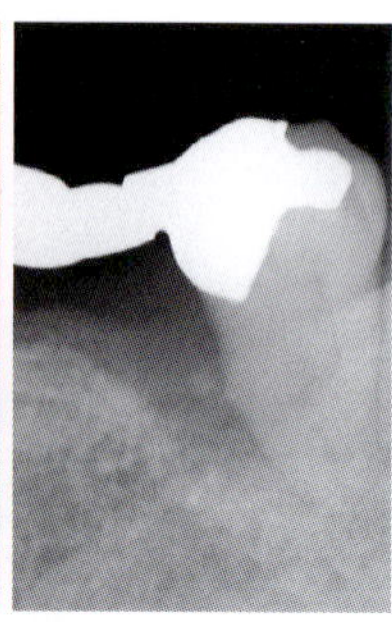

図❸　⌈5 遠心側の骨（a：⌈6 は欠損）と、頬舌側骨壁が残存している⌈7 近心側の3壁性骨欠損。舌側骨壁頂の高さと比較すると、頬側の骨壁頂がやや低いことから、2・3壁性混合型骨欠損と診断することもあり得るが、治療方針の決定には差し支えない差異である

04/100

1章　解剖・組織

歯肉の線維性と浮腫性の特徴

日本大学松戸歯学部　歯周治療学講座　**中山洋平**

歯周疾患の歯肉の性状は、臨床の場では「浮腫性歯肉」および「線維性歯肉」と表現されることがある。

歯肉の炎症初期には、歯肉結合組織中の血管拡張・充血および血管透過性の亢進が起こり、血液成分が血管外の組織へ出る（滲出性炎）。臨床的に、これらの病態は歯肉の発赤や腫脹（浮腫）といった所見としてみられ、これを「浮腫性歯肉」と表現される（**図1**）。

一方、炎症が長期化すると、炎症部位の細胞成分が減少し、肉芽組織中のコラーゲン線維が増加する（線維化）。臨床的にこれらの病態は、いわゆる「硬い歯肉」の所見として頻繁にみられ、「線維性歯肉」と表現される。また、喫煙者にも線維性歯肉が認められるが、これはニコチンによる血管収縮作用が関連している。すなわち、喫煙者においては、炎症初期に起こる血管透過性の亢進が抑制され、歯肉の発赤・腫脹（浮腫）といった臨床所見は顕著に認められなくなる（**図2**）。

歯肉の性状による影響

これらの歯肉の性状は、歯周病治療後の治癒にも影響する。浮腫性歯肉は、「治療への反応がよい」と表現されるように、浮腫の改善とともに、治療後早期に炎症の改善が見た目でわかる。アタッチメントロスを伴う場合、歯肉退縮を惹起することも多く、歯周ポケットの深さは減少しやすい。

他方、線維性歯肉は、増加したコラーゲン線維の貪食に時間がかかり、治療後の炎症の改善が顕著にわかるまで、時間を要すると考えられている。また、歯肉が線維化しているため歯肉退縮はしにくいが、深い歯周ポケットが残存することも多い（**表1**）。

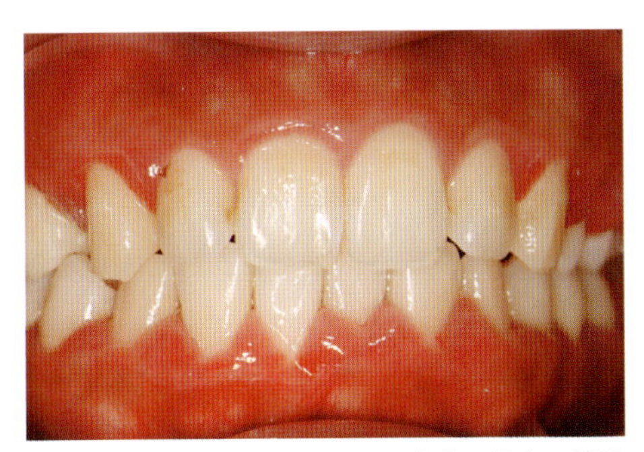

図❶　浮腫性歯肉。あきらかな歯肉の発赤・腫脹を認める

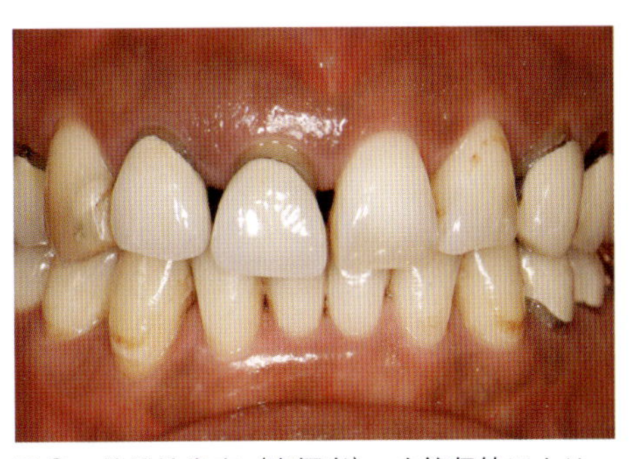

図❷　線維性歯肉（喫煙者）。血管収縮により、歯肉の発赤・腫脹が顕著ではない

表❶　浮腫性歯肉と線維性歯肉の比較

比較項目	歯肉の性状	
	浮腫性歯肉	線維性歯肉
おもな病態	滲出性炎	線維化
炎症の時期	初期	長期
細胞成分の量	増加	減少
コラーゲン線維量	正常	増加
線維芽細胞のコラーゲンの生成・貪食	早い	遅い
治療の反応	よい	悪い
歯肉退縮	起こりやすい	起こりにくい
歯周ポケット深さ	浅くなりやすい	浅くなりにくい

05/100　1章　解剖・組織

加齢によって歯周組織はどう変化していくのか

日本大学松戸歯学部　歯周治療学講座　小方頼昌

表❶　加齢による歯周組織の変化

歯周組織	加齢変化
歯槽骨	皮質骨の菲薄化と多孔性、歯槽堤の幅径、高径の減少、リモデリングの減少、歯槽骨頂～セメントエナメル境までの距離の増加
セメント質	セメント質の肥厚化（とくに根尖部細胞セメント質）
歯肉	細胞減少、結合組織の硝子変性、線維成分の増加、上皮の菲薄化、角化低下、接合上皮位置の根尖側移動
歯根膜	歯根膜腔の狭窄、石灰化、硝子変性、弾性線維の増加、細胞減少、幹細胞の減少

歯槽骨の変化

骨はつねに形成と吸収を繰り返している（リモデリング）が、若年者では活発であった歯槽骨におけるリモデリングは、加齢によって活性が低下する（**表1**）。骨形成量よりも骨吸収量が上回ると、皮質骨の菲薄化および多孔性を生じる。歯槽突起の高径および幅径は、加齢によって減少するが、歯が残存する場合はその減少量は一般的に少ない。歯槽骨頂からセメントエナメル境までの距離は、歯槽骨吸収量、根尖部セメント質の添加量および歯の挺出量との相対量で決まるが、加齢とともに増加する。

セメント質の変化

セメント質は、加齢によって厚みを増すが、とくに根尖部細胞セメント質の肥厚化が顕著である。歯肉退縮に伴い、歯根は口腔内に露出し、露出歯根表面は、スケーリング・ルートプレーニングによってセメント質が削除・除去され、象牙質が露出して冷水などに対する知覚過敏症状を起こすことが多い。露出根面、とくに隣接面のプラークコントロールは困難であることから、歯頸部の根面う蝕の罹患率は高い。

歯肉の変化

歯肉上皮は菲薄化し、角化は減少傾向となる。歯肉結合組織中の細胞数の減少により、コラーゲン合成量は低下するが、成熟率の低下に伴い、線維成分の増加が認められる。歯肉接合上皮の歯面への接着は、セメントエナメル境から歯冠側に約1㎜幅でエナメル質とヘミデスモゾーム結合するが、加齢とともに慢性歯周炎が進行した場合は、上皮は根尖側に移動し、歯根（セメント質または象牙質）とのヘミデスモゾーム結合による上皮性付着が主体となる。

歯根膜の変化

歯根膜は、約200㎛の厚さの結合組織で、歯の支持、感覚、栄養を司る機能を有し、歯肉（約5日）や皮膚（約15日）と比べて、そのターンオーバーは約1日と著しく早い。歯根膜中には幹細胞が存在し、骨やセメント質を形成する能力を有するが、加齢とともにその能力を減ずる。さらに、加齢に伴うコラーゲン合成の低下、歯根膜腔の狭窄、細胞成分の減少、石灰化や硝子化が認められるようになる。

06/100　1章　解剖・組織

歯肉退縮の種類

日本大学松戸歯学部　歯周治療学講座　目澤 優

歯肉退縮とは、歯肉辺縁の位置がセメントエナメル境より根尖側に移動し、歯根表面が露出した状態と定義される。歯肉退縮は加齢とともに増加する生理的な変化であるが、原因として以下のことが挙げられる。

①歯周炎による歯槽骨の吸収によって生じる炎症性の歯肉退縮

②角化歯肉幅（付着歯肉幅）の狭小、過度のブラッシング圧、歯の位置異常、小帯の高位付着による牽引および咬合性外傷によって生じる非炎症性の歯肉退縮

歯肉退縮によって角化歯肉（付着歯肉）の幅が狭く、清掃が困難になった歯は、プラークや食渣の停滞によって根面う蝕や歯周病進行のリスクが向上する（**図1**：ヨードグリセリン染色液）。Millerの歯肉退縮の分類の２級までは完全な根面被覆が可能である。よって、歯肉退縮を予防するために、結合組織移植術や遊離歯肉移植術を行うことが重要である。

歯肉退縮の好発部位と生物学的幅径

歯肉退縮は、前歯部～小臼歯部の歯槽骨が薄い唇頬側歯肉に生じることが多く、矯正治療後の多くの症例で観察できる。補綴物マージンを歯肉縁下深くにすると、生物学的幅径が侵襲され、持続的な炎症を惹起し、歯肉退縮が生じる。マージンの設定は、歯肉溝の範囲内である0.2～0.5㎜までとすることで、歯肉退縮を予防できる[1]。歯周病患者に歯周治療を行うと歯肉退縮することが多いため、事前に患者に説明することが重要である。角化歯肉（付着歯肉）の幅や厚さが歯肉退縮のリスクに影響を与えるが、適切なプラークコントロールで歯肉の炎症を生じさせないようにすることが、歯肉退縮の予防で最も大切である。

【参考文献】

1）Gracis S, et al.: Biological integration of aesthetic restorations: factors influencing appearance and long-term success. Periodontol, 27: 29-44, 2000.

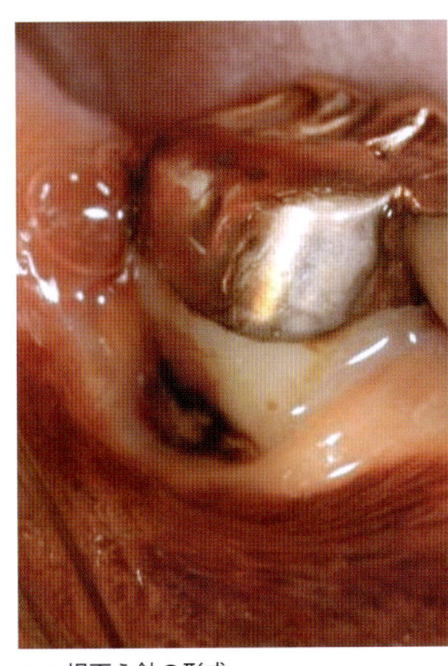

a：根面う蝕の形成

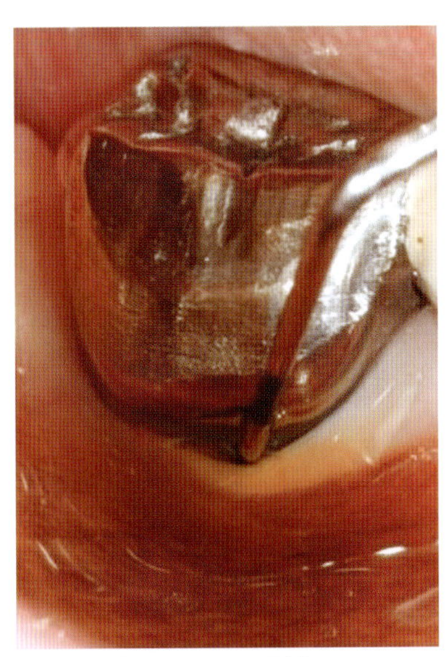

b：深い歯周ポケットの形成

図❶　角化歯肉（付着歯肉）幅の狭小によって引き起こされる病変。角化歯肉幅が狭小になることで、根面う蝕（a）および深い歯周ポケット（b）が容易に形成される

治癒形態を知る

日本大学松戸歯学部　歯周治療学講座　小方頼昌

創傷治癒とは、創傷を受けた組織に起こる組織変化であり、3つの治癒形式がある。1次創傷治癒は、感染のない手術創が縫合され、線状の瘢痕を残すのみで早期に治癒する。2次創傷治癒は、縫合せずに開放創のまま治癒が遅延し、瘢痕が残る。3次創傷治癒は、ある期間放置された創傷部位を清浄化した後に縫合した場合で、2次創傷治癒よりは少ないものの、瘢痕が残る。3つの差は、創傷の処置法、治癒後の外観、機能の違いなどで生じるが、治癒過程は本質的には同じである。

吸収治癒（完全治癒）は、起炎物質が消失することで、損傷を受けた組織が再生または置換によって損傷前の状態に戻ることをいう。滲出性炎症は急性炎症時にみられる炎症で、液性滲出物と炎症細胞を認め、その後、吸収治癒を示すことが多い。増殖性炎症（肉芽腫形成炎症）は慢性炎症時にみられ、細胞増殖や線維化を認め、局所の破壊が強い場合は、修復による瘢痕化（瘢痕治癒）が生じる。

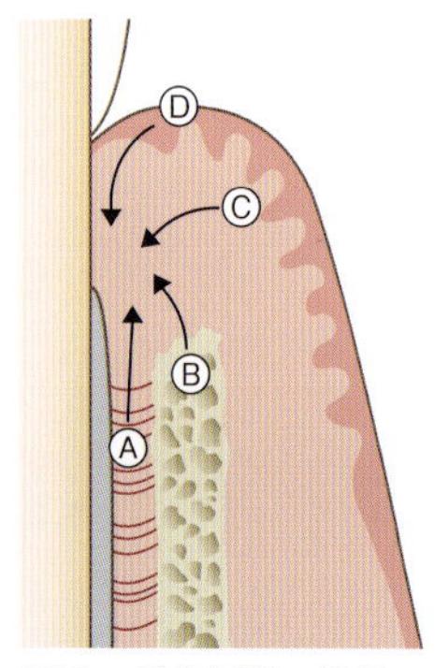

図❶　Ⓐ歯根膜、Ⓑ骨、Ⓒ結合組織、Ⓓ上皮。4つの組織からの細胞が歯周組織再生に関与する

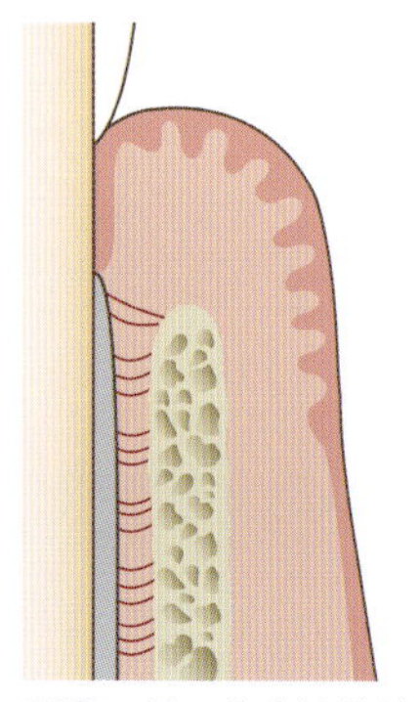

図❷　長い上皮性付着

骨折部位では、低酸素血症と炎症が起こり、創傷治癒に関与する遺伝子発現や細胞増殖が生じ、サイトカインが合成分泌されて骨の創傷治癒を促進する。シクロオキシゲナーゼ（COX）はプロスタグランジン（PG）合成酵素で、つねに発現するCOX1とストレス（炎症）時に強く発現するCOX2が存在し、炎症部位では高濃度のPGE_2が合成される。COX1ノックアウト（KO）マウスの骨折治癒期間は正常マウスと同等だが、COX2 KOマウスで骨折治癒が遅延する。COX2選択的阻害薬のセレコキシブやロフェコキシブを骨折時に投与すると骨折治癒が阻害されるため、骨の創傷治癒にCOX2とPGE_2が重要な役割を果たすと考えられる。Runx2とOsterixのKOマウスは、骨を欠損することから、両転写因子は骨芽細胞の分化に必須である。COX2 KOマウスの骨髄細胞では、Runx2とOsterixの発現が抑制され、PGE_2の添加で両転写因子の発現が正常に回復することから、Runx2とOsterixの遺伝子発現はCOX2により調節され、両転写因子の発現の減少が、COX2 KOマウスでの骨折治癒遅延の原因と考えられる。

歯周組織の創傷治癒の特徴

歯周組織の創傷治癒の特徴は、その場に、歯肉上皮や歯肉結合組織、歯根膜、歯槽骨の複数の組織が存在し、それぞれの治癒速度と形態が異なることである。

再付着とは、切開や外傷などで切断された歯肉結合組織と歯根面との再結合のことで、具体的には、歯周ポケット底部よりも根尖側に切開を加えた後の歯肉結合組織と健全な歯根面との付着などをいい、露出歯根面との付着を表す用語ではない。

新付着とは、露出した歯根面（病的な歯根面）にセメント質が新生され、歯根膜が形成されることによって生じる結合組織性付着（線維性付着）を意味する。歯周ポケット掻爬術やフラップ手術では、結合組織よりも上皮組織の成長のほうが速く、歯根面との結合は長い上皮性付着となる。新付着を獲得するには、再生療法（GTR法、エムドゲイン® ゲル、リグロス® などの応用）を行う必要がある。

2章

診査・診断

08/100　2章　診査・診断

初診時の診査項目

東京都・荻窪わかまつ歯科　若松尚吾

歯周病症例では、初診時の診査により、過去にどの程度歯周組織の破壊があったのか、現在その破壊は続いているのか、そして今後歯周病治療を行っていくなかでどれだけ歯周組織が改善してくるかを、ある程度予測する必要がある[1)]。

本項では、当院で初診時に行っている診査項目を列挙し、それぞれの概要を整理する。

1．X線写真

歯周病は肉眼で確認できない歯肉縁下で起こるため、規格性のある鮮明なX線写真が重要な資料となる[2)]。そうなるとデンタルX線写真の出番となるが、初診来院時には歯周病と自覚していない患者も多く、多数の撮影に抵抗感を示す患者も多い。したがって、当院では初診時の振るい分けとして、全体像が確認できるパノラマX線写真を撮影し、歯周病の疑いが強い場合に必要な枚数のデンタルX線写真を撮影している（**図1a**、「10.デンタルX線写真はなぜ必要か」参照）。

2．口腔内写真

初診時の口腔内写真は、歯肉の発赤・腫脹や性状などを、最も簡便かつ正確に記録できる。歯周病に罹患した歯肉は治療過程で変化しやすく、経過と比較するうえでも大切である。歯肉の性状は治療時の反応に大きく影響するため、重要である（**図1b**、「12.口腔内写真はなぜ必要か」参照）。

3．プロービングデプス

プロービングデプスを測定し、歯肉辺縁の位置から付着の喪失を把握することで、歯周組織の破壊の程度がわかる。また、同時に歯根の形態や根分岐部病変の有無を探ることもできる。ただし、初診時には歯周炎の急性症状を生じていることがある。その場合は歯周ポケットの基底部がルーズになってしまうため、本来よりも深く測定されてしまうことがあるため、初診時のプロービングデプスはより慎重に行う必要がある（**図1c**、「13.プロービングはなぜ必要か」参照）。

4．BOP（Bleeding on Probing）

プロービング時の出血は、歯周ポケット内縁上皮の炎症が存在することを示している。また、出血量によって炎症の程度を想定できる（図1c）。

5．動揺とフレミタス（咬合性外傷）

歯の動揺は原因として、支持組織の量や咬合などの力によるもの、歯肉や歯根膜の状態、歯根形態などが挙げられ、その結果、垂直的や水平的、さまざまな方向に動揺が生じる[3)]。その性質を摑むため、歯面に指を当て、タッピングやクレンチング、グラインディングをさせて咬合の動揺をみる。フレミタスがある場合は垂直的動揺があることが多く、グラインディング時に動揺がある場合は咬合干渉の可能性が高いと考える（「14.動揺度・フレミタスの診査はなぜ必要か」参照）。

6．リスクファクター

リスクファクターは、歯周病の発症、または進行に影響を与える。したがって、初診時の診査において、リスクファクターの有無を意識しながら、診断・治療計画を立てることが大切である（「18.歯周炎におけるリスクファクター」参照）。

7．患者の性格・生活背景

歯周病治療を行うにあたり、「病態」だけではなく、患者の性格・生活背景などをみることが大切である。患者の治療参加がその成否を左右する以上、どのような経緯や気持ちで歯科を受診したのかを加味することが求められる。

以上の診査項目から得られた情報を整理し、患者の個人差や個体差を把握することは、カウンセリング（「19.検査結果を患者に説明するカウンセリング」参照）やモチベーションの維持・向上において効果

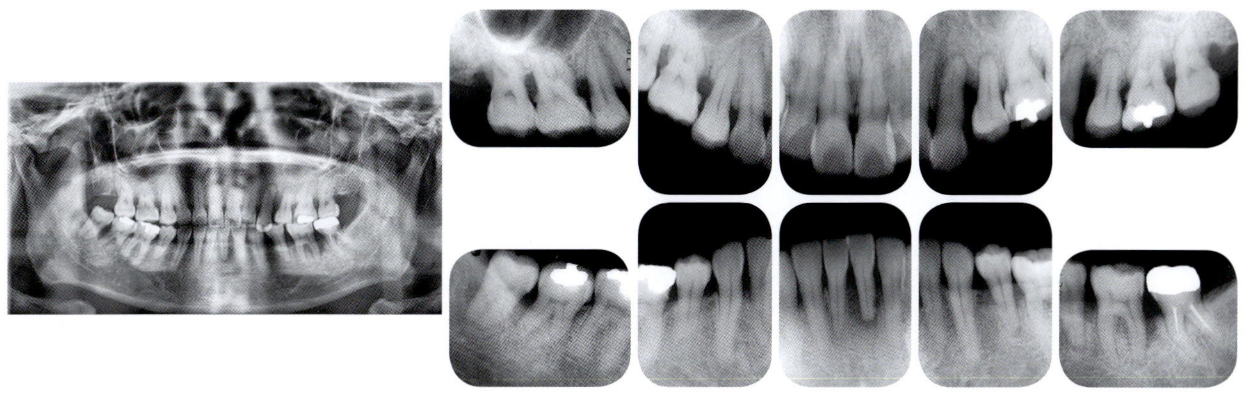

図❶a　筆者は初診時において、まずパノラマX線写真を撮影し、歯周病かどうかの振るい分けを行っている。歯周炎が限局的であればデンタルX線写真で当該部位のみ、全顎的であれば10～14枚法で撮影を行っている

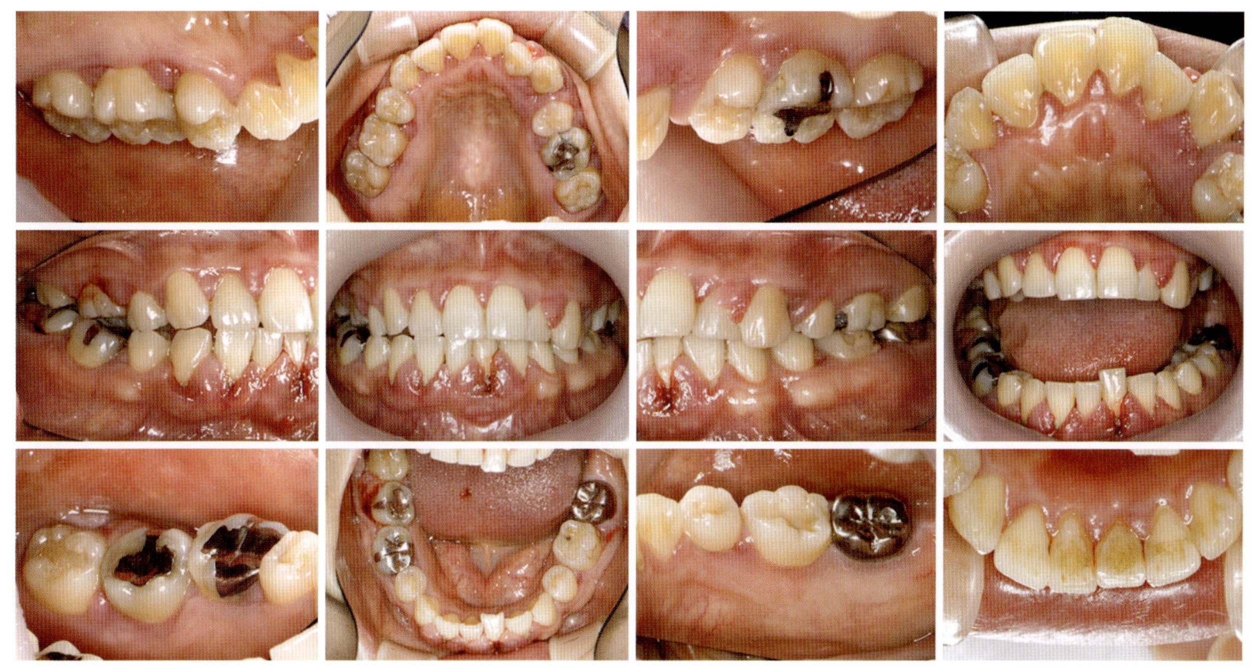

図❶b　口腔内写真は後の再評価時、経過観察時と比較できるように、極力口腔内のすべての部位を撮影する。患者にできるだけ苦痛を与えないようにアシスタントと連携し、手早く撮影することが重要である

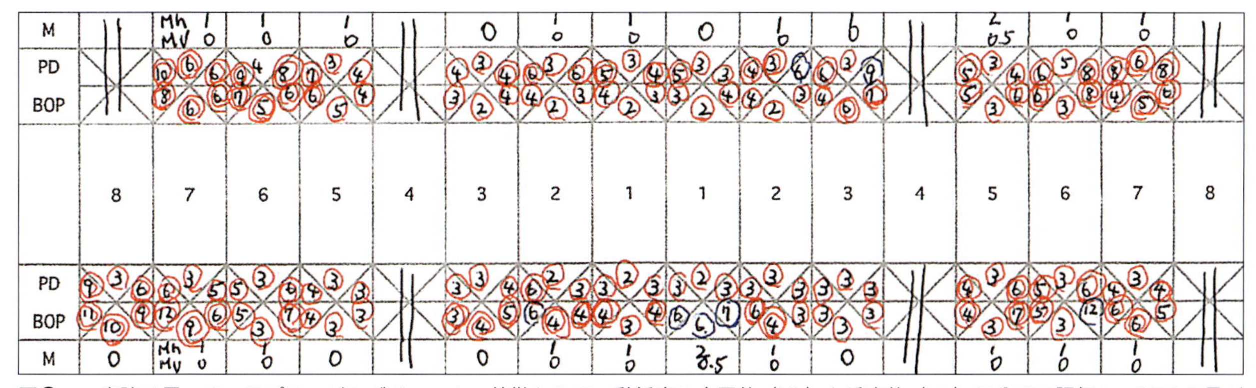

図❶c　当院で用いているプロービングチャート。特徴として、動揺度は水平的（Mh）と垂直的（Mv）に分けて評価し、BOPの量が多ければ赤二重丸で、排膿を認めれば青丸でプロービングデプスを囲んでいる

的で、円滑に歯周病治療を開始するうえで重要である。

【参考文献】

1）若松尚吾：臼歯部の歯周組織破壊が進行した若い女性の治療例．日臨歯周誌，35(1)：82-87，2017.

2）若松尚吾：歯周病治療におけるデンタルX線とその読像．飯野文彦，大八木孝昌（編），デンタルダイヤモンド増刊号 歯周病治療の臨床，40(6)：56-61，2015.

3）千葉英史，井上真由美：動揺歯．宮地建夫，藤関雅嗣，野嶋昌彦(編)，リスクを持つ歯へのアプローチ，ヒョーロン・パブリッシャーズ，東京，2005：63-82.

09/100

歯周病に関連する細菌検査

東京歯科大学　微生物学講座　石原和幸

感染症の診断には2つの方向性がある。1つは病原体を患部から直接検出することによって証明するもの。もう1つは、病原体の感染によって起こる免疫応答を調べることにより、感染を証明するものである。歯周病は細菌感染症であるが、細菌がどのように発症プロセスにかかわるのかが完全には解明されておらず、現在までのデータから、歯周炎の病因に強くかかわることを示すエビデンスが認められる菌種を細菌学的リスクファクターとして検査している。

菌の検出を行うものとしては、培養法、蛍光抗体法、酵素活性による方法、DNA probe法、PCR法、16S rRNA pyrosequencingがあり、免疫応答を調べるものとしてはELISA法がある。現在、チェアーサイドで使われている方法としては、以下のものがある。

酵素活性による方法

重度の慢性歯周炎病巣から高頻度検出される*Porphyromonas gingivalis*、*Tannerella forsythia*、*Treponema denticola*はRed complexと呼ばれ、ペプチドをアルギニンのC末端で切断する酵素をもつが、他の菌種はもたない。そのため、プラークサンプルを使い、この活性を調べることによって、この3種の菌種を検出できる。

製品としては、バナペリオ（白水貿易）がある。欠点として、得られた活性がどの菌種のものか、区別がつかないことが挙げられる。

DNA probe法

DNA probe法は、細菌のDNA配列が菌種によって異なることを利用し、菌のDNAの相補性を使って菌を検出する。プラークサンプルからDNAを採取して1本鎖にし、標識する。あらかじめ、膜に標的菌種のDNAを1本鎖にして固定しておいたものに対し、この標識したプラークサンプルのDNAと反応させる。相補的なDNA同士で2本鎖の形成が起こり、標識DNAが膜に残って発色した菌種がプラーク中に存在することがわかる。この方法で、DNAを樹脂やガラスなどの基板上に高密度に配置したものをDNA chipと呼ぶ。

製品は、DNA chipとしてオーラルケアチップ（三菱ケミカル）が販売されており、13種の菌種を検出できる。

PCR法

PCR法では、熱でDNAを1本鎖にした後、標的菌種特有の遺伝子配列のところに結合するプライマーを2つ反応させて2本鎖を形成し、そのプライマーの間のDNAを繰り返し合成することによってDNAを増幅させて菌を検出する。遺伝子の増幅によって菌を検出するので、非常に感度が高い。指数関数的にDNAが増幅されるため、定量が難しいことが課題であったが、インベーダー法やリアルタイムPCR法などを使うことによって相対的な定量も可能になっており、複数の企業が解析を受け付けている。

ELISA法

ELISA法では、患者の血清を取り、標的菌種の抗原をコートしたプレートに加え、反応後洗浄する。これに酵素標識抗ヒトIgG抗体を反応させ、細菌抗原に結合した患者血清中の抗体の量を発色によって定量し、標的菌種の感染を調べることができる。

10/100　2章　診査・診断

デンタルX線写真はなぜ必要か

東京都・いずみ歯科クリニック　西島 泉

デンタルX線写真、とくに10枚法や14枚法は歯周病の全体像を捉えるうえで有効である。また、1歯単位での診断や術後の比較を行う際も、デンタルX線写真は簡便性に優れている。

本項では、歯周病の基本的な読影を解説する。それにはまず、正常像の理解が必要である（**図1**）。

デンタルX線写真から読み取れること

歯周病の罹患具合は、歯槽骨吸収の程度で判断する。吸収量はこれまでの結果であり、量とともに吸収の型（水平性・垂直性）を診るのも重要である。

垂直性骨吸収がある部位は、歯周病を進行させる過剰な力を疑うべきである。また、炎症で歯槽骨の破壊が起こり、進行状態であると、歯槽頂部歯槽硬線は**図2**のように消失し、術後に炎症が改善すると明瞭化してくる（**図3**）。初診時のデンタルX線写真で骨吸収量が多く罹患度が高くとも、歯槽頂部歯槽硬線が明瞭な場合は、歯周病の進行性は低いといえる。

歯根膜腔の拡大は、その歯に過重な負担がかかっている場合に認められる。力の解放や固定によって負担が収束すると、歯根膜腔は正常化する。骨梁の不透過性亢進（海綿骨部が全体的に白く霞がかかったように見える）は、細菌による炎症や力の影響、またはその両方が関係していると考えられ、これらが消退してくると、骨梁は明瞭になってくる。

このように、デンタルX線写真から得られる情報量は非常に多い。しかしながら、急性炎症や骨欠損状態の正確な把握には、プロービングが必須である。急性期においては、付着が残ったまま骨の透過性が亢進することがある。また、デンタルX線写真からは近遠心的な情報はわかりやすいが、3次元的な把握はプロービングから判断する必要がある。エンドペリオ病変においても、失活の有無やプロービングから総合的に診断しなければならない。デンタルX線写真から読み取れること、隠されてしまうことをよく理解し、読影することが大事である（**図4**）。

【参考文献】
1）千葉英史：BASIC Periodontics 1. 北川原 健（編著），医歯薬出版，東京，1999.

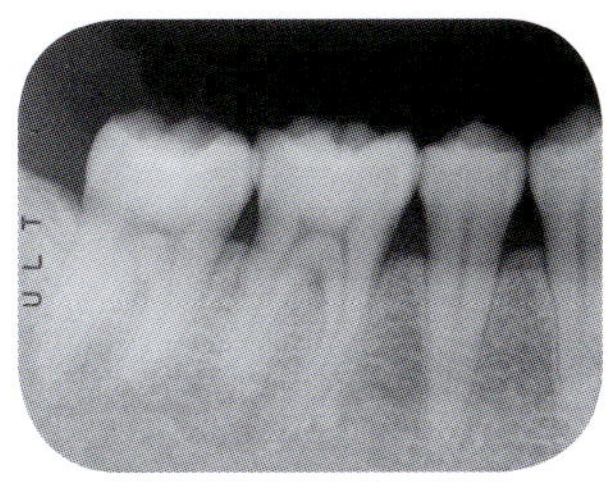

図❶　45歳、女性。正常像。骨欠損がなく、骨頂の連続性が得られている。骨梁像はやや不透過性はあるものの、均一で明瞭である。歯根膜腔の拡大がなく、歯槽頂部歯槽硬線が明瞭である

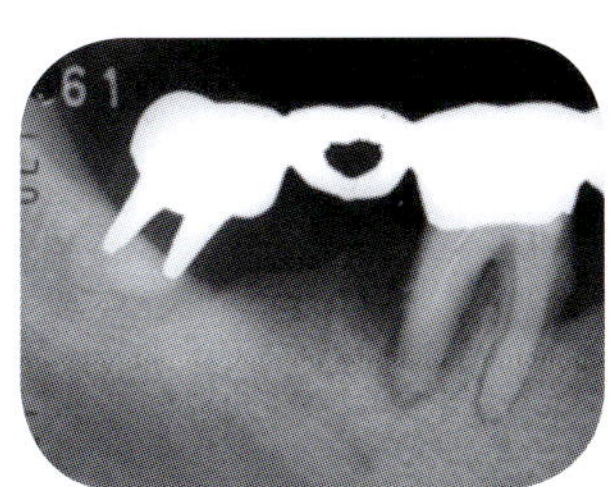
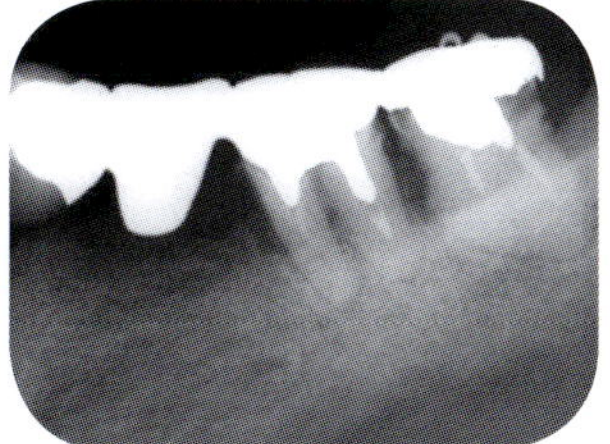

図❷　56歳、女性、初診時。歯周病罹患の下顎臼歯。骨欠損があり、歯槽頂部歯槽硬線は消失している。歯根膜腔の拡大および根分岐部病変を認める。骨梁像は不均一で一部不透過性が亢進している。歯石の沈着や不適合補綴物およびう蝕を認める

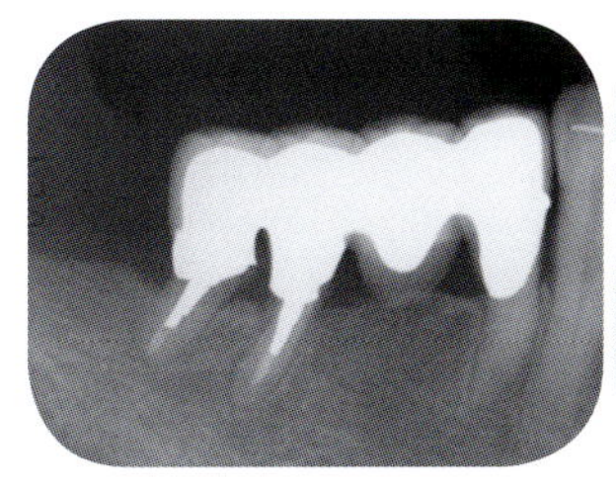
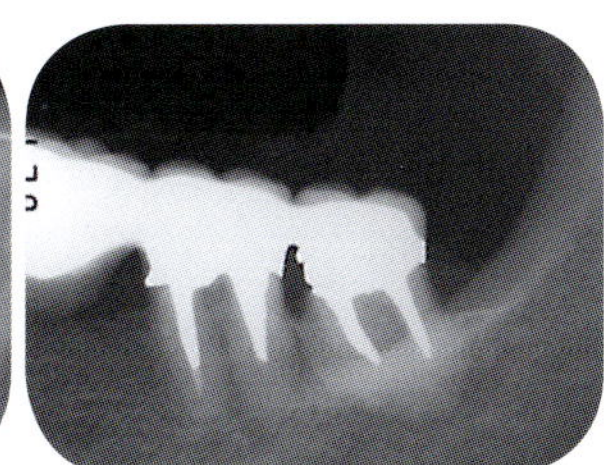

図❸　同、術後。垂直性骨欠損がなくなり、骨頂ラインに連続性が出てきている。歯根膜腔の拡大もなくなり、歯槽頂部歯槽硬線が明瞭になっている。不透過性が高かった骨梁部位は“霧が晴れたように”明瞭化し、炎症反応が落ち着いて病態が安定している（8は抜歯）

術前の読影ポイント	術後の読影ポイント
歯槽骨吸収量、歯槽頂部歯槽硬線の消失、歯根膜腔の拡大、骨欠損、不透過性の高い骨梁像、歯石、根分岐部病変（根尖病変、根管治療の痕、補綴物の不適合）など	明瞭な歯槽頂部歯槽硬線、歯根膜腔の正常化、骨の連続性、透過性が亢進した骨梁像、歯石の有無、根分岐部の状態、根管と根尖の状態、補綴物の適合など

図❹　術前・術後におけるデンタルX線写真読影のポイント

11/100　2章　診査・診断

デンタルX線フィルムの位置づけ

東京都・いずみ歯科クリニック　西島 泉

デンタルX線写真で診断を行う場合、規格性が重要となる。写り方にばらつきがあると、術後や経過をみていくうえで正確な読影が難しくなる。本項では撮影時における位置づけのポイントを解説する。

位置づけの原則

まず、デンタルX線フィルム（以下、フィルム）は「なるべく歯列と歯軸に平行にし、歯に近づけるように撮影する」のが原則である（**図1**）。しかし、日本人は口腔内が狭く、口蓋が浅いため、2等分法で撮影することが多い。2等分法とは、「X線の中心がフィルムの中心をとおり、フィルムと歯軸のなす角の2等分線および歯列に対し垂直に照射され、フィルム－集点間距離が一定であるように位置づける」（**図2**）ことである。フィルムとX線装置をこの状態に位置づけることは難しいため、インジケーターを使うとよい（**図3**）。

X線写真を撮影する前に、口腔内をよく観察することが重要である。口蓋や口腔底の深さ、歯列の形態、歯冠の大きさなどの特徴を把握する。原則に従っ

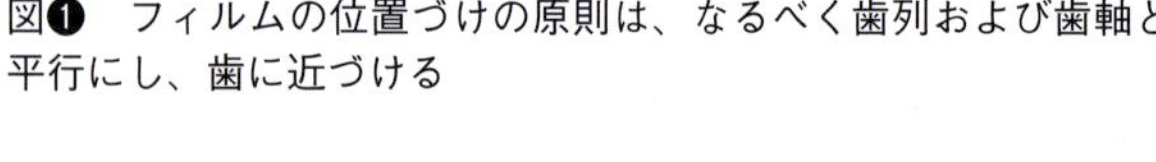
a：歯列に平行　b：歯軸に平行

図❶　フィルムの位置づけの原則は、なるべく歯列および歯軸と平行にし、歯に近づける

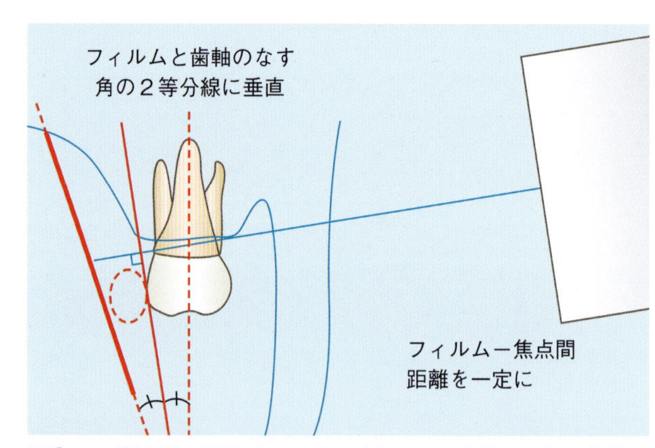

図❷　X線装置の位置づけ。インジケーターを用いると、位置づけしやすくなる

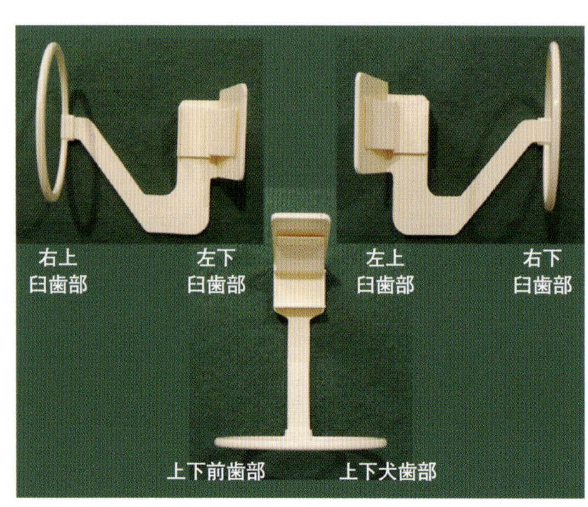

図❸　筆者は阪神技術研究所製のインジケーターを使用している

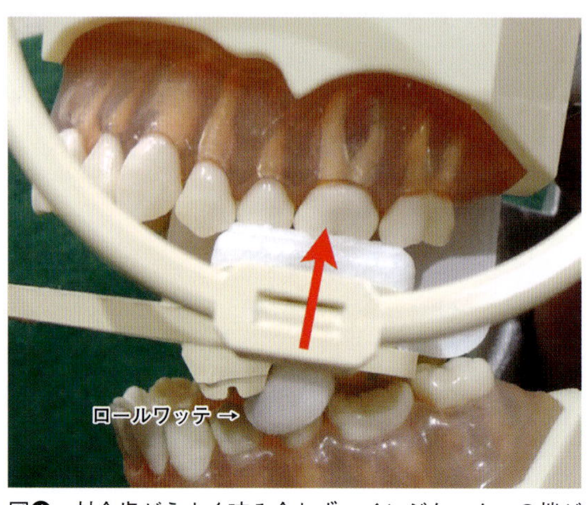

図❹　対合歯がうまく咬み合わず、インジケーターの端が当たって回転が起きてしまう場合は、半分に切ったロールワッテを入れて固定する。とくに上顎臼歯部撮影の際、使用することが多い

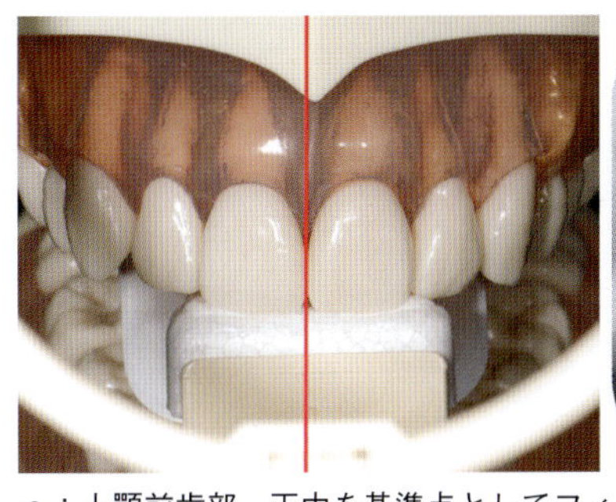
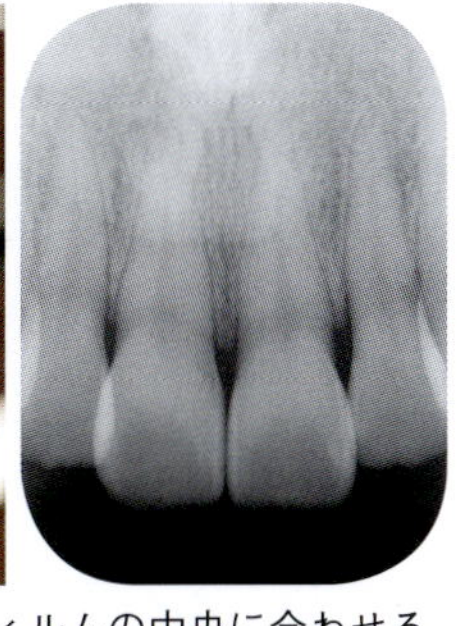

a：上顎前歯部。正中を基準点としてフィルムの中央に合わせる。一般的に、2|2遠心まで把握するのは難しい

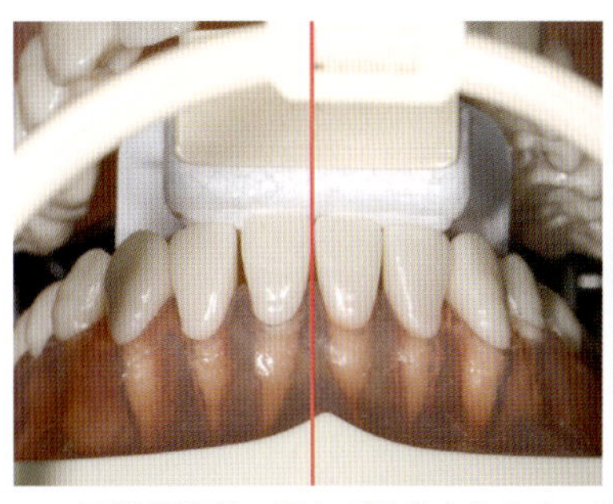
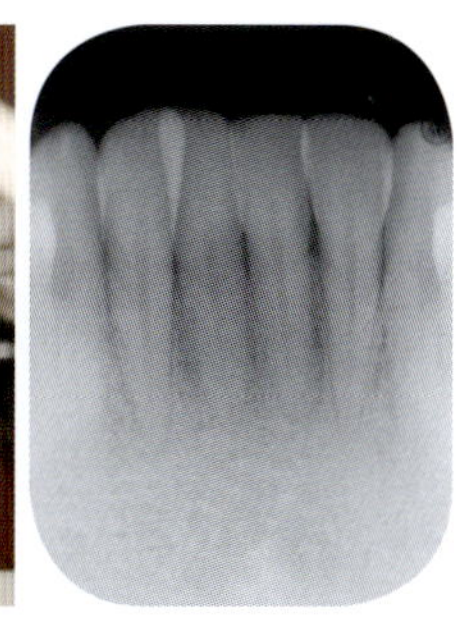

b：下顎前歯部。正中が基準点となる。ほとんどの場合、2|2遠心まで撮影できる。歯から少し離れてもよいので、なるべくフィルムを立てる

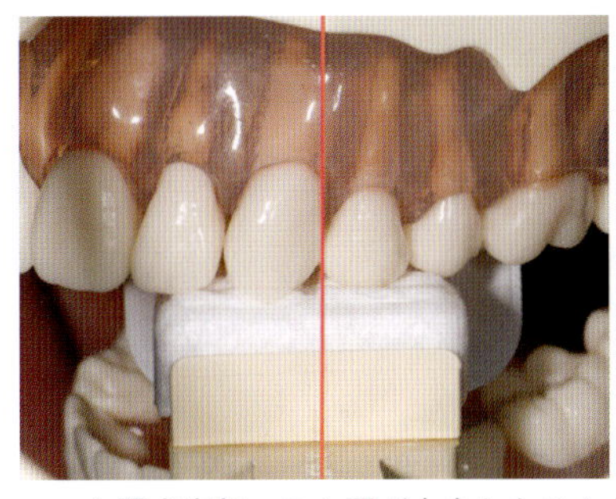
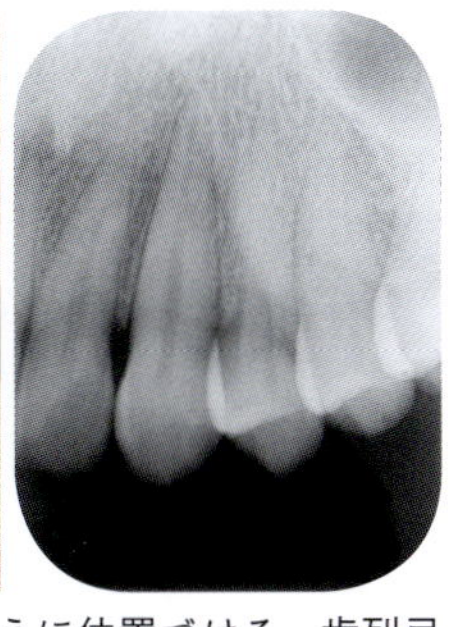

c：上顎犬歯部。34間が中央となるように位置づける。歯列弓が狭窄している場合は、フィルムを立てるのが難しくなる

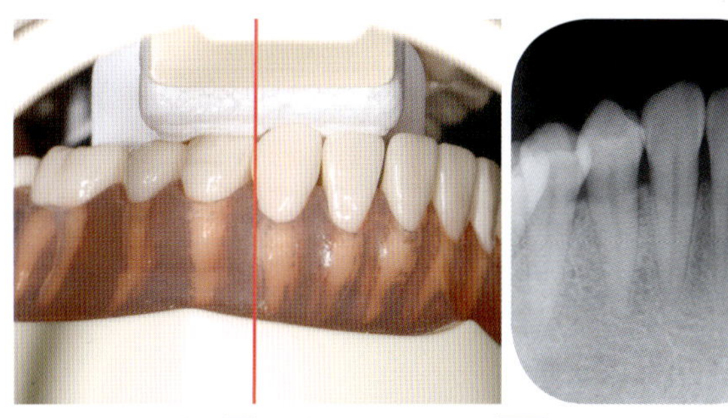

d：下顎犬歯部。4の近心が写るよう、34間を基準点として位置づける。口腔底が浅いと、臼歯部よりも撮影が難しいこともある

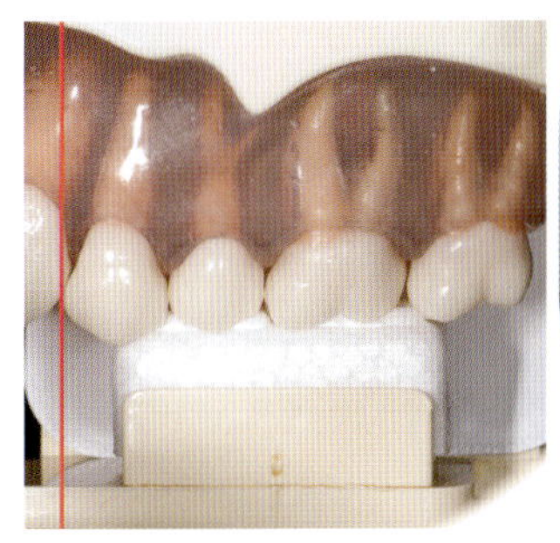
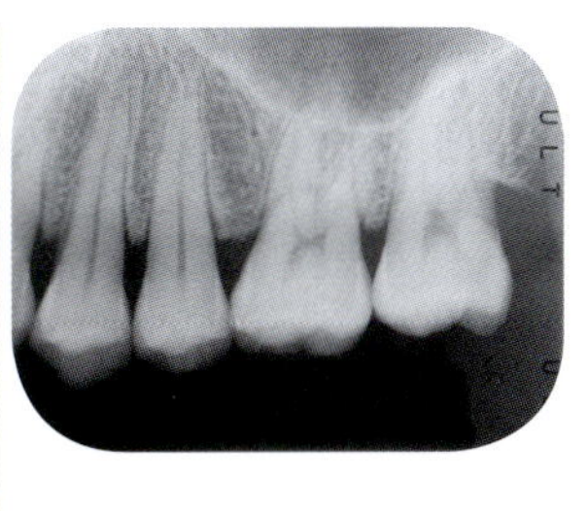

e：上顎臼歯部。4近心を基準点として撮影する。歯が大きくなければ、4近心から7遠心まで入る。口蓋が浅い場合は難しいが、歯からある程度離れてもやむを得ないので、なるべく深いところにフィルムを立てて位置づける

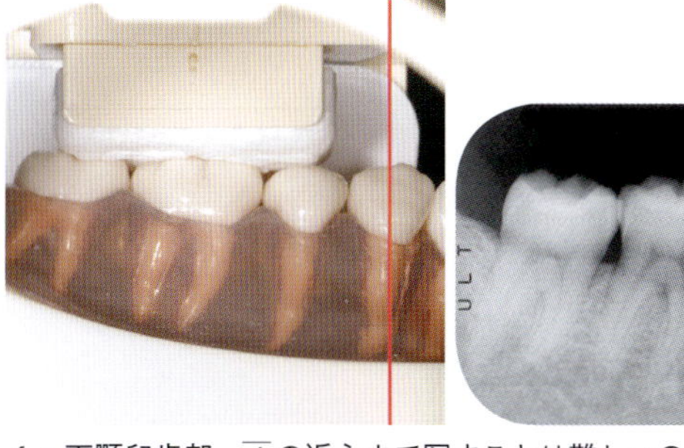

f：下顎臼歯部。4の近心まで写すことは難しいので、4の中央を基準点とし、7の遠心がしっかり写るようにする。7が近心傾斜している場合などは、45間を基準点とする。フィルムを立てて歯に近づけることが比較的容易な部位であるので、根尖が切れないように、咬合ピースを半分につぶしている

図❺a～f　部位別デンタルX線フィルムの位置づけ

て、フィルムを位置づけしたら患者に軽く咬ませる。インジケーターと対合歯が1点で当たるなど、うまく固定できない場合は、隙間の部分にロールワッテを入れて咬ませ、安定させる（**図4**）。最後にリングから覗いて、基準点を確認する。臼歯部ではフィルムの近心、前歯部ではフィルムの中央が確認の基準点となる（**図5a～f**）。

デンタルX線写真の撮影は、ほとんどの患者に行う。正しい撮影を行うためには、よい状態で位置づけすることがはじめの一歩となる。口腔内の状態によっては、規格からずれてしまうこともあるが、なるべく原則を守ることで、ばらつきの少ない写真が得られるようになる。

【参考文献】

1）西島 泉：規格性のあるX線写真を得るために フィルムの位置づけのポイント．DHstyle，10(1)：30-33，2016.

12/100　2章　診査・診断

口腔内写真はなぜ必要か

静岡県・中舘歯科診療所　中舘正芳

歯周病治療には、患者と術者のコミュニケーションが欠かせない。すなわち、病因や病態、そして治療目標のイメージを双方で共有することにより、初めて歯周病治療を円滑に進めることができる。そして、そのために必要不可欠な資料の一つが口腔内写真である。

本項では、「診査と診断」、「経過観察」、「患者への説明」、「臨床記録」という４つの観点から、口腔内写真の必要性とその有効性について整理してみたい。

診査と診断

診断とは、治療の根拠となるものである。歯周病治療においても診断は極めて重要であり、口腔内写真は適切な診断を導くために欠かせない診査資料の一つである。その理由は、口腔内写真を観察することで、歯肉の性状・咬合関係・力の影響など、歯周病に関連するさまざまな要素について、多角的かつ総合的に読み取ることができるからである（**図１**）。したがって、その他の診査結果（歯周組織検査やＸ線写真など）を統合し、治療方針や治療目標のイメージを組み立てていくうえで、口腔内写真は非常に有効である。

経過観察

口腔内は、つねに変わり続けている。とくに治療前後で劇的に変化することも少なくないが、記憶だけを頼りにその変化を比較することは難しい。しか

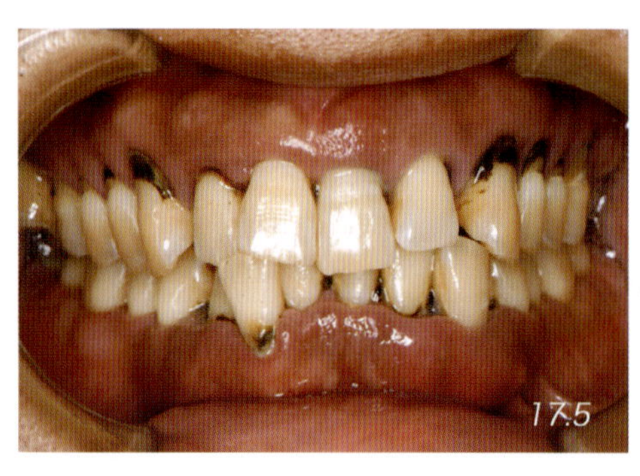

図❶　40歳、男性、喫煙者。2017年５月、口腔内写真には、非常に多くの情報が凝縮されている。この写真１枚のなかにも、歯肉の性状（線維性）・咬合関係（一部不整）・咬合力（弱～標準）・口腔内への関心度（低）といった、歯周病に関連する患者要素（ひと・くち・は）がぎっしりと詰め込まれている

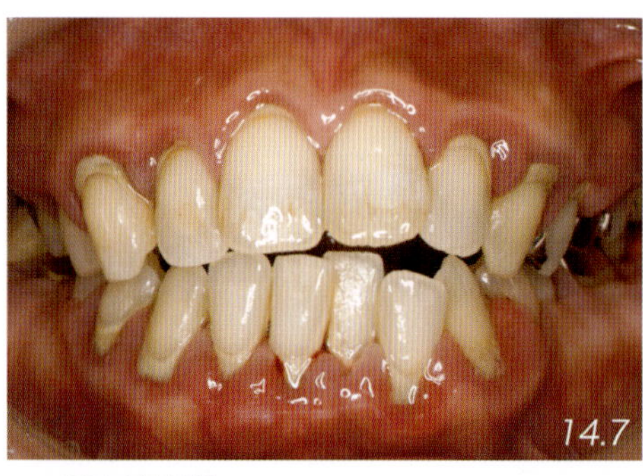

a：2014年７月

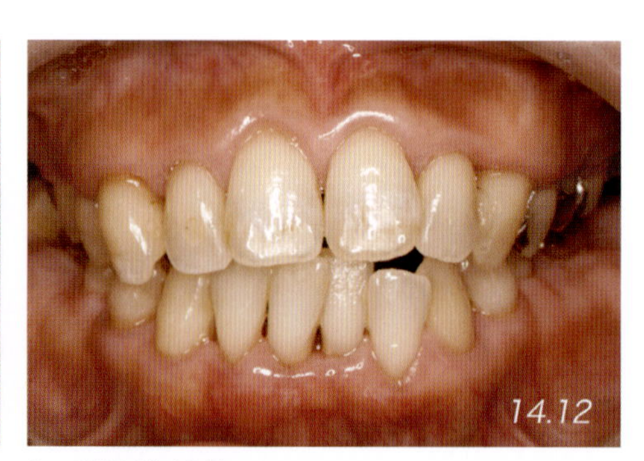

b：2014年12月

図❷a、b　51歳、女性、非喫煙者。治療は歯周基本治療（TBI・SRP・咬合調整）だけだが、歯肉が大幅に改善している。こういった変化は、歯周組織検査やＸ線写真の結果にも現れるが、口腔内写真を見ればその違いは一目瞭然である。また、患者に与えるインパクトも絶大であり、モチベーションの向上・維持にも効果的である（東京都・いずみ歯科クリニック 西島 泉氏のご厚意による）

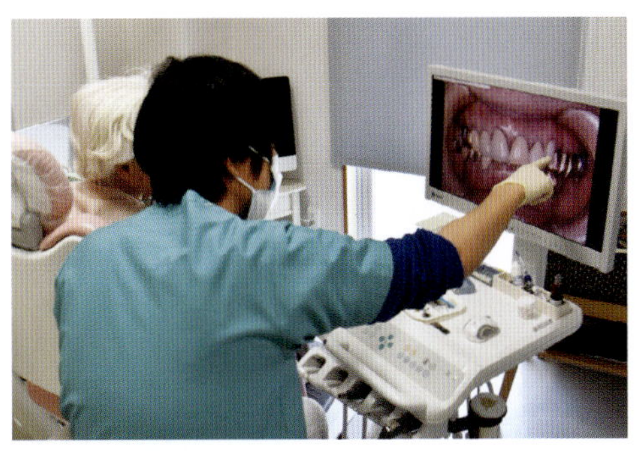

図❸　口腔内写真を使うことで、術者にとっては病態や治療目標について患者に説明しやすくなり、患者にとってはその理解が容易になる

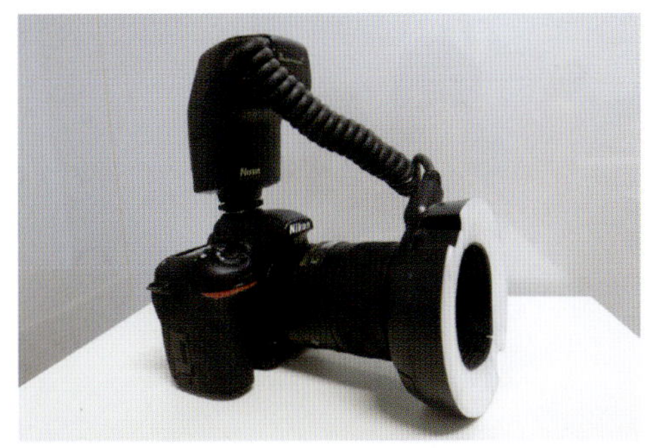

図❹　筆者が使用している口腔内写真撮影の機材。カメラ：Nikon D7500、レンズ：Nikon 85㎜マクロ、フラッシュ：ニッシン、ミラー：Ref 97（HIS）

し、口腔内写真を活用することで、その経時的変化を客観的に見比べることが可能となる（図2）。

また、歯周病は慢性疾患であり、完全な治癒という概念は存在しない。そのため、診断→処置→経過観察（再評価）→診断という臨床スパイラルを、永続的に繰り返していく必要がある。その流れのなかで生じる、さまざまな変化を見逃さない手段として、口腔内写真が果たす役割は非常に大きい。

患者への説明

冒頭にも述べたとおり、歯周病治療における成功の鍵は、患者と術者のコミュニケーションである。そのためには、治療の各ステップで、病因・病態・予後、そして治療方針について患者にわかりやすく説明し、患者と術者が同じ方向（目標）を向いていることが、極めて重要である。

しかし、口腔内や歯周病に関する知識が少なく、イメージが摑みにくい患者にとって、数字や言葉だけを頼りにその状況を理解することは非常に難しい。口腔内写真という視覚的な素材は、患者の理解、患者への伝達という点で、非常に効果的である（図3）。

臨床記録

「どんな論文も講演も、自分の臨床記録以上のものを教えてはくれない」。

筆者が所属するスタディグループの先輩に教わった名言である。一見同じような症例であっても、その患者背景（ひと・くち・は）は千差万別であり、術者の背景（経験・知識・技術）もまた千差万別である。したがって、他人のケースは参考にはなるが、必ずしも絶対的な正解というわけではない。結局は、自分自身でその答えを探し出すしかないのである。つまり、口腔内写真などの「臨床記録」を振り返り、自分自身で考えることが、臨床力を向上させるうえで最も重要であり、かつ効果的である（図4）。

13/100　2章　診査・診断

プロービングはなぜ必要か

東京都・みどりが丘歯科クリニック　稲垣伸彦

歯周ポケットは、歯肉溝内にプラーク（細菌バイオフィルム）が蓄積し、付着を喪失することによって生じる歯周組織の病的・形態的な変化である。その歯周ポケットを定量的に測定するのがプロービングである。その手段は比較的簡易で、プローブ１本で検査することができることから、古くから広く用いられている（**図１**）。

プロービングでは何を測るのか？

診査の際に得られる情報として、プロービングデプスやクリニカルアタッチメントレベルのほか、歯周ポケットからの出血（bleeding on probing：BOP）、さらには歯周ポケットの広がり、歯肉の質や歯根の形態などを把握するのに役立つ。これらの情報は、歯周組織の状態を認識するだけではなく、治療計画を立案・修正する際にも重要な指標の一つとなる。

しかし、プロービングのみで歯周組織の破壊の程度を把握するのは困難であり、他の診査と組み合わせて判断していくことが重要である。

たとえば、歯槽骨の状態は一般的にＸ線写真によって診査されるが、その情報は二次元的であり、頬側や舌側の骨縁の情報は得られにくい。したがって、このような部位ではプロービングによって骨縁を予測でき、Ｘ線像と総合的に診査することにより、三次元的な歯周組織の破壊像をイメージできる。

プロービンングポケットデプスの測定

通常は６点計測（歯の周囲６ヵ所）で行い、記録する。しかし、実際には１本の歯においても、波打つように付着の喪失を呈していることも多いため、深い歯周ポケットを見逃さないよう注意深く測定する必要がある。理想的には、さらに測定点を増やし、歯の周囲をくまなく歩くように測定する「ウォーキングプロービング」が推奨される（**図２**）。

測定時の注意点

プロービングにあたっては、前述したように深い歯周ポケットの存在を見落とさないことが大前提であり、可能なかぎり正確な測定を得るように心がける。また、患者に苦痛を与えないように意識することも大切である。

１．プローブの方向に注意する

プローブを歯軸と平行にしながら、かつ歯根面に沿わせた状態で、測定する歯の解剖学的な歯根の形態をイメージしながら挿入していく。その際、歯石やう蝕、補綴物の存在により、うまく挿入できない場合は、少し外側へ離した状態で挿入する。また、Ｘ線写真を参照しながら、測定することが望ましい。

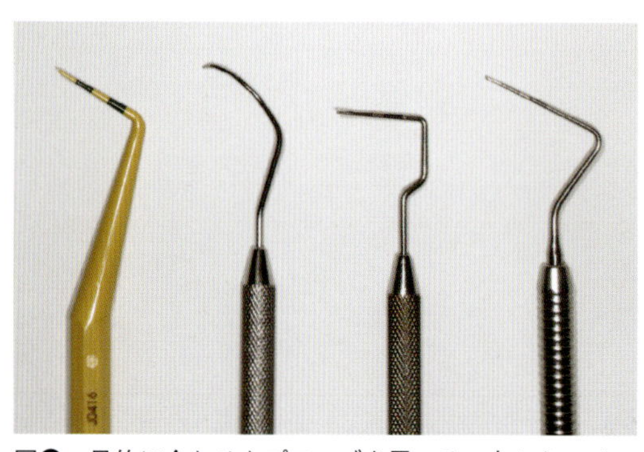

図❶　目的に合わせたプローブを用いる。左から、インプラント用、根分岐部用、最遠心部用、通常のプローブ

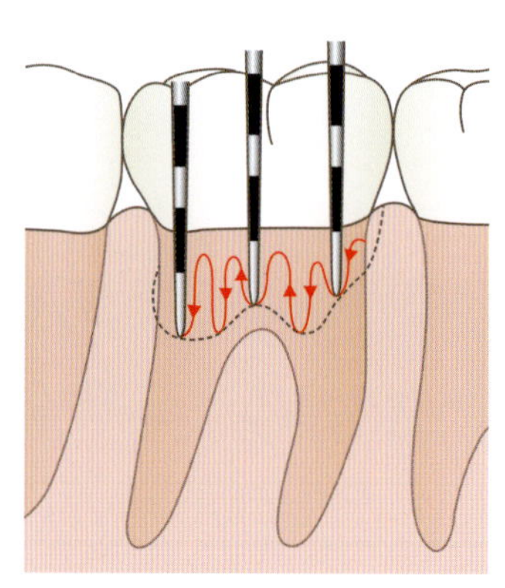

図❷　ウォーキングプロービング

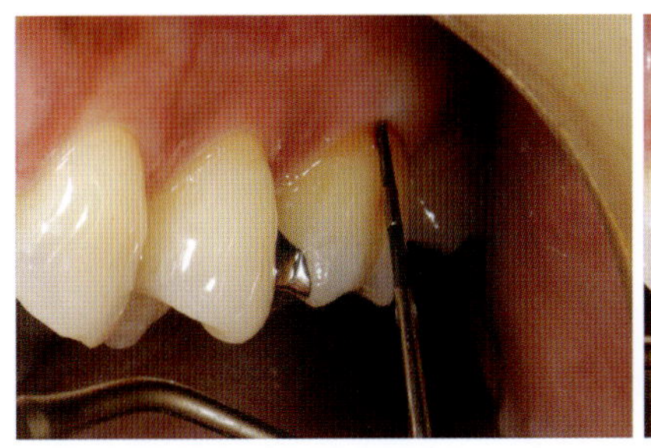
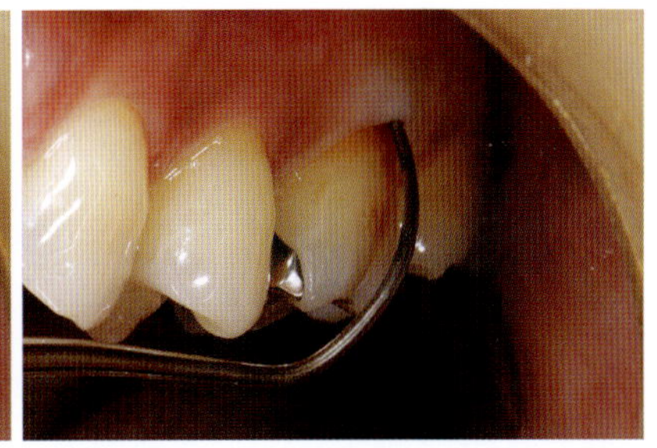

図❸　根分岐部の入口が露出していなくても、歯根の分岐を有する部位の垂直的な歯周ポケットが深い場合は、水平方向にも歯周ポケットが形成され、根分岐部病変が生じていることが多いため、とくに注意が必要である

2．プローブ挿入時の力に注意する

プロービングでは、20～25g程度の力で測定する。力が弱すぎると実際よりも浅く測定され、強すぎると患者に苦痛を与えるだけではなく、歯周ポケット底部を必要以上に突き破ってしまうので注意する。

3．患者に不快感を与えないコツ

検査に際し、内容とその目的などに加えて、正常値が1～3㎜程度で、炎症の進行に伴って、さらに深くなっていくことを説明する。そうすると、患者は測定中に術者が読み上げる情報に耳を傾け、患者は意識を聴覚に集中させるため、結果的にプロービング時の不快感の軽減に繋がる。

出血は何を意味するのか？

BOPの診査では、プロービング時にプローブを引き抜いた後（20～30秒後）、出血の有無を調べる。

正常な歯周組織においては、歯肉から出血することはない。しかし、プラークや歯石の存在により、歯周組織に炎症が存在すると、プロービング時の軽い刺激によって歯肉から出血する（BOP）。

BOPがあれば、付着上皮直下の結合組織内に炎症性病変があることを証明している。また、臨床的にはX線像における骨吸収や歯肉の発赤・腫脹などの肉眼的な所見が現れる前に出血傾向が出てくるため、早期発見に役立つ。

また、初診時に炎症が著しい状態では、出血するのは当然であるが、治療後の再評価やメインテナンス時において、炎症の残存や再発を評価するのにBOPは有効である。

喫煙者は、ニコチンの作用によって毛細血管が収縮し、歯肉の角化や線維化が亢進しているため、炎症の徴候が現れにくい。したがって、X線像での骨吸収像やプロービングで深い歯周ポケットを認めるにもかかわらず、出血が認められないこともあるので、注意が必要である。

根分岐部病変の診査

歯周組織の破壊が進行し、小臼歯および大臼歯の根分岐部に及ぶものを根分岐部病変と呼ぶ。実際には、垂直的な歯周ポケット形成から水平方向へと波及し、進行していく。

根分岐部病変は治療が難しく、治療計画にも大きな影響を及ぼすため、見逃してはならない。そのため、通常のプローブに加え、ファーケーションプローブ（根分岐部用プローブ）を併用することが重要である。

小臼歯や大臼歯に根分岐が存在している部位をプロービングにて計測する際は、とくに注意を払い、たとえ根分岐部の露出が存在していなくても、垂直的な歯周ポケットを認めたならば、ファーケーションプローブに持ち替えることが賢明である（**図3**）。

上顎大臼歯では、X線写真での診断が困難でも、ファーケーションプローブによって近心または遠心に根分岐部病変の存在を確認できることがある。

検査結果の記録には、病変の程度を分類したLindheの分類が一般的であるが、この他に、X線写真の骨吸収像と併せて分類したGlickmanの分類、Tarnowの分類などがある。

【参考文献】

1）加藤 熙（編著）：新版 最新歯周病学．医歯薬出版，東京，2011.
2）Robinson PJ, Vitek RM: Periodontal Examination. Dent Clin North Am, 24(4): 597-612, 1980.
3）Listgarten MA: Periodontal probing: What dose it mean? J Clin Periodontol, 165-176, 1980.

14/100　2章　診査・診断

動揺度・フレミタスの診査はなぜ必要か

東京都・みどりが丘歯科クリニック　稲垣伸彦

診査の目的

動揺度の診査では、その程度を判定することにより、当該歯の支持組織の能力と破壊の程度を認識できるため、重要な診査項目の一つとなる。

また、初診時に動揺度を判定しておくことで、病的な動揺を認めた歯が治療をとおしてどれだけ収束したのかを評価できる。したがって、歯周組織の改善を評価する一つの指標となる。

なぜ動揺するのか

では、どのような理由で歯の動揺は増加するのだろうか？

たとえば、歯周ポケットの形成や歯槽骨の吸収に伴い、歯を支持している歯根膜の「量」が減少している状態では、当然ながら歯の動揺は増加する。

また、咬合性外傷や炎症によって歯根膜や歯肉のコラーゲン線維が変性・消失し、「質」の変化が及んでも歯の動揺は増す。とくに早期接触などの咬合性外傷が生じると、支持組織の減少が存在していなくても、歯根膜が直接影響を受けて動揺が著しく増加する。そのような状況下で炎症が加われば、歯周組織の破壊は加速度的に進行するおそれがあるため、早期に発見し、対応する必要がある（**図1**）。

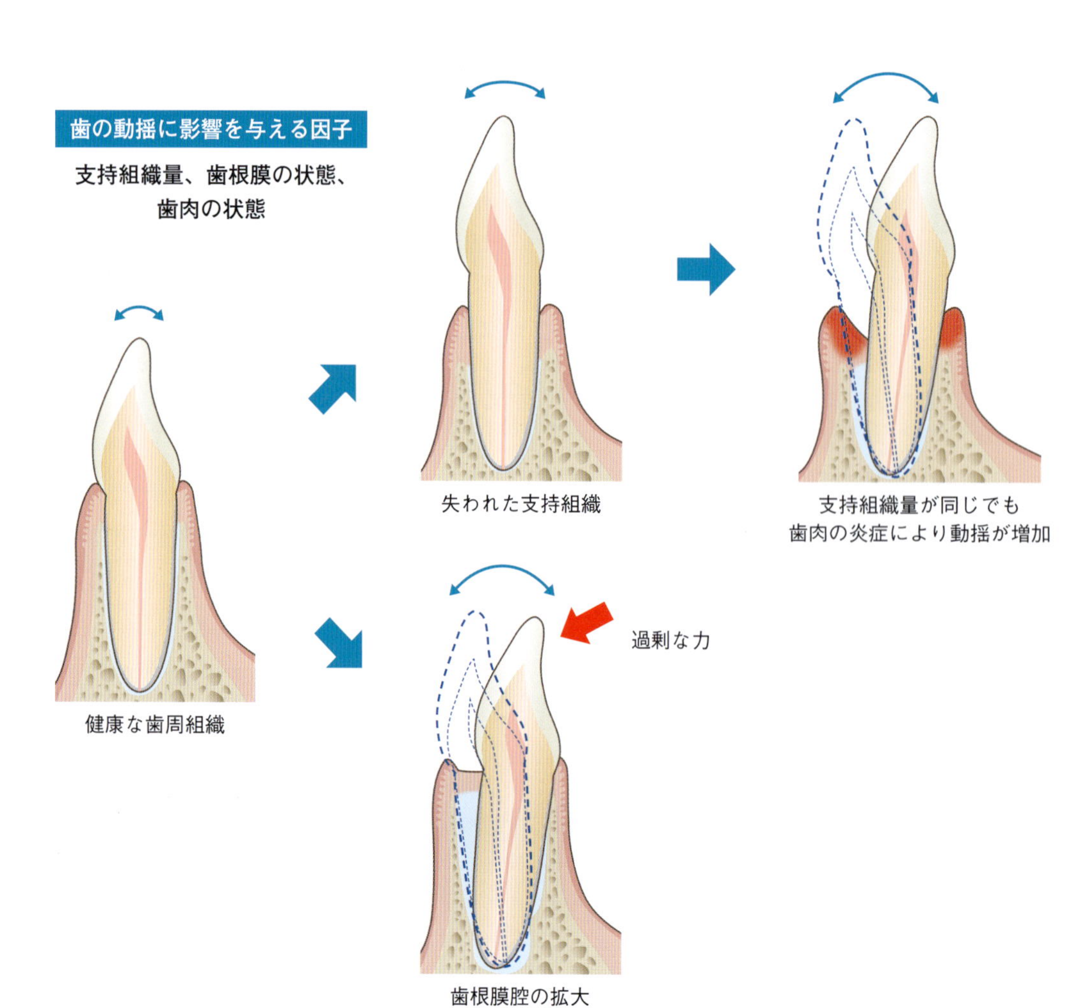

図❶　歯周組織の「量」の変化と「質」の変化により、動揺度は増加する

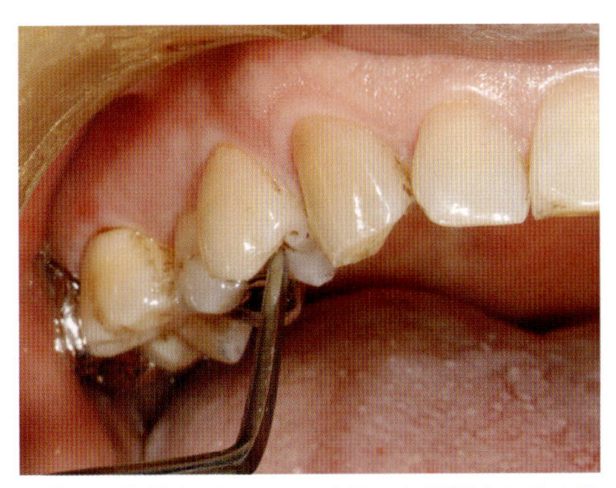

図❷　一般的なピンセットを用いた動揺度の診査法。250g 程度の圧をかけながら慎重に動かす

表❶　動揺度の評価法１。Millerの分類

0度	生理的動揺度	0.2㎜以下
1度	軽度の動揺	唇舌方向にわずかに動く。0.2～1㎜程度
2度	中等度の動揺	近遠心方向にも動く。唇舌方向に約1㎜以上動く（1～2㎜の範囲）
3度	重度の動揺	唇舌方向に約2㎜以上動き、かつ垂直方向にも動く

表❷　動揺度の評価法２。Lasterらによる分類評価法

- Millerの分類をより細かく区分し、0度、0.5度、1度、1.5度、2度、2.5度、3度の7段階によって評価する
- 主観的な感覚により依存するが、治療経過における歯のわずかな変化を評価できる

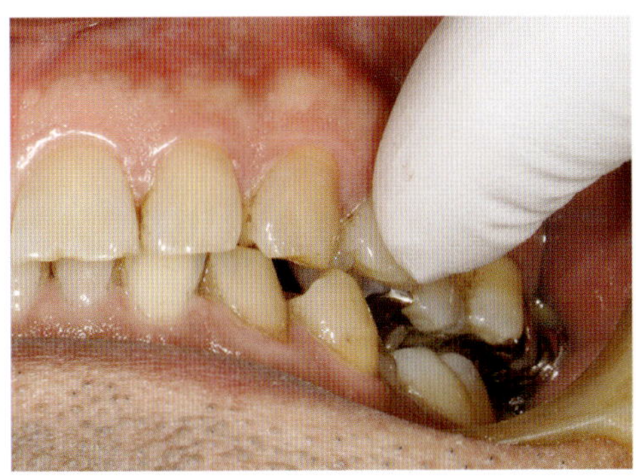

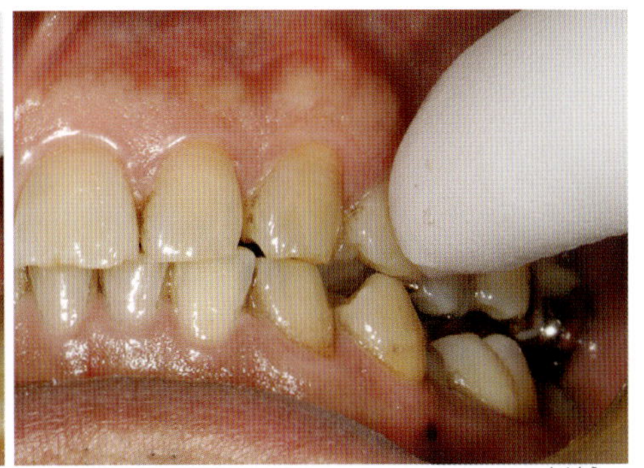

図❸　フレミタスの確認。唇面に指を当てがい、カチカチとタッピングしてもらった際に感じる振盪（しんとう）を触知する。また、側方運動時の歯の揺れを診査する際も有効である

このように、歯の動揺は歯周組織の「量」と「質」によって変化する２つの側面がある。よって、１歯ずつ動揺度を診査する一般的な方法（臨床的測定法）に加え、機能的な圧を加えた状態で歯の動揺度を診査（機能的検査法）し、フレミタスの有無を確認することが重要である。

1．臨床的測定法

広く用いられている一般的な方法で、ピンセットを用いて１歯ずつ判定する（**図2**）。

前歯部では切端部をつまみ、臼歯部では咬合面に先端を押し当て、水平方向や垂直方向に250g程度の圧をかけながら動かして判定する。その判定は、Millerの分類（**表1**）が基準となることが一般的である。

しかし、Millerの分類は区分が大まかであり、治療による動揺の変化を評価しにくい側面もある。そのため、細かく区分したLasterらによる動揺度の分類評価法がより臨床的であると考えられる（**表2**）。

2．機能的検査法

指先を歯の唇面に軽く当てがい、中心咬合位で軽くカチカチとタッピングしてもらう。上下の歯が接触した際に伝わる振盪を触診する方法で、慢性的に歯の異常な接触が存在していると、その動揺を触知できる。これをフレミタスという。タッピング時に加え、側方運動時にもフレミタスの有無を確認することが望ましい（**図3**）。

【参考文献】

1）加藤 熈（編著）：新版 最新歯周病学．医歯薬出版，東京，2011.
2）北川原 健（編著），永田省藏，他：DENTAL CLINCAL SERIES BASIC Perodontics 1．医歯薬出版，東京，1999.
3）吉江弘正，宮田 隆（編著）：歯周病診断のストラテジー．医歯薬出版，東京，1999.

15/100　2章　診査・診断

フレアーアウトとは何か

東京都・エジ歯科クリニック　江尻健一郎

フレアーアウトの診断

フレアーアウトとは、歯周炎によって病的な歯の移動が生じ、前歯部に唇側傾斜や空隙、挺出などが認められる状態である（**図1**）。

“Silent disease”とも表現され、自覚症状の少ない歯周病において、外見を損なうフレアーアウトは、患者が自覚しやすい症状といえる。このため、「いつの間にか出っ歯になった」、「前歯に隙間ができてきた」と訴えて来院するケースも稀ではない。医療面接でのポイントは、「歯並びの変化を探る」ことにある。フレアーアウトの多くは、壮年期以降の歯周炎罹患によって徐々に進行したものである。当然ながら、生理的な空隙歯列とは鑑別が必要である（**図2**）。

フレアーアウトは、中等度から重度の歯周炎に多く認められる。進行した歯周炎では、支持組織の破壊と炎症組織の圧により、容易に歯が傾斜や挺出を起こしやすい。典型的なフレアーアウト発症の流れを**図3**に示す。

歯の位置を規制する因子には、前述した支持組織の状態や咬合の問題に加え、頬・舌・口唇などの軟組織の圧や悪習癖も関与している（**図4**）。したがって、症例ごとにフレアーアウトの原因を分析し、重症度を診断していくことがたいへん重要である。

フレアーアウトの治療

フレアーアウトがもたらす審美障害や機能障害、清掃性低下への解決には、歯の位置の是正が不可欠である。病態が軽ければ、歯周治療のみでも歯の自然移動によって良好な歯列を獲得できる場合もある。しかし、多くの場合では歯周治療のみならず、矯正や補綴治療を含めた包括的アプローチが必要となる（**図5 a〜f**）。

いずれにしても、初発因子である炎症のコントロールを確実に行うことが第一であり、その達成がベースとなって矯正や補綴治療が成り立つ。歯周矯正では、支持組織量や矯正力、歯根吸収に十分な配慮が必要であり、その後の補綴治療の要・不要も含め、現実的で安全な治療計画を立案すべきである。フレアーアウトの診断と治療には、総合的な視点が求められる。

【参考文献】
1）Brunsvold MA: Pathological tooth migration. J Periodontol, 76: 859-866, 2005.

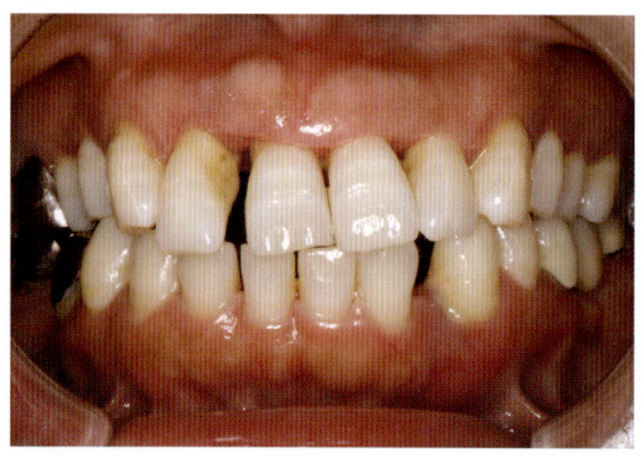

図❶　55歳、女性。全顎的に歯肉の発赤・腫脹や歯石の沈着がみられ、前歯には傾斜、挺出が認められるため、フレアーアウトと診断できる

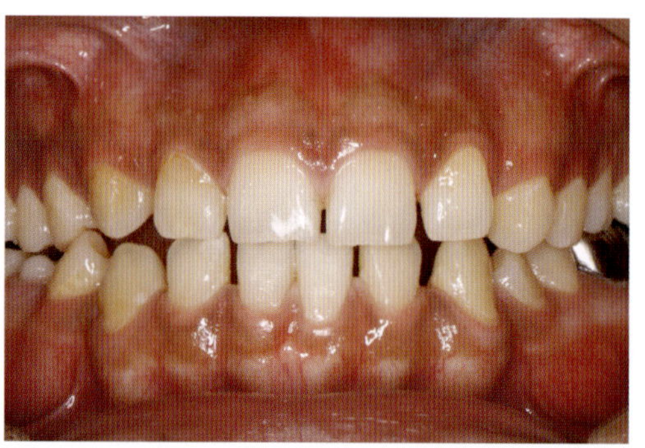

図❷　38歳、男性。歯肉に目立った炎症は認められない。前歯に認められる空隙は、生理的な空隙歯列である

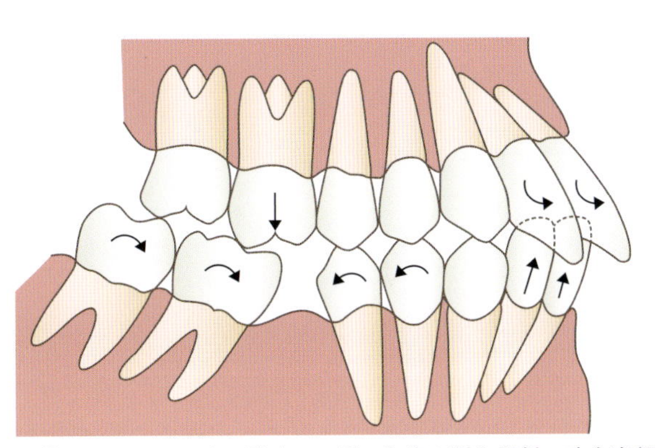

図❸ フレアーアウト発症の一例。臼歯の近心傾斜→咬合高径の低下および下顎前歯の挺出→上顎前歯の突き上げ

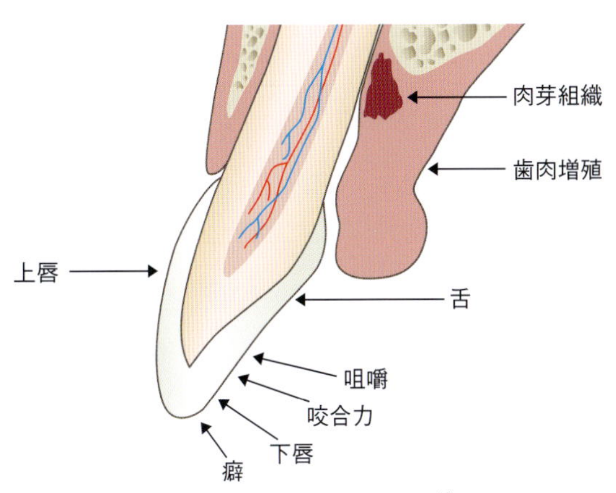

図❹ 歯の位置を規制する因子（参考文献[1]より引用改変）

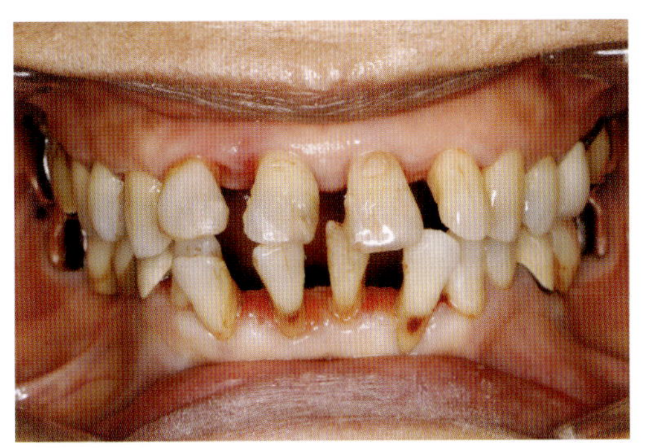

a：歯周炎に罹患し、前歯部に著しいフレアーアウトを認める

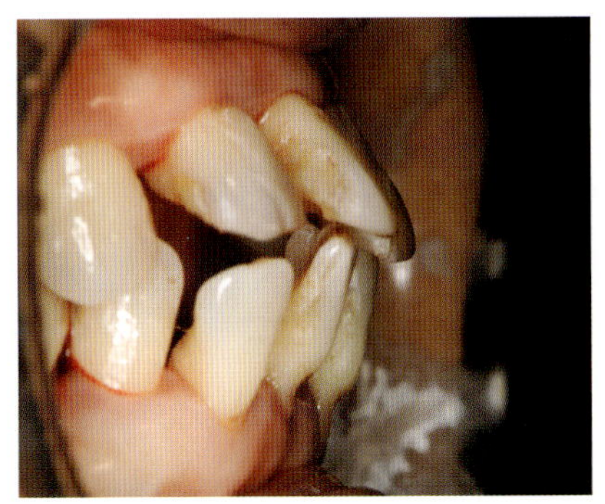

b：歯周基本治療前。前歯部は大きく唇側に傾斜・挺出している

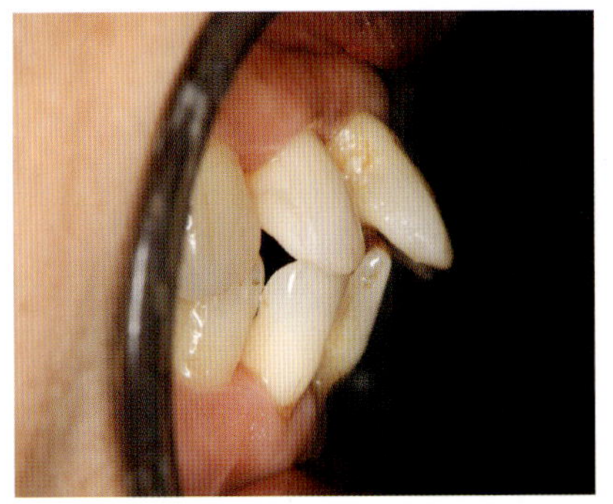

c：歯周基本治療後。炎症の消退および歯の自然移動が認められるが、被蓋は深化

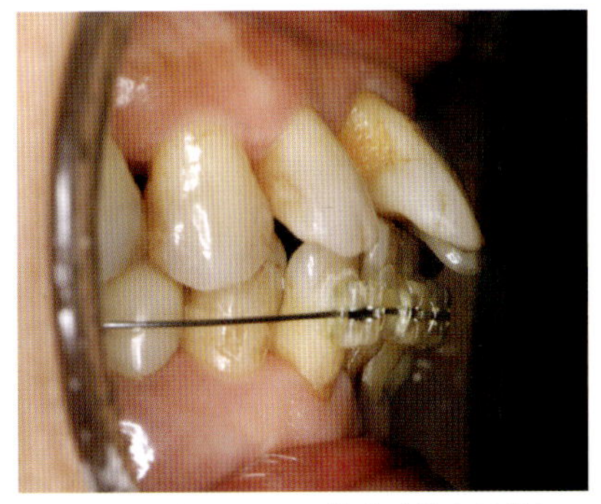

d：下顎前歯の MTM。被蓋改善を目的とした圧下と牽引

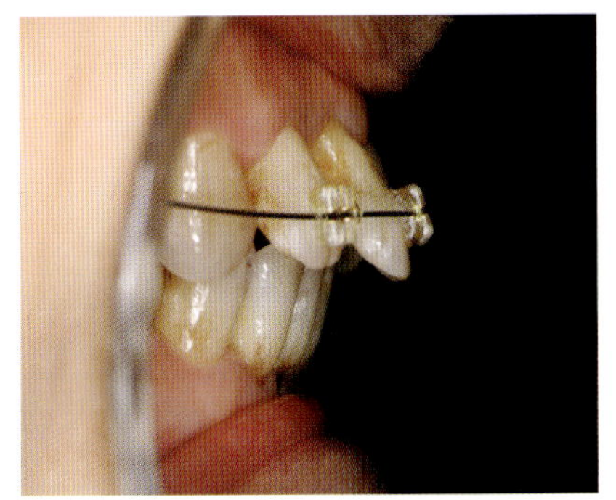

e：上顎前歯の MTM。圧下と牽引

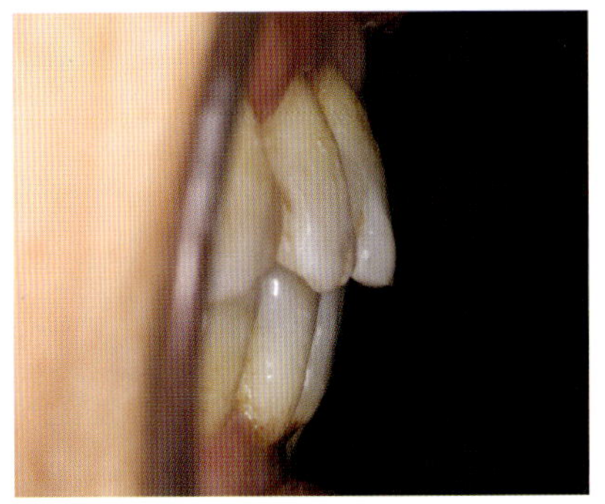

f：術後。良好な被蓋関係を獲得できた

図❺ a～f 66歳、女性。フレアーアウトに対する包括的アプローチの一例

16/100　2章　診査・診断

歯周病と咬合の関係

神奈川県・平野歯科医院　富樫裕一郎

歯周病に罹患すると歯の病的な移動が生じることは広く知られている。この歯の移動と、歯周病に伴う歯の欠損は、対合歯の挺出や欠損部隣在歯の傾斜などを引き起こし、咬頭嵌合位や偏心運動時などの咬頭干渉に影響を及ぼして、さらなる咬合性外傷（occlusal trauma）を招くこととなる。

咬合性外傷は歯肉の炎症を増悪するファクターであるため、多くの歯周病患者の治療において、炎症に対する処置はもちろん、咬合の診査・診断が重要なステップとなる。

早期接触、外傷性咬合と咬合性外傷

1．早期接触

1歯ないし数歯にわたって早期に歯が接触する場合を早期接触という。この早期接触によって歯周組織が破壊された場合、とくに外傷性咬合（traumatic occlusion）という。

2．外傷性咬合と咬合性外傷

外傷性咬合と咬合性外傷は、言葉が類似しているために混同しやすい。両者は咬合力によって組織に生じる外傷性変化について、その原因を示す言葉と結果を示す言葉であり、その内容を理解し区別して用いる必要がある。

咬合性外傷と付着の喪失との関連

咬合性外傷と付着の喪失に関する研究は、1960年代よりGlickman、Lindheらによって行われ、外傷性咬合（過度な咬合力や側方力などの異常な力）は、歯周炎の初発因子ではなく付着の喪失は引き起こさないものの、炎症部位に外傷が作用すると歯周炎を進行させ、付着の喪失を引き起こす重要な増悪因子であると考えられている。

咬合性外傷の分類

咬合性外傷とは、「咬合などの力（外傷性咬合）によって生じる深部歯周組織（セメント質、歯根膜、歯槽骨）の傷害」と定義され、1次性咬合性外傷と2次性咬合性外傷に分類される。ただし、これは1歯単位の診断名である。

1．1次性咬合性外傷

過度な咬合力が作用することによって健全な歯周組織に外傷が生じたもの。

2．2次性咬合性外傷

歯周炎によって歯周組織が破壊され、支持歯槽骨が減少して咬合負担能力が低下した歯に生じる外傷であり、生理的な咬合力によっても引き起こされる。

診断方法

外傷性咬合が認められる歯において、動揺度が1度以上あり、かつX線所見で辺縁部歯根膜腔の拡大・垂直性骨欠損が認められる歯については、咬合性外傷と診断する。

その他の所見としては、①過度の咬耗、②歯の病的移動、③歯の破折、④X線所見での歯槽硬線の消失・肥厚、⑤X線所見での歯根吸収、⑥X線所見でのセメント質の肥厚を伴うことがある。

咬合性外傷の原因

咬合性外傷の原因として、①歯列不正、②早期接触、③咬頭干渉、④ブラキシズム、⑤過剰な咬合力（付着の量にも関係）、⑥側方圧、⑦食片圧入、⑧義歯の維持装置、⑨舌と口唇の悪習癖、などが挙げられる。

力によって生じる咬合性外傷は、歯周炎とは異なる疾患である。歯周炎患者は付着の喪失を起こしているため、外傷性咬合によって2次性咬合性外傷を引き起こしやすい。歯周炎、咬合性外傷を併発している場合には、プラーク細菌に対する処置に加え、咬合力に対する処置も必要になるため、治療が難しくなる。

咬合性外傷の治療

咬合性外傷の治療は、外傷性咬合を除去し、咬合性外傷によって増悪した歯周組織の破壊を軽減することを目的とする。咬合調整や固定は、まず炎症因子のコントロールを行ったのちに、あきらかに咬合性外傷の症状や兆候が認められた場合に行うことを原則とする。具体的な手順を以下に示す。

①炎症に対する歯周基本治療を行う。なお、機能障害がある場合においては、咬合調整を優先させることもある。

②炎症に対する歯周基本治療を行うことで炎症が消退し、一部の歯では動揺が減少するが、相変わらず動揺が存在する、もしくは動揺が増加する場合には咬合調整か固定を行う。

症例

初診：2012年11月
患者：36歳、女性
主訴：歯をきれいにしたい
病因：細菌性因子、力の関与

|4においては付着を大きく喪失し、プロービングポケットデプスも頬側において9㎜以上と深く、動揺度は3度であり、機能的な力を受けても動揺する2次性咬合性外傷を呈していた（**図1**）。

機能時、非機能時の力の影響を減らすため、咬合調整を行い、炎症の消退とともに歯の自然移動を確認し、そのつど動揺度の診査、咬合調整を行った。2013年7月、歯髄炎症状を訴えたため、やむなく抜髄を行った（**図2a～f**）。

固定、経過観察を2年7ヵ月行った後に、デンタルX線診査、動揺度の診査において生理的動揺の範囲内に収束したと判断し（**図3**）、単冠にて補綴を行った。また、その際にはプロビジョナルレストレーションにて清掃性、動揺度の変化を確認したのちに最終補綴を行った（**図4**）。

歯が動揺を呈している場合、まずその動揺が生理的動揺なのか、病的動揺なのかを診断しなければならない。また、病的動揺の場合、その原因となる早期接触や2次性咬合性外傷、咬合支持不足による過剰な咬合負担などを除去しなければならないが、そのためには、歯肉の炎症や全顎的な咬合状態をも把握しなければならず、X線写真読影能力も必要となる。歯肉の変化を診る目、咬合状態を診る目、X線写真読影能力を身につけ、咬合の関与した歯周炎の診査・診断をすることによって、歯周炎の治療に成果が挙がると考えられる。また、咬合状態は歯周治療中やサポーティブペリオドンタルセラピー移行後においても変化するものであるため、注意深い観察が必要である。

【参考文献】

1）日本歯周病学会（編）：歯周病の診査・診断・治療計画の指針 2008. 医歯薬出版，東京，2010.
2）日本歯周病学会（編）：歯周治療の指針2015. 医歯薬出版，東京，2016.
3）北川原 健（編著），永田省藏，他：DENTAL CLINICAL SERIES BASIC Periodontics 1. 医歯薬出版，東京，1999：38-39.
3）石橋寛二，吉江弘正，他：「歯周病患者に対する補綴歯科治療のあり方」に関する提案書．日歯周誌，51(2)：191-212，2009.
4）畢 良佳，加藤 熈：歯周組織の炎症と咬合性外傷が合併した時のサル歯周組織の変化．日歯周誌，38(4)：385-399，1996.
5）Glickman I: Clinical significance of trauma from occlusion. J Am Dent Assoc, 70: 607-18, 1965.
6）Glickman I, Smulow JB: Adaptive Alterations in the periodontium of the rhesus monkey in chronic trauma from occlusion. J Periodontol. 39(2): 101-105, 1968.
7）Polson AM, Zander HA: Effect of periodontal trauma upon intrabony pockets. J Periodontol, 54(10): 586-591, 1983.
8）Svanberg G, Lindhe J: Experimental tooth hypermobility in the dog. A methodological study. Odontol Revy, 24(3): 269-82, 1973.
9）Lindhe J, Svanberg G: Influence of trauma from occlusion on progression of experimental periodontitis in the beagle dog. L Clin Periodontol, 1(1): 3-14,1974.
10）北村秀和：サルにおける咬合性外傷に関する実験的研究．日歯周誌，32：554-586，1990.
11）秋田浩行，日高庸行，山田 了：サルの自然発生歯周炎におよぼす咬合性外傷の影響について．日歯周誌，36：757-775，1994.

症例

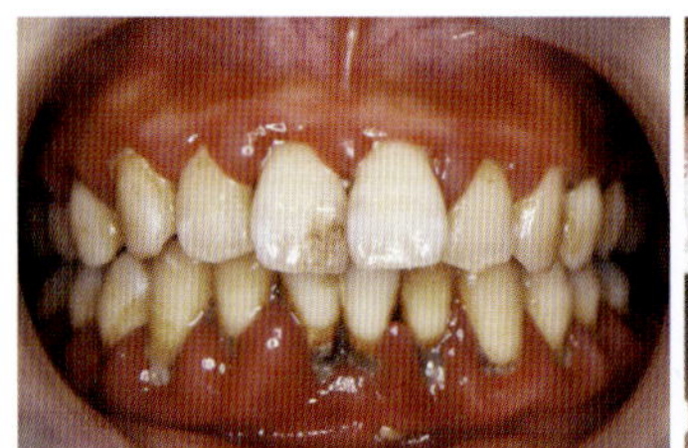
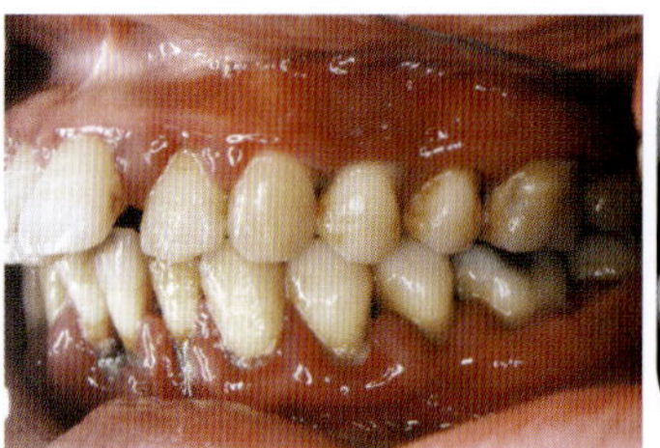
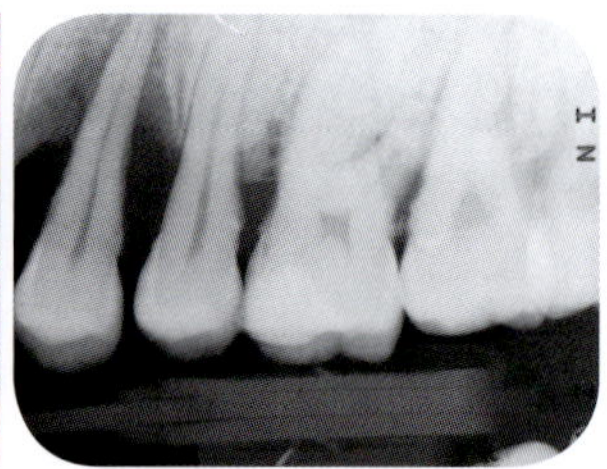

図❶　初診時（2012年11月）。|4 において支持歯槽骨は減少し、歯根膜腔が拡大し、歯槽硬線が消失している

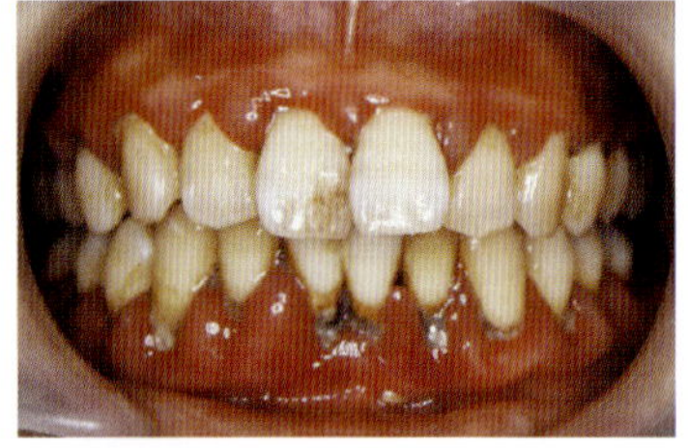
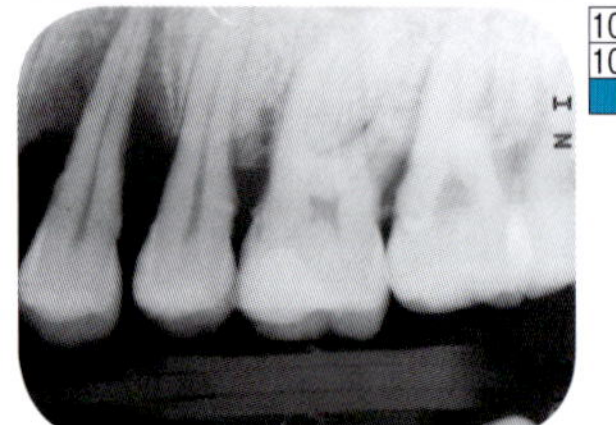

図❷a　初診時

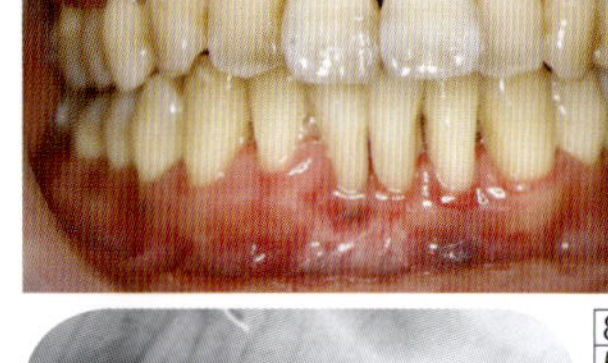
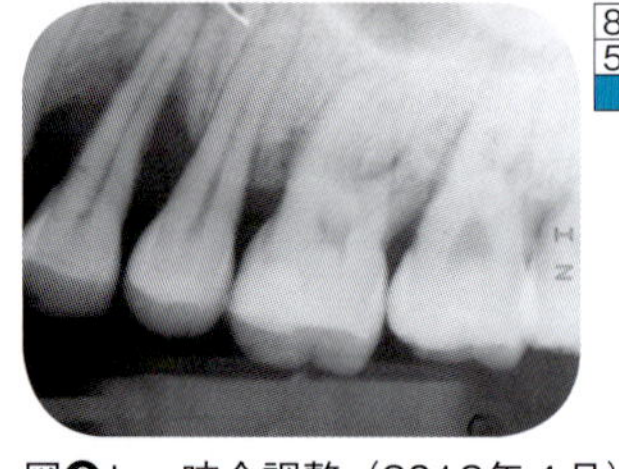

図❷b　咬合調整（2013年４月）

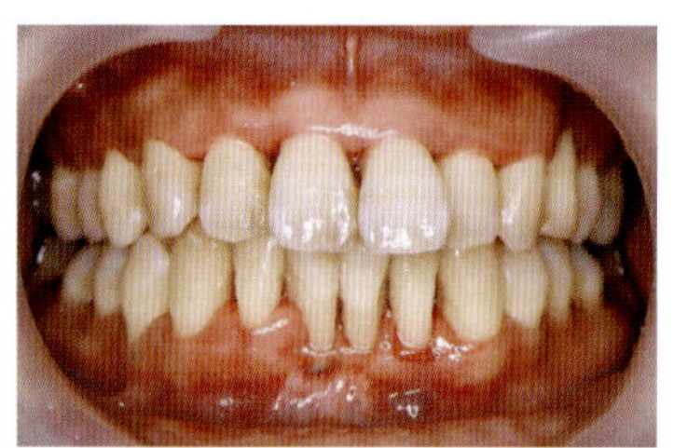
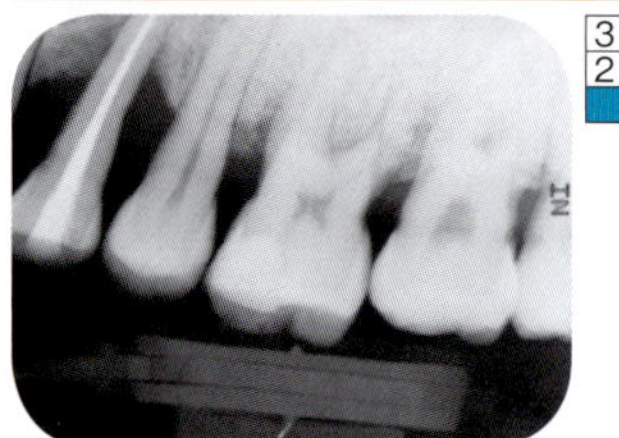

図❷c　根管治療、咬合調整（同７月）

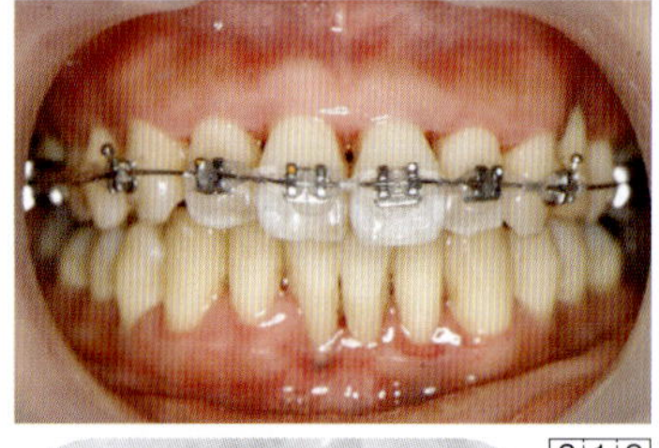
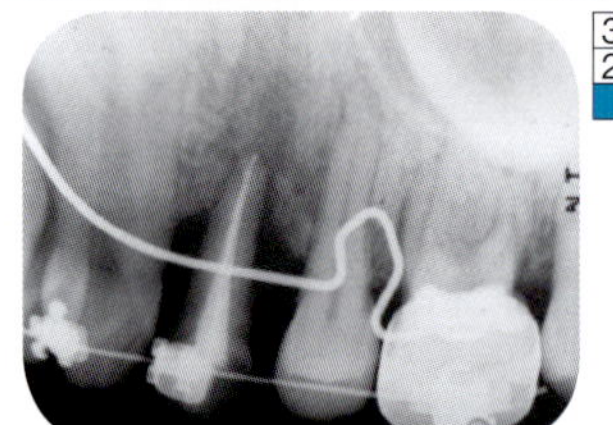

図❷d　MTM（2013年９月）

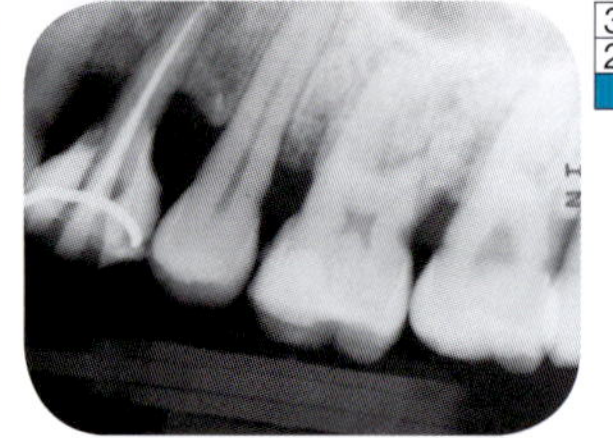

図❷e　固定（2014年２月）

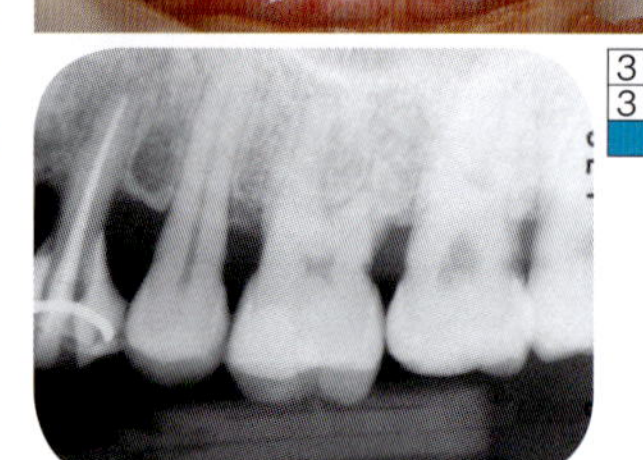

図❷f　固定後２年７ヵ月（2016年９月）

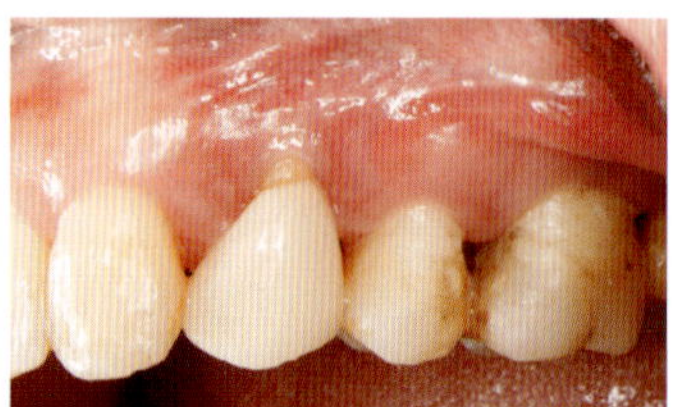
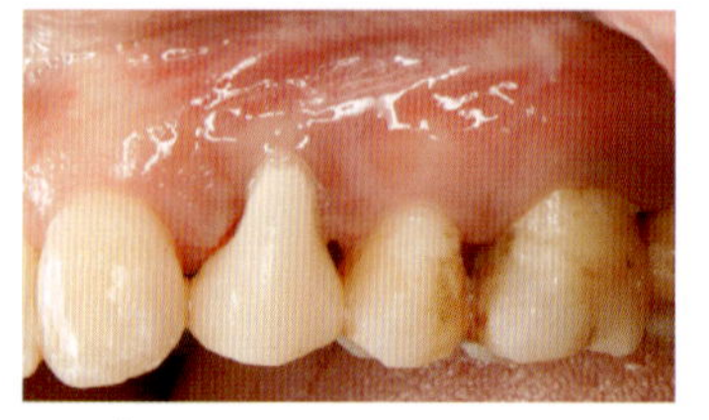
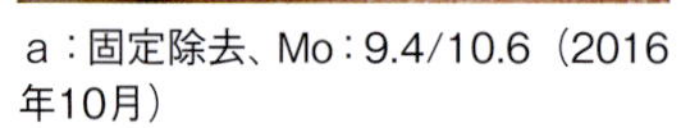

a：固定除去、Mo：9.4/10.6（2016年10月）

b：第１PRセット、Mo：10.2（2016年11月）

c：第２PR セット、Mo：5.1/6.6（2016年12月）

図❸a～c　歯周基本治療から確定治療へ。清掃性：歯ブラシにて近遠心面を清掃できるようにカントゥアを付与した。咬合：動揺度を Periotest® にて計測し、機能の与え方を確認した

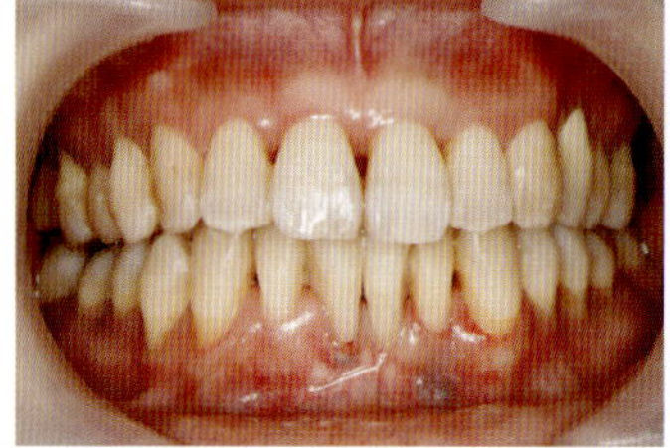
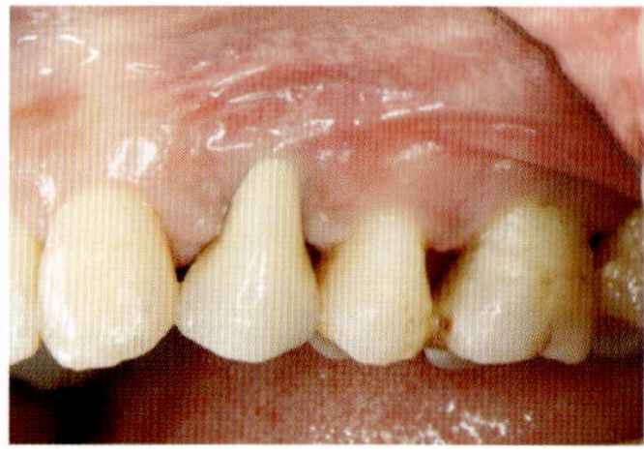
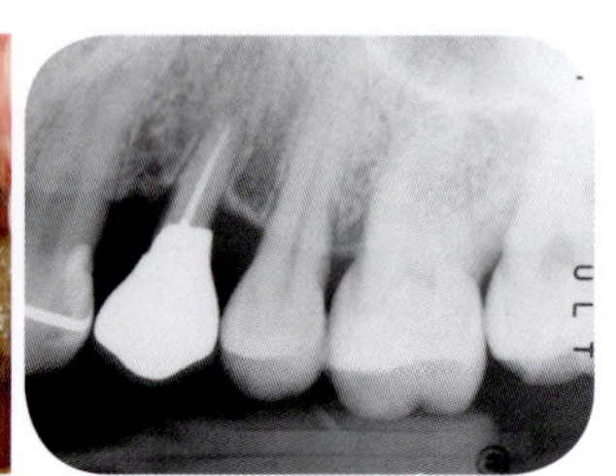
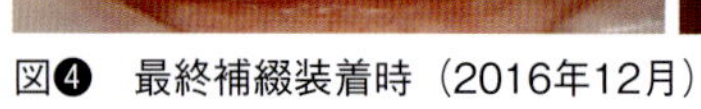

図❹　最終補綴装着時（2016年12月）

エンド・ペリオ病変の診断のポイント

神奈川県・中村歯科クリニック 中村貴則

エンド・ペリオ病変とは、X線像において根尖などから歯槽骨辺縁に至る透過像がみられるものである。原因によって治療が困難な場合もあり、的確な診査・診断を行う必要がある。診査を怠ってやみくもに治療を行っても、結果が伴わないどころか悪化させてしまうことも多いので注意が必要である。本項では、エンド・ペリオ病変や類似疾患における診査・診断のポイントを提示する。

エンド・ペリオ病変の分類（図１）

１．歯内疾患原発（図２）

おもに歯周病への罹患が少ない若年者にみられる。歯内疾患によって根尖や側枝から歯肉辺縁へサイナストラクトを形成したもので、診査においては急性の歯髄炎、もしくは根尖性歯周炎を認める。プロービング診査ではサイナストラクトに沿って狭くて深い歯周ポケットが確認される（図１ａ）。歯周疾患に罹患しているようにもみえるが、健全な歯周組織を有するため、歯内治療のみを行う。一般的に予後がよいことが多い。

２．歯内疾患・歯周疾患併発（図３）

歯内疾患と歯周疾患がそれぞれ独立して発生したもの。プロービング診査においては、根尖や側枝までプローブが到達しないこともある（図１ｂ）。治療では歯内疾患・歯周疾患の病巣範囲を識別できない。よって、歯内療法を先行させ、ある程度歯内疾患を改善させたのち、歯周治療を始める。

３．歯周疾患原発（図４）

歯周疾患が進行し、根尖を含む透過像が見られる。生活歯である可能性もあるが、根尖や側枝から細菌が侵入し、上行性歯髄炎や歯髄壊死を起こしていることもある。プロービング診査では歯内疾患原発と比べ、広くて深い歯周ポケットが側枝や根尖まで存在し、歯石を触知することが多い（図１ｃ）。また、歯髄が電気診において生活反応を示す場合もあるが、治療経過が不良な場合は一部歯髄が壊死していることもあり、注意が必要である。

類似疾患

１．歯根破折（図５）

破折線に沿って細菌が根尖へ到達することにより、エンド・ペリオ病変様のX線像を呈する。視診やプロービング診査でわからないものは、歯内療法の行い、マイクロスコープなどで根管内の亀裂と歯周ポ

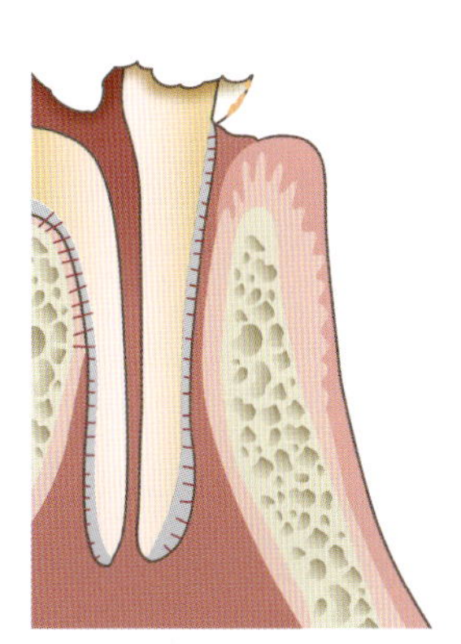
ａ：歯内疾患原発

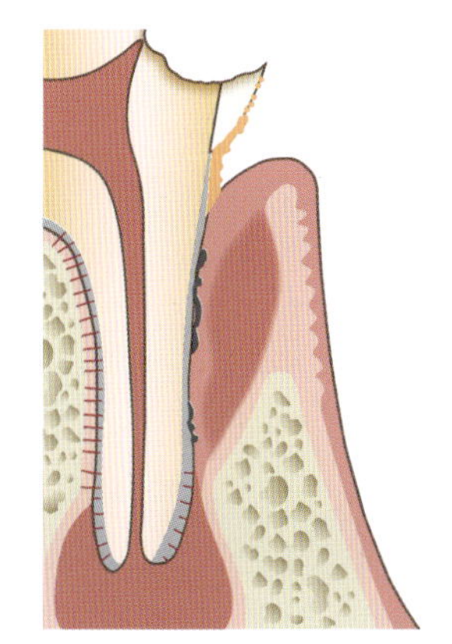
ｂ：歯内疾患・歯周疾患併発

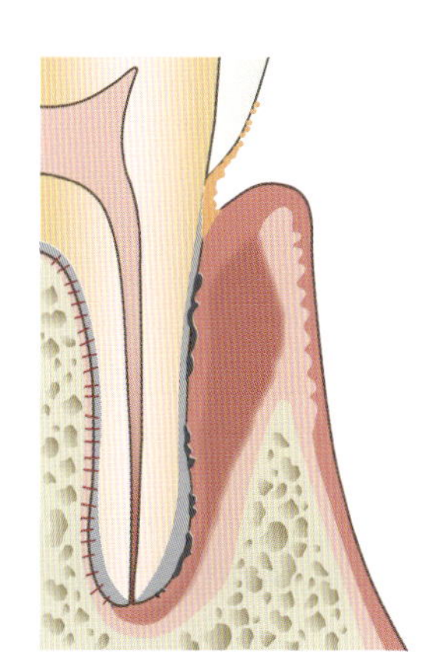
ｃ：歯周疾患原発

図❶ａ～ｃ　エンド・ペリオ病変

症例1

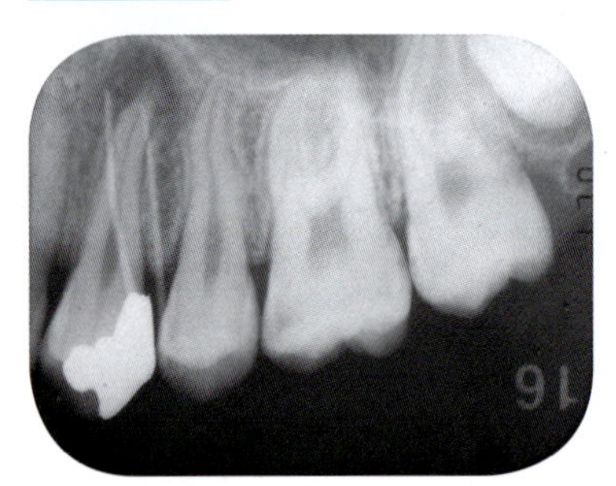

a：初診時（2014年５月）

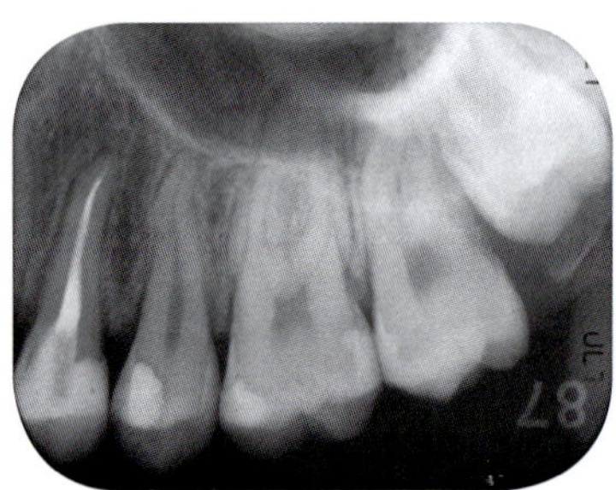

b：現在（2017年12月）

図❷　歯内疾患原発
患者：14歳、女子
初診：2014年５月
主訴：腫れている、部位：|4
サイナストラクトおよびプローブで根尖へ達する歯周ポケット（a）。前医でのう蝕治療後に歯髄壊死を起こしたと推測し、根管治療を開始。早期に根尖から辺縁に至る透過像は消失したので、根管治療後、経過観察を行っている（b）

症例2

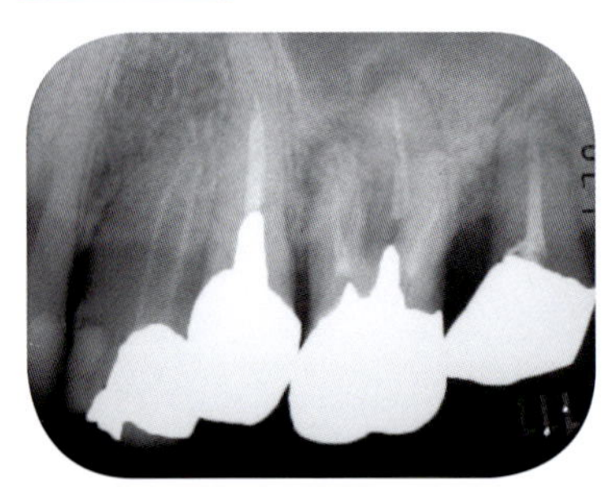

a：初診時（2015年10月）

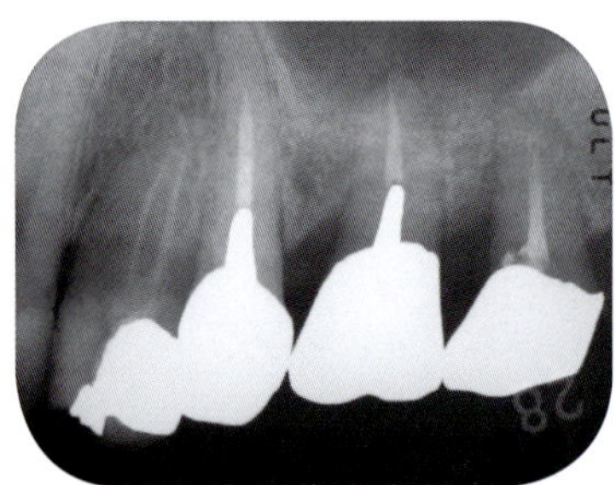

b：現在（2017年10月）

図❸　歯内疾患・歯周疾患併発
患者：55歳、男性。喫煙者（20本以上／日）
初診：2015年10月
主訴：ズキズキ痛む、部位：|6
まずは根管治療を行って疼痛は消失したが、歯周ポケットから排膿や急発を繰り返し、徐々に病変は進行。2016年12月に遠心頬側根、翌年８月に近心頬側根が抜根となった

症例3

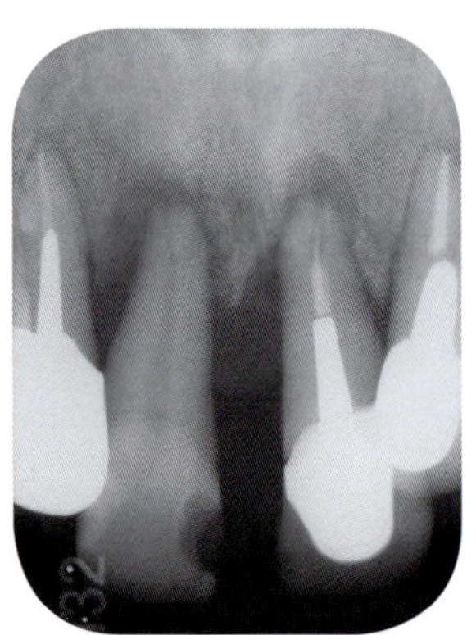

a：初診時（2010年10月）

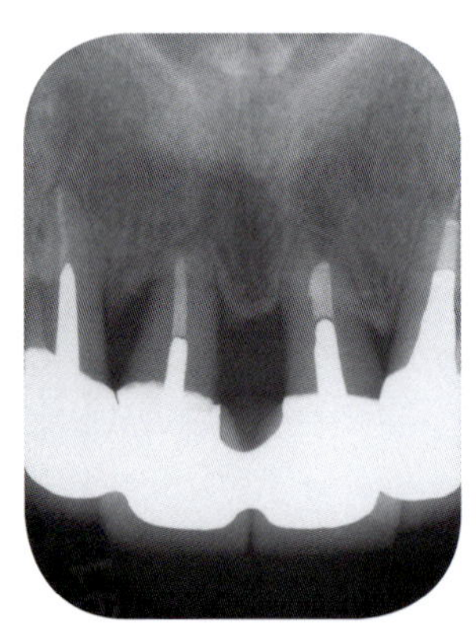

b：現在（2017年11月）

図❹　歯周疾患原発
患者：49歳、男性
初診：2010年10月
主訴：前歯がグラグラする、部位：1|
すでに歯髄症状が出ていたため、抜髄。３ヵ月後から SRP を開始するも改善しないため、歯肉縁下のデブライドメントを目的に、オープンキュレッタージを行った

ケットの位置が一致するかを確認する。鑑別が難しい場合、X線造影性のあるメタルコアやガッタパーチャポイントを除去後にX線撮影を行い、破折線の有無を読影するのもよい。

歯内療法によって改善せず歯根破折を疑う場合は、根管貼薬を除去した状態で歯科用 CT で撮影し、読影することも有用である。場合によっては外科的に歯肉を剥離し、直視下で保存の可否を鑑別することもある。

２．穿孔（図6）

根管内の細菌が、穿孔部を通して歯周組織へ感染が及んだもの。X線像や根管長測定器などで確認できることも多い。根管治療を行うとともに、穿孔部の封鎖を目指す。根管内からの封鎖が難しい場合は、外科的な対応も考慮する。歯根破折に比べ、予後はよいと思われる。

以上の診査項目を**表1**にまとめる。

症例4

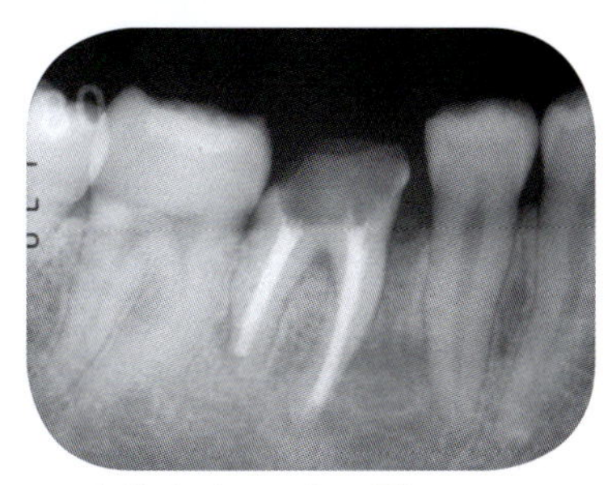

a：初診時（2015年１月）

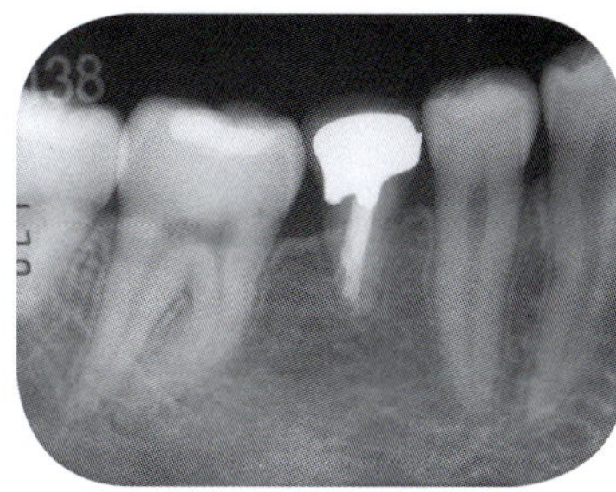

b：現在（2017年４月）

図❺　歯根破折
患者：33歳、女性
初診：2015年１月
主訴：歯磨きで違和感、部位：6|
エンド・ペリオ病変も疑われるＸ線像であったが、近心根根管内の亀裂と歯周ポケットが一致しており、歯根破折していた。ヘミセクションを行い、遠心根は近心へ自家歯牙移植、7|は近心へ MTM を行った

症例5

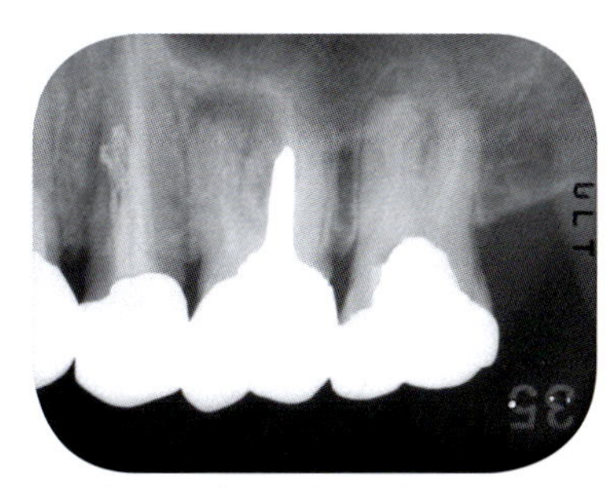

a：初診時（2012年４月）

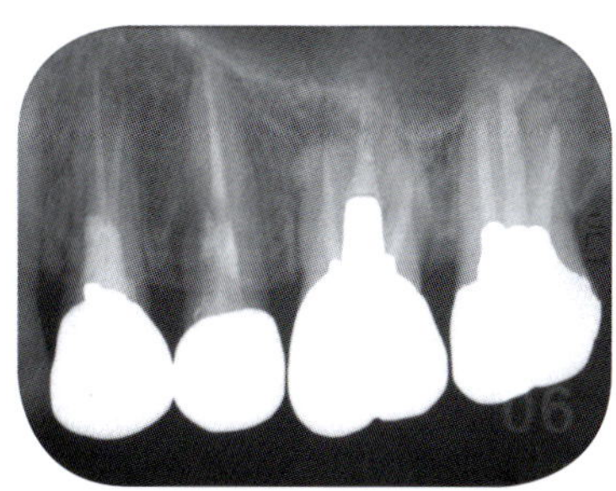

b：現在（2017年12月）

図❻　穿孔
患者：48歳、男性
初診：2012年４月
主訴：歯を残したい、部位：|5
穿孔と思われる部位が歯肉縁下で深かったため、MTM で挺出後、意図的再植を行い、穿孔部はスーパーボンドで封鎖した

表❶　エンド・ペリオ病変や類似疾患の診査項目

	プロービング	辺縁歯槽骨欠損	う蝕などの歯質欠損	生活歯髄	打 診
歯内疾患原発	狭く深い	−	＋	−	＋
歯内疾患・歯周疾患併発	広く・深い	＋	＋	−	±
歯周疾患原発	広く・深い	＋	±	±	−
歯根破折	破折線に沿って狭い	±	±	±	±
穿孔	穿孔部へ	＋	＋	−	±

◉

エンド・ペリオ病変の分類としては、前述した５つの分類の他に、複合的に絡んでいるものを含めると、より多くのパターンが存在する。診査を行い明確な原因が特定できない場合、生活歯髄反応がなければ、まずは３ヵ月間歯内療法を先行させる。その後、再評価を行って組織が治癒傾向にあるかを確認し、必要であれば追加の処置を行う。

【参考文献】

1）石井 宏：世界基準の臨床歯内療法. 医歯薬出版. 東京. 2015：215-223.
2）奥田裕司, 田中真喜：エンド・ペリオ病変の臨床 歯内―歯周複合病変 診断と治療のストラテジー. 高橋慶壮, 吉野敏明（編）, 医歯薬出版, 東京, 2009：1-7.
3）千葉英史：エンド・ペリオ病変の鑑別診断. ：BASIC Periodontics 1, 北川原 健（編）. 医歯薬出版, 東京, 1999：56-59.
4）日本歯周病学会（編）：歯周治療の指針2015. 医歯薬出版, 東京, 2016：49-51.
5）下野正基：新編 治癒の病理. 医歯薬出版, 東京, 2011：144-153.

18/100 2章 診査・診断

歯周炎における
リスクファクター

東京都・荻窪わかまつ歯科 若松尚吾

リスクファクターは、「疾患の発症または進行を規定する因子、あるいは発症・進行の予測に役立つ因子」と定義されている。歯周疾患のおもな原因は細菌感染であるが、リスクファクターに曝露することで、疾患が進行したり治癒が遅くなったりする可能性が高まる[1)]。本項では、歯周炎におけるおもなリスクファクターを列挙する。

1．プラークコントロールのレベル

歯周病は菌と宿主の反応の結果、発症・進行する。したがって、菌量が少なくても起こる場合もあれば、多量にあっても起こらない場合もある。しかし、細菌性プラークが主因であり、プラークコントロールが治療の成否を左右することは周知の事実である。

2．喫煙

喫煙は、全身の健康に多大な悪影響を及ぼし、多くの生活習慣病の重要なリスクファクターとなることがあきらかになっている。歯周病に関しても、喫煙者は非喫煙者に比べ、2～8倍罹患しやすいことが疫学調査によって報告されている[2)]。そのうえ、臨床的特徴として、喫煙者の歯肉は黒褐色で線維性であることが多く、ブラッシング時の出血も少ないことから、自覚症状に乏しく、歯科受診が遅れて重症化しやすい。また、喫煙は歯周組織の治癒を遅らせるため、喫煙者の治療における歯周組織の反応は著しく悪い。しかし、禁煙をすることで歯周病のリスクが低下するため、歯周病治療を成功に導くには禁煙が必要である。以上を患者に説明し、禁煙を支援する必要がある。

3．ブラキシズム

ブラキシズムとは、咀嚼筋群が異常に緊張し、咀嚼、嚥下および発音などの機能的な運動と関係なく、非機能的に上下の歯を無意識にこすり合わせたり（グラインディング）、食いしばったり（クレンチング）する習癖である。強い咬合力がかかるため、歯周組織に咬合性外傷を引き起こす危険性がある。歯周炎にブラキシズムによる咬合性外傷が合併すると、病変が急激に進行し、短期間に重症化しやすい。

原因は、早期接触などによる局所因子と、ストレスや肉体疲労による全身的因子であるといわれているため、治療の基本はそれらを取り除くことが求められる。ただし、最初から広範囲で不可逆的な治療を行うことは避け、慎重に対応すべきである。

4．全身疾患

糖尿病は、免疫系機能障害や末梢血管循環障害、創傷治癒遅延などにより、歯周炎の病態を修飾する。また、歯周炎によって生じる炎症のケミカルメディエーターであるTNF-αは、インスリンの抵抗性を増大させ、糖尿病を悪化させる可能性もある。

その他、ストレス刺激や肥満は免疫応答に影響を与え、歯周病のリスクファクターと考えられている。

5．年齢

平成28年歯科疾患実態調査において、加齢とともに歯周病患者数が増えていると報告されているように、加齢は歯周病のリスクファクターとして考えられている[3)]。しかし、この資料からでは、加齢で進行しやすくなっているのか、破壊の蓄積なのかは判別できない。歯周病は自覚しにくい疾患であるがゆえに、その対応が遅れて加齢とともに歯周病が進行していると考えられる。また、年齢が若いほど歯周組織の反応はよいという報告もある[4)]。

年齢をリスクファクターとして考えるのであれば、加齢で発症しやすくなると捉えるより、年齢の影響でどれだけ治療に対して歯周組織が反応し、治癒を期待できるのかを評価することが重要であると考えられる。

6．遺伝的リスクファクター

代謝遺伝子異常や炎症免疫関連遺伝子の多様性、遺伝子発現レベルなどの異常が関連すると考えられ

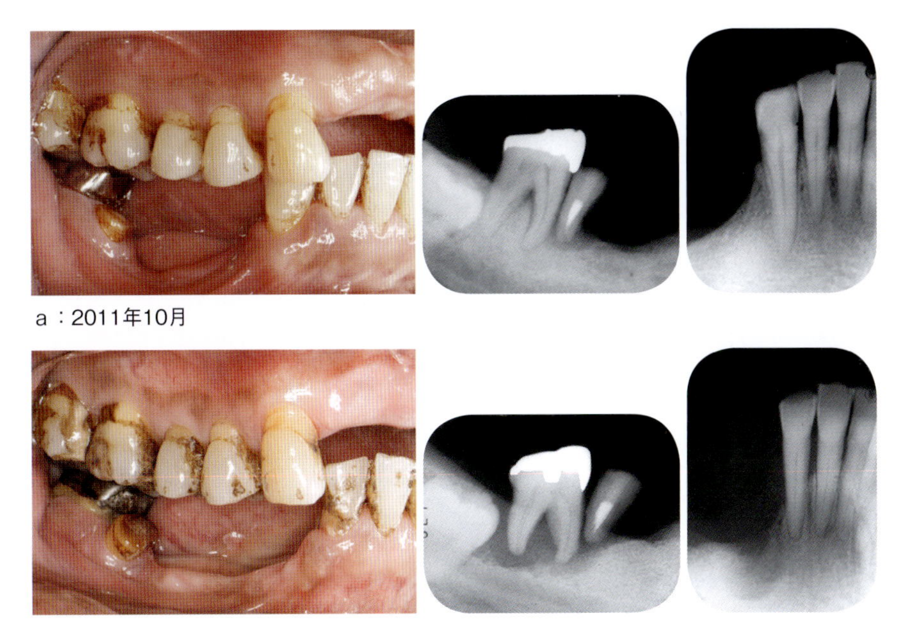

a：2011年10月

b：2016年11月

図❶a、b　リスクファクターの多い症例。患者は66歳、男性、喫煙者。プラークコントロールが悪く、仕事が多忙で、ブラキシズムの自覚があった。治療途中で来院が途絶え、5年後に歯が抜けたと再来院。問題のなかった3|は自然脱落し、右側の咬合支持を担っていた7|は支持歯槽骨が吸収している状態であった

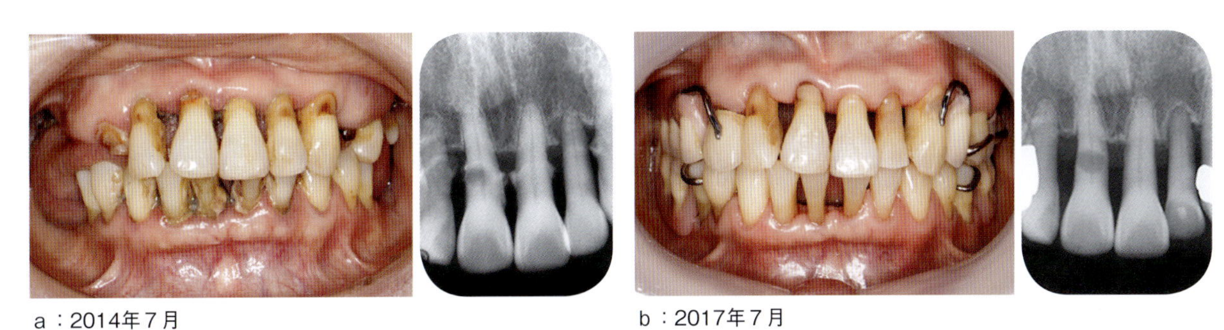

a：2014年7月

b：2017年7月

図❷a、b　リスクファクターの少ない症例。患者は60歳の女性で、歯周病がかなり進行し、支持歯槽骨が吸収していた。しかし、全身疾患はなく健康的で、咬合力も強くないことから、積極的に保存治療を行ったところ、歯周基本治療のみですみやかに炎症は改善した。|2の動揺は1度であるが、悪化する様子はない

る。ダウン症候群、パピヨン・ルフェーブル症候群などは、歯周病の重篤度が高いことで知られる[2)]。

◉

同程度の歯周炎に罹患していたとしても、治療経過における歯周組織の反応はさまざまであり、リスクファクターがこれに関与するといわれている[5)]。リスクファクターの多い症例では、歯周病の進行も早く、治療による歯周組織の反応も悪いことが予測されるため、保存にこだわりすぎたり、患者を期待させたりするような計画は避けたほうがよい(**図1**)。一方、リスクファクターが少ないと判断した場合は、歯周基本治療を通じて歯周組織の反応性が高いことを確認し、積極的に歯の保存に努めるべきであると考えられる（**図2**）。

【参考文献】

1）千葉英史：20年経過300症例から歯の保存を考える．ザ・クインテッセンス，32(11)：73-86，2013.
2）日本歯周病学会（編）：歯周治療の指針 2015．医歯薬出版，東京，2016.
3）厚生労働省：平成28年歯科疾患実態調査．http://www.mhlw.go.jp/toukei/list/dl/62-28-02.pdf
4）Trombelli L, Rizzi A, Simonelli A et al.: Age-related treatment response following non-surgical periodontal therapy. J Clin Pedontol, 37(4): 346-352, 2010.
5）斎田寛之：リスクファクターから考える個体差と歯の保存―天然歯の保存に努めた重度歯周炎症例―．日臨歯周歯，33(1)：33-39，2015.

19/100　2章　診査・診断

検査結果を患者に説明するカウンセリング

東京都・若林歯科医院　若林健史

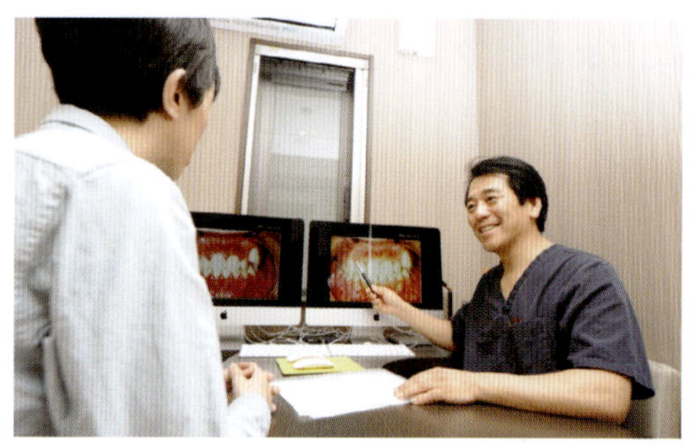

図❶　カウンセリングは他の患者の視線が気にならないように個室で行い、パソコンやフリップを使ってビジュアル的な説明を行うことが大切である

歯科医院を訪れる患者の主訴には大きく分けると2通りある。1つは、う蝕や歯肉の腫れによる痛みや不快感、義歯の不適合による痛みや咀嚼障害などを主訴として来院する患者である。その対応は、まず痛みや不快症状を取ることが最優先される。もう1つは、痛みや不快症状はないが、う蝕や歯周病になっていないか何となく心配なので、診てほしいという患者である。

いずれの場合も、主訴に対応して問題を解決した後に口腔内を精査し、その結果をもとに診断して治療計画を立案する。そして、検査結果を患者に説明するカウンセリングの時間を設ける。

カウンセリングの内容

口腔内を精査した結果を分析し、以下のように順序立ててわかりやすく患者に伝える。

①う蝕や歯周病に罹患している部位、疾患の程度、咬み合わせなどの現状
②なぜこのような状態になったのかの原因
③どうしたら健康な状態に戻すことができるか、治療方法を提示
④生涯にわたって口腔の健康を保つための方法
⑤費用

環境の整備

カウンセリング内容を患者に伝えるときに重要なのは、チェアーサイドではなく、チェアーを降りてもらい、周囲に他の患者がいない場所で行うのがよい。

最良なのは、カウンセリングルームのように周囲からの視線が気にならず、また、話し声が漏れない個室環境である(**図1**)。個室が確保できない場合には、少なくともパーテーションで他からの視線を遮られる環境が望ましい。その場合は声の大きさに注意し、他の患者に聞こえないように配慮することも必要である。カウンセリングでは患者の身体的・経済的な個人情報を話すわけであるから、情報が漏洩しないように最大限の注意を払わなければならない。

わかりやすい説明を心がける

検査結果の説明では、説明を受ける患者には歯科的知識がまったくないか、あってもごくわずかであることを意識しなければならない。ややもすると、われわれはいつも使っている専門用語を多用して説明してしまうため、患者の理解を得られないことがある。したがって、患者への説明は、誰にでもわかるような平易な言葉を用い、順序立ててゆっくりとはっきりとした言葉で行わなければならない。

加えて、言葉だけでは専門的な事柄は理解しにくいので、図を描いたり、フリップなどを使ったりして説明すると、患者の理解は深まりやすくなる。とくに、患者自身の口腔内写真をパソコンなどを使ってモニターで見てもらうと、患者に与えるインパクトも強く、とても効果的である。

患者の興味を探る

カウンセリングで陥りやすいのが、説明が術者から一方的になってしまい、患者が本当に理解できているのかを確認しないまま進行することである。つ

い説明に熱が入りすぎ、患者がわかっているものであると思い込み、一方的にどんどん話してしまうことが多い。

したがって、説明の途中で、いま話したことを理解できたか、また、質問がないかを患者に問いかけることが大切である。できるなら、こちらから患者に問いかけて、患者自らが語れるようにリードするのが望ましい。

患者が語る言葉のなかには、患者がいま気にしている点や興味の対象などが含まれていることが多い。そのような関心のあるところを中心にして話を進めながら、治療方法や期間、さらには予防方法、費用などについても説明していくことが大切である。

現状説明と原因分析の大切さ

患者が最も興味をもっているのは、自分の口腔内の現状がどうなっているかである。歯並びは正常なのか、う蝕になっているのはどの歯で、その大きさはどのくらいなのか、歯周病に罹患しているのかどうか、その程度はどのくらいか、咬み合わせは正常なのか問題があるのか、などである。患者はこれらの問題に対して非常に興味をもち、集中して聞いてくれることが多いので、的確に説明する必要がある。

次に、う蝕や歯周病、歯並びの悪さ、咬み合わせに問題がある場合、なぜそれが生じてしまったのか、その原因を患者は知りたいと思っている。生活習慣に関する問診票（**図２**）や直接患者から話を聞くことで、それらの原因が何なのかを推測・分析し、その改善方法を提示する。

健康を保つための方法を提示する

現状や原因を説明したあとは、どのような方法によって口腔の健康を回復できるのか、具体的な治療方法や費用を提示する。治療方法にはいくつかの選択肢があり、それぞれ長所・短所があり、費用も方法によって違うことをしっかりと説明する。とくに費用に関してはきちんと伝えておかないと、トラブルの原因になることもあるので、十分に留意する。

その後は、う蝕や歯周病を予防する方法について具体例を挙げながら説明し、定期的にメインテナンスに来院することが口腔の健康を長く維持する秘訣であると伝える。

いずれにしても、最初のカウンセリングがとても重要であり、その際は疾患だけに着目するのではなく、患者そのものを人として診ることが重要である。

生活習慣問診票

記入日　　年　　月　　日

NAME＿＿＿＿＿＿＿＿

虫歯や歯周病の発生は生活習慣に影響されます。治療の参考に致しますので以下の質問にお答え下さい。

→家族構成（一緒に住んでいる人に○をして下さい）
本人のみ・父・母・夫・妻・祖父・祖母・兄弟（　　人）・姉妹（　　人）
子供（　　人）・その他（　　　　　　）

→食事について
①毎日３回食事をしていますか？　はい・朝食抜き・２食・３食以上・その他
②好き嫌いはありますか？　はい・いいえ
好きなもの（　　　　　　）
嫌いなもの（　　　　　　）
③食べ物をよく噛んで食べることができますか？　はい・いいえ

→間食について
①間食はだいたいどのように摂っていますか？
毎日時間を決めて・食べたい時に・外食で摂っている（毎日・週に２～３回）
間食は摂らない
②間食にどのようなものを摂りますか？（毎日摂るものには◎をしてください）
スナック菓子・ガム・アメ・チョコ・キャラメル・アイスクリーム・クッキー・ケーキ・プリン
グミ・おせんべい・和菓子・果物・おにぎり・パン・菓子パン・ファーストフード・ドーナツ
その他（　　　　　　）
③よく飲むものは何ですか？（毎日飲むものには◎をしてください）
コーヒー（砂糖　　杯）・紅茶（砂糖　　杯）・お茶・ウーロン茶・麦茶・牛乳
ミネラルウォーター・コーヒー牛乳・果汁100%ジュース
炭酸飲料（コーラ・ファンタ・サイダー・ペプシ）
乳酸飲料（ヤクルト・カルピス・ジョア・ドリンクヨーグルト）
スポーツドリンク（ポカリスエット・アクエリアス・ゲータレード）
機能性飲料（ファイブミニ・ビタミンCドリンク・アセロラ・充実野菜）
その他のジュース（　　　　　　）
④よく摂る健康食品はありますか？（毎日摂るものには◎をしてください）
のどあめ・カロリーメイト・プルーン・カルシウムウエハース
その他（　　　　　　）

→歯磨きについて
①ブラッシング指導を受けたことがありますか？　いいえ・はい（約　　年前）
②その際、歯石を取りましたか？　いいえ・はい
③いつ歯磨きをしますか？
朝（毎日・時々・磨かない）
昼（毎日・時々・磨かない）
夜（毎日・時々・磨かない）
④歯磨きの時何かつけて磨きますか？
いいえ・はい（練ハミガキ・デンタルリンス・その他　　　　）
練ハミガキ使用の際、量はどのくらいつけますか？（約　　cm）

→喫煙の習慣はありますか？　ない・ある（一日の本数　　本／　　箱）

→次のような癖はありますか？
ある（歯ぎしり・食いしばり・爪を噛む・唇を噛む）・ない

ありがとうございました

図❷　カウンセリングの前に生活習慣問診票を記入してもらうことで、患者の生活のなかに潜む問題点を見つけられる

20/100　2章　診査・診断

病名の種類

東京都・中野駅南歯科クリニック　岡田祐輔

歯周病（**表1**）は、歯肉病変と歯周炎とに大別される。歯周病は非プラーク性歯肉疾患を除き、歯周病原細菌によって引き起こされる感染性歯周疾患であり、歯肉、セメント質、歯根膜および歯槽骨よりなる歯周組織に起こる。さらに、上記疾患の他に、壊死性歯周疾患、歯周組織の膿瘍、歯周－歯内病変、歯肉退縮および強い咬合力や異常な力によって引き起こされる咬合性外傷が含まれる。また、歯肉病変、歯周炎、壊死性歯周疾患は限局型と広汎型に分けられる。中等度と重度歯周炎の罹患歯が全部位の30%以下であれば限局型、30%以上であれば広汎型に分類される。

- 歯周ポケット4㎜未満は軽度歯周炎
- 歯周ポケット4～6㎜未満は中等度歯周炎
- 歯周ポケット6㎜以上は重度歯周炎

現在、アメリカ歯周病学会でPeriodontal disease classificationを改訂中とのことで、近く新しい歯周病変の分類が発表されるようである。

【参考文献】

1）日本歯周病学会（編）：歯周治療の指針2015. 医歯薬出版, 東京, 2016.

表❶　歯周病の病名の種類

1．歯肉病変
1）プラーク性歯肉炎 歯肉辺縁に存在する細菌群によって発症する歯肉の炎症。歯肉の発赤や浮腫、出血、疼痛、腫脹などがみられるが、X線所見やアタッチメントレベルにおける支持組織の喪失はない 2）非プラーク性歯肉炎 細菌性プラーク以外の原因で生じる歯肉病変 3）歯肉増殖 ▪薬物性歯肉炎：原因となる薬物として、フェニトイン、ニフェジピン、シクロスポリンAなどがある ▪遺伝性歯肉線維腫症：ごく稀な疾患で、乳幼児期に発症し、上下顎の頬舌側に腫脹がみられるが、抜歯後には消退する 4）HIV感染に関連してみられる歯肉病 HIV感染者には、帯状歯肉紅斑および壊死性潰瘍性歯肉炎という歯肉炎がみられる
2．歯周炎
1）慢性歯周炎 歯周病原細菌によって生じるアタッチメントロスおよび歯槽骨吸収を伴う慢性炎症性疾患。歯周ポケットの形成、排膿、出血、歯槽骨吸収および歯の動揺などの症状がある。宿主側の抵抗性が低下したときに急性化する 2）侵襲性歯周炎 全身的に健康であるが、急速な歯周組織破壊、家族内集積を認めることを特徴とする歯周炎。一般的に細菌性プラークの付着は少なく、患者は10～30歳代が多い 3）遺伝疾患に伴う歯周炎 全身的な異常を伴う口腔内疾患として発症し、急速に進行する歯周炎。ダウン症候群、パピヨン・ルフェーブル症候群、チェディアック・東症候群などがある
3．壊死性歯周疾患
歯肉の壊死と潰瘍を特徴とする 1）壊死性潰瘍性歯肉炎 2）壊死性潰瘍性歯周炎 診断上、急性と慢性に区別される。歯肉の偽膜形成や出血、疼痛、発熱、腫脹、悪臭などの症状を伴う
4．歯周組織の膿瘍
1）歯肉膿瘍 隣接する歯周ポケットからの細菌感染や、歯肉に対する外部からの刺激、歯肉への外傷や感染により、歯肉結合組織に形成された膿瘍 2）歯周膿瘍 歯周組織内に発生した限局性の化膿性炎症によって、局所の組織破壊に膿の貯留を呈する状態
5．歯周－歯内病変
歯周および歯内各領域の疾患が、互いの領域に波及したものをいう。辺縁歯周組織の異常は根管側枝や根尖孔を介して歯髄に、歯髄側からの病変は根管側枝や髄管、根尖孔を介して辺縁歯周組織に影響を及ぼすことがある
6．歯肉退縮
辺縁歯肉の位置がセメントエナメル境（CEJ）から根尖側方向へ移動し、歯根表面が露出した状態
7．咬合性外傷
外傷性咬合によって引き起こされる深部歯周組織、すなわちセメント質、歯根膜、並びに歯槽骨の外傷であり、1次性と2次性に分類される。主要な所見としては、歯の動揺とX線写真における歯根膜腔の拡大および垂直性の骨吸収である。歯周炎存在下では、歯周組織の破壊を増加させる因子となる 1）1次性咬合性外傷 歯に過度な咬合力が加わることによって歯周組織に外傷が生じたもの 2）2次性咬合性外傷 歯周炎の進行によって支持歯槽骨が減少し、咬合負担能力が低下した歯に生じる外傷であり、生理的な咬合力によっても引き起こされる。その原因は、歯列不正や早期接触、咬頭干渉、ブラキシズム、過剰な咬合力、舌と口唇の悪習癖、食片圧入などがある

3章

歯周基本治療

①モチベーション
②TBI
③SRP
④骨欠損への対応
⑤プロビジョナルレストレーションの活用

21/100 3章 歯周基本治療 ①モチベーション

歯周病患者をやる気にさせるアプローチ①

東京都・いいの歯科医院 飯野文彦

慢性歯周炎の特徴

歯科疾患の一つである慢性歯周炎は、患者に自覚症状が認められにくい疾患である。とくに軽度慢性歯周炎では、一般人が日常生活において自他覚できる症状はまったくといってよいほど認められない。通院が継続しない患者の多くは、慢性歯周炎の進行度が軽度である方が多数を占めている。

そこで、本項では慢性歯周炎の諸悪の根源である細菌性プラークを患者自ら除去すること、いわゆるプラークコントロールのモチベーションを得る方法から、継続して来院しない歯周炎患者にどのようにアプローチをすると効果があるのかを整理したい。

筆者が指導しているプラークコントロール

歯周病治療におけるプラークコントロールとは、歯ブラシや歯間ブラシなどを用いて、徹底的に細菌性プラークを取り除くことを意味している。この徹底的な細菌性プラークの除去は、いい換えれば「歯周病治療としての歯磨き」である。筆者は、患者自身が的確に細菌性プラークを除去できることを「セルフ・プラークコントロールの確立」と呼んでいる。これを確立した患者の歯周組織は、顕著な改善が認められる。

症例（図1）

患者は20代の男性で会社員。口腔内のクリーニングを希望して来院した。治療に先立って実施した歯周組織検査で軽度慢性歯周炎と診断されたが、患者は自分が歯周炎を患っているとはまったく思っていなかったとのこと。担当歯科衛生士から歯周炎とその治療についてのコンサルテーション（次項②参照）の結果、セルフ・プラークコントロールが確立し、歯周組織の顕著な改善が得られた。

【参考文献】
1）落合邦康：歯周病をどう捉えるか？．歯周病治療の臨床，飯野文彦，大八木孝昌(編)，デンタルダイヤモンド増刊号，40(6)：10-18，2015.
2）飯野文彦：プラークコントロール．歯周病治療の臨床，飯野文彦，大八木孝昌(編)，デンタルダイヤモンド増刊号，40(6)：20-29，2015.

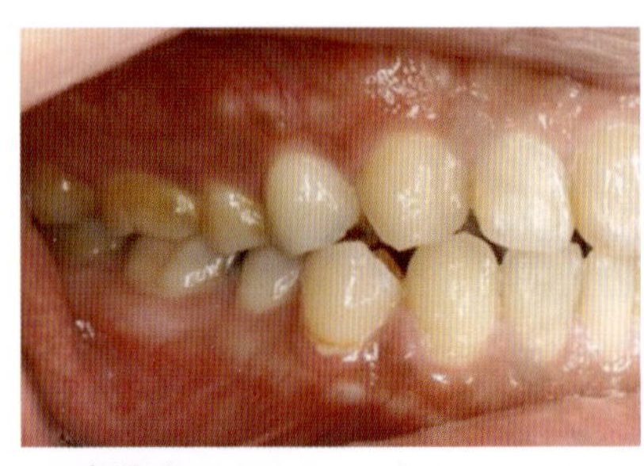
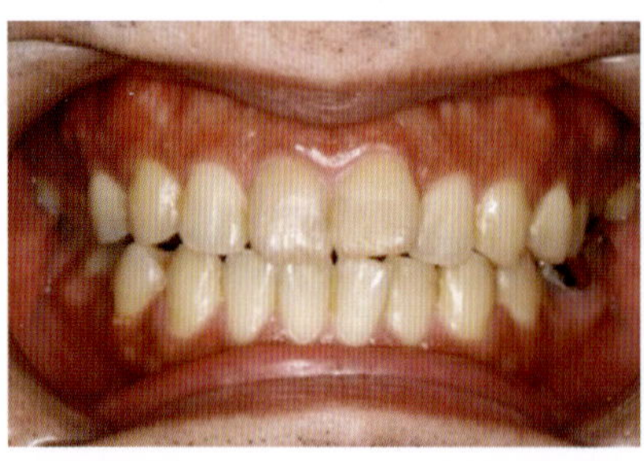
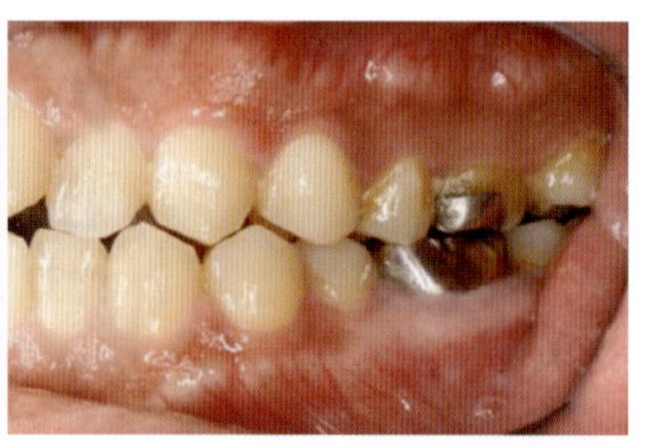

a：初診時

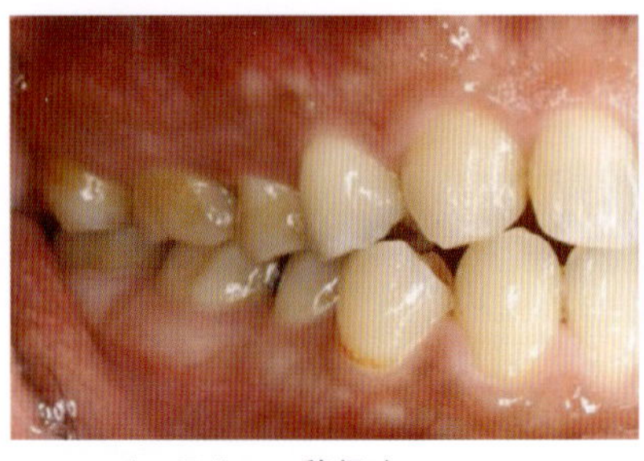
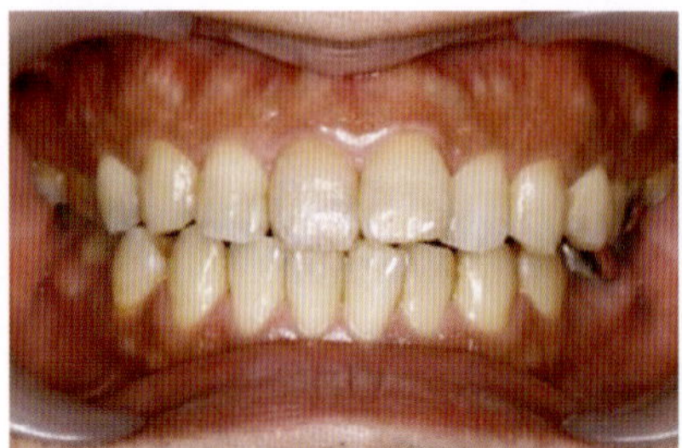
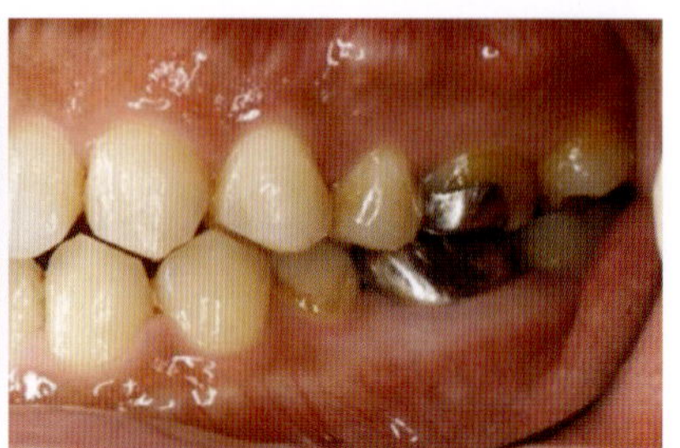

b：メインテナンス移行時

図❶ 20代の男性、会社員。歯周病治療前とメインテナンス移行時の口腔内写真

歯周病患者をやる気にさせるアプローチ②

東京都・いいの歯科医院 飯野文彦

セルフ・プラークコントロールを確立するためのモチベーション

セルフ・プラークコントロールを確立するために、筆者が最も重要と考えているステップは、モチベーションの獲得である。モチベーションを単に動機づけと解釈していると、患者に「歯周病＝歯磨き」と捉えられてしまう懸念がある。筆者がいうモチベーションの獲得とは、患者自らが細菌性プラークを除去したいと考え、行動に移すことを意味する。そのために筆者は、**表1**のステップでコンサルテーションを行っている。

歯周病原細菌は近親者に由来した飛沫感染であるため、未然に防ぐことは難しい。慢性歯周炎は、歯周病原細菌が唾液を介して伝播する手強い内因性感染症である[1]。しかし、その発症のトリガーなどが現代歯科医学でも解明されていないことや、歯周病原細菌そのものは骨破壊を惹起しないこと、細菌の存在が疾患と結びつくというコンセンサスがないことをまず患者に理解させる。筆者は、これこそがモチベーションを得るために最も大切なステップであると考えている。インターネットなどの普及によって情報が氾濫しているなか、慢性歯周炎発症のメカニズムをわかりやすく納得が得られる媒体は乏しい。

次いで患者の歯周炎がどのステージにあるのかを伝え、改善が見込めない部位についても説明する。そして、症状が一部に限局していようが、軽症であろうが、歯周炎を発症していることには違いはなく、その治療には歯周病治療としての歯磨きであるセルフ・プラークコントロールが必要であることを理解させる。

表❶ セルフ・プラークコントロール確立のためのステップ

①歯周病とはどのような疾患であるのかを、まず伝える
②患者の歯周病がどのステージにあるのかを説明する
③プラークコントロールが最も有効な治療法であることを理解させる
④歯ブラシと歯間ブラシなどを用いた実践指導を行う

また、歯周炎に最も効果がある治療法はプラークコントロールであるが、それはいままでの患者の歯磨きが悪かったのではないことを必ず伝えなければならない。さらに、家庭で実践してもらうプラークコントロールは治療であるため、専門的な指導を受けることの必要性を理解してもらう。

その後、担当の歯科衛生士がプラークコントロールの実践指導を開始する。そのときに、患者が細菌性プラークを取り除きたいという気持ちにならなければ、セルフ・プラークコントロールの確立は望めない。このような一連の流れが、セルフ・プラークコントロール確立のモチベーションである[2]。

歯周炎患者の来院が途絶えてしまう理由を、患者の理解力の乏しさや集中力のなさなど、患者の人間性に問題があるとする歯科医療従事者は少なくない。確かにそのような側面があることを否定はしないが、われわれ歯科医療従事者にも責任があるのではなかろうか。国民病といわれている歯周病が一向に減少しない理由は、われわれ側が慢性歯周炎発症機序の理解に乏しく、結果として患者に的確な指導や治療ができていないことも大きな要因であると筆者は考える。多くの疾患の治療は医療機関で実施される。しかし、歯周病治療の本質であるプラークコントロールという治療は、家庭で行われることを真摯に受け入れ、患者へのプレゼンテーション力を高める努力を怠ってはならない。

【参考文献】
1）落合邦康：歯周病をどう捉えるか？．歯周病治療の臨床．飯野文彦，大八木孝昌（編），デンタルダイヤモンド増刊号，40(6)：10-18，2015.
2）飯野文彦：プラークコントロール．歯周病治療の臨床．飯野文彦，大八木孝昌（編），デンタルダイヤモンド増刊号，40(6)：20-29，2015.

23/100

3章　歯周基本治療
①モチベーション

モチベーションの低い患者にどう対応し、説明するとよいか

千葉県・安藤デンタルクリニック　安藤正明

歯周治療を成功させる最大のポイントは、プラークコントロールである。よって、治療を始めるにあたり、プラークコントロールの重要性を説明し、きちんとしたセルフケアが日常的にできるモチベーションを獲得・維持する必要がある。しかし、患者の性格や健康観にも個人差があるため、モチベーションが低く治療に協力的でない患者も多い。本項では、モチベーションの低い患者に歯周基本治療を行う際、どう対応し、説明するかを述べる。

信頼関係の構築からモチベーションの向上を図る

治療技術も大事であるが、まずは、患者がどのような人物で、どのような治療を希望しているかなど、患者のパーソナリティーを把握することが大切である。そのためには、患者の話に耳を傾ける必要がある。患者に理解してもらいたいがために、つい一方的な説明になりがちである。「これはどう思いますか？」、「ここは気になりますか？」などの質問を交え、患者の考えを聞くことも必要である。また、カウンセリングを通じて得られた情報をもとに、患者の興味をもてる内容を考え、コミュニケーションを図ることも大切である。このような対応は、患者に安心感を与え、治療に対する不安な気持ちを軽減させる効果がある。その結果、信頼関係が生まれ、モチベーションの向上に繋がる。

歯肉の変化からモチベーションの向上を図る

日常、自分の口腔内を鏡の前でじっくりと眺める患者は少ない。そのため、口腔内写真を用いて、歯肉の状態やプラークの付着状況などを視覚的に訴えることは、動機づけとしてたいへん有効である。患者は、自分の口腔内を見て驚くことが多い。

口腔内の現状を把握してもらった後、プラークコントロールの重要性をわかりやすく説明し、患者の口腔内やスキルに応じた口腔衛生指導を行っていく。患者の状態に合った歯ブラシの提案や、熱意をもって指導を行うことが大切である。指導後の歯肉の変化をみてもらい、その効果を実感してもらうことがモチベーションの向上に繋がる（図１）。

モチベーションが低い患者だからといって、ネガティブな対応をしていては何もならない。まずは患者の話に耳を傾け、相手をよく理解したうえで、個々に適した指導を行う。そして、「本気で治したい」という想いをもって伝えると、患者も理解して応えてくれる。

【参考文献】
1）若林健史：見てわかる！実践歯周治療．医歯薬出版，東京，2006：65-75.
2）北川原 健：DENTAL CLINICAL SERIES BASIC Periodontics 1. 医歯薬出版，東京，1999：70-73.

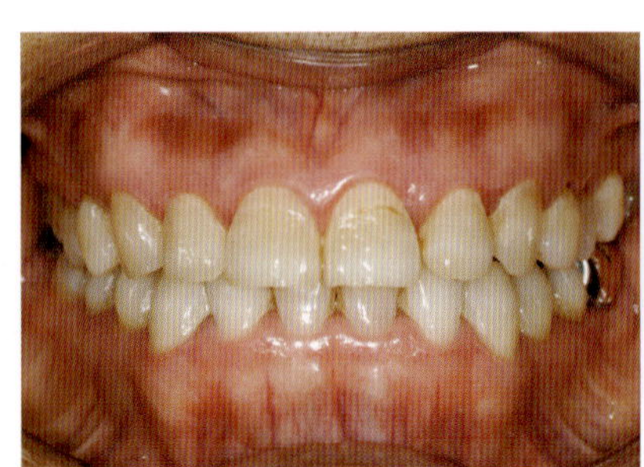
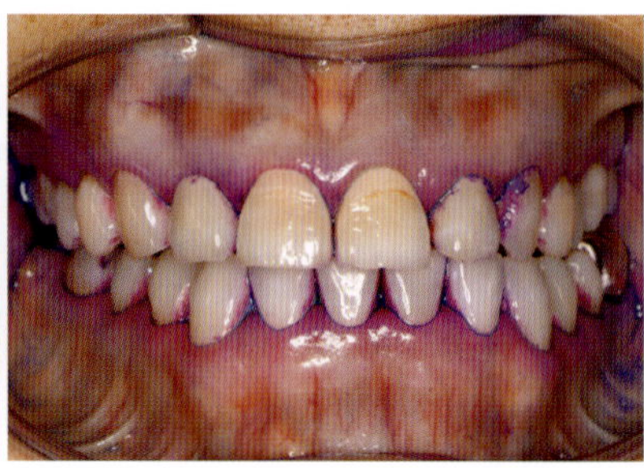
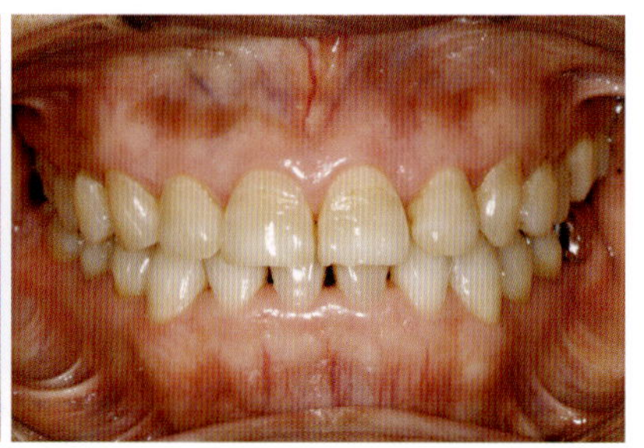

図❶　左：63歳、女性。治療前の状態を示し、歯肉の発赤・腫脹を自覚させ、動機づけを行う。中央：プラークの染め出しを行い、磨き残し部位を確認してもらったうえで、患者に適した指導を行う。右：歯肉縁上歯石の除去とプラークコントロールの改善により、歯肉の変化を実感してもらう

どのようにして患者のモチベーションを維持していくか

千葉県・安藤デンタルクリニック 安藤正明

歯周病は慢性疾患のため、ある程度症状が重篤でないかぎり痛みを伴わないことがほとんどである。したがって、たとえ歯周基本治療によって改善を認めたとしても自覚症状がないため、患者は改善を実感できず、治療開始時よりもプラークコントロールが悪化することもしばしばある。

本項では、どのようにして患者のモチベーションを維持していくかを述べる。

なぜ改善を実感できないのか？

患者が歯周基本治療による改善を実感できない原因は、冒頭で述べた歯周病の病態の特徴も関係しているが、モチベーションの低下が大きく影響していると考えられる。歯周基本治療開始時をモチベーションの最も高い時期とすると、その後はこちら側が何も行動を起こさなければ、時間の経過とともに患者のモチベーションは低下していく一方である。そのため、歯周基本治療開始時だけではなく、治療中も継続して何度も動機づけを行う必要がある。

患者を治療に参加させる

治療期間は歯周病の進行度によっても異なるが、長期に及ぶことも多々ある。よって、歯周基本治療中は各ステップにおいて、口腔内写真やX線写真を用いて患者に現状を説明し、モチベーションを維持することが大切である。

たとえば、歯肉縁上のプラークコントロール後、SRP後、不良補綴物を除去してテンポラリークラウンに置き換えた後など、各ステップで口腔内写真を撮影して提示することで、これまでの治療経過を確認でき、次にどのような治療を必要とするか、患者とともに治療を進めていくことができる（**図1**）。こちら側が一方的に進めるのではなく、患者を治療に参加させることが、モチベーションを維持するうえで重要となる。

歯周治療は患者と医療従事者の双方で歩むことが重要であり、患者がついて来なければ歯周治療を成功させることは困難である。そのためには、繰り返し動機づけを行い、患者のモチベーションの維持を確認・促しながら進めることが大切である。

【参考文献】

1）若林健史：見てわかる！実践歯周治療．医歯薬出版，東京，2006：65-75.

2）北川原 健：DENTAL CLINICAL SERIES BASIC Periodontics 1. 医歯薬出版，東京，1999：70-73.

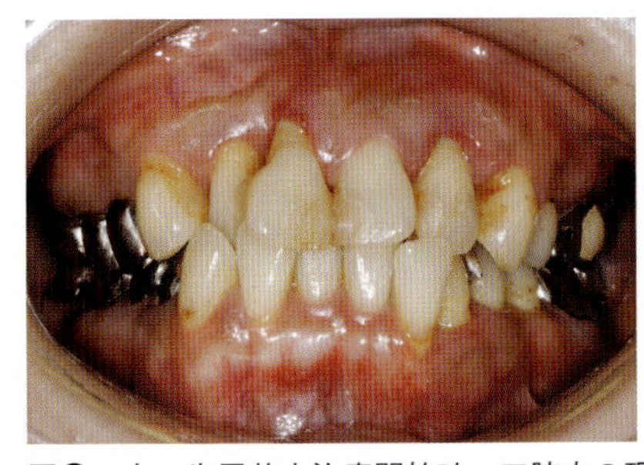
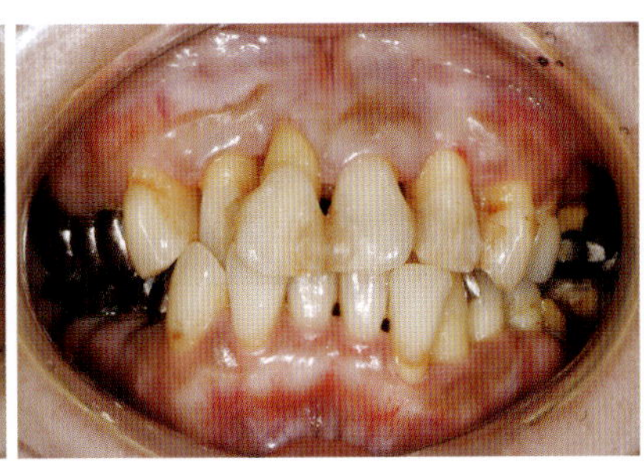
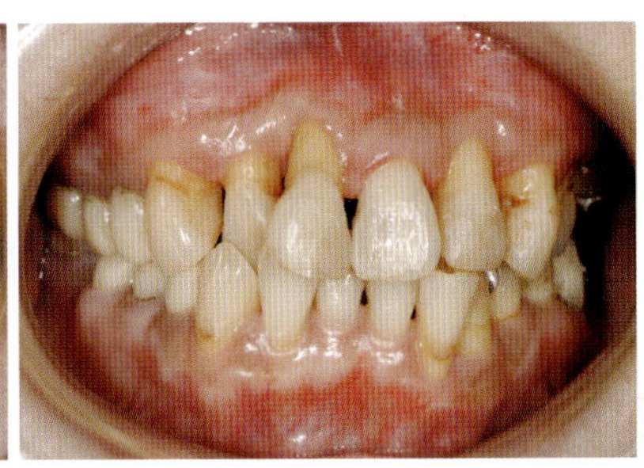

図❶ 左：歯周基本治療開始時。口腔内の現状と治療法の説明を受け、患者の「治したい」というモチベーションが最も高い時期と考えられる。中央：歯周基本治療により、歯肉の発赤・腫脹の改善を確認してもらう。これまでの治療成果に共感し、モチベーションを維持する。右：不良補綴物をテンポラリークラウンに置き換え、さらなる口腔内の変化をみてもらう。ここからどのように治療を進めていくか、患者の要望にも耳を傾けながら治療計画を立案し、次の目標を設定することでモチベーションを維持する

25/100

3章　歯周基本治療
②TBI

患者にセルフケアを勧めるコツ

東京都・石谷歯科医院　石谷昇司

歯周病は生活習慣病である。したがって、その治療にあたっては、食生活やプラークコントロールの習慣づけなど、患者のこれまでの生活習慣を変える必要がある。とりわけ重要なのが、おもに家庭でのプラークコントロール＝セルフケアである。

磨かないことを怒っても効果はない

歯周基本治療前の動機づけで、セルフケアの重要性を十分に説明したはずなのに、来院ごとに歯にはプラークがべったり、せっかく取った歯石も来院ごとに再付着しており、口を開けば、「いやぁ、仕事が忙しくて、なかなか磨いてるヒマがありませんでした」という患者は少なくない。時間は「つくるもの」で、要は自身の歯周病に対する危機感がないため、「まだ大丈夫」と思っているからである。そういう患者を頭ごなしに怒ったり、論理的に再度説得したりしても患者のコンプライアンスを低めてしまい、ほとんどの場合であまり効を奏さない。患者はコ・デンタルスタッフを含めた歯科医療従事者より年長であることも多く、いわば人生の先輩である。よって人格を否定するような言動は厳に慎むべきである。

「ながら磨き」を勧める

とはいっても、磨いてもらえないのでは歯周基本治療も先に進まず、メインテナンスにも支障を来す。そこで推奨したいのが、「ながら磨き」である。「歯磨きは洗面所でしなければならない」、「歯磨きには歯磨剤が必要」と思い込んでいる患者は多い。ブラッシング指導の初期段階では手鏡などを使用し、毛先の当て方をチェックするのも重要ではあるが、患者がある程度ブラシを当てられるようになったら、洗面所に限らず、「ながら磨き」でブラッシング時間を確保をしてもらう。

もちろん、毎食後に行う必要はなく、長時間のブラッシングは１日１回で十分であること、歯磨剤を使用せず、自らの唾液のみで行うことなどを伝える。時間を十分にとれるのはおもに夜が多く、テレビを観ながら、お風呂に入りながら、読書をしながら磨いてもらえばよい。

最近の歯磨剤は高濃度のフッ化物含有など、医学的にも効果のある製品も多いが、まずはブラッシング時間の確保と習慣づけを最優先課題とする。歯間部や最後臼歯部遠心など、磨き残しが目立つ部位への指導は、セルフケアが習慣化してから行えばよい。また、家庭内で使用する歯ブラシは１本である必要はない。複数用意してもらい、各所（寝室、居間、キッチンなど）にコップに立てて置いておき、気がついたときにいつでも歯ブラシに手が届くようにしてもらうのもよい。最近の電動歯ブラシはどれも効果が高いので、面倒がる人にはそれらを使用してもらうのも一法である。

◉

以上のようなことを推奨しても、なかなかセルフケアを実行してもらえない場合、筆者は患者が自らドロップアウトしないかぎり、来院のたびにクリーニングを行っている。その理由は、術前と術後の口腔内の状態差に気づいてもらうためである。諦めていた患者も、あるときセルフケアの重要さに気づけば、その後、自ら実行することも増えていく。大切なのは、患者自身が「気づく」ことである。

26/100 3章 歯周基本治療 ②TBI

禁煙できない患者へのアプローチ

東京都・石谷歯科医院 石谷昇司

喫煙は歯周病のリスクファクターとして知られ、非喫煙者より歯周病発症のオッズ比は約4倍、1日31本以上のヘビースモーカーに至っては約6倍と高い値を示し、禁煙することでオッズ比は下がり、11年以上の禁煙で非喫煙者と同等に戻るといわれている。よって、喫煙者の歯周病治療を成功させるために、禁煙を促したいところである。

日本たばこ産業（JT）の全国喫煙者率の調査（**図1**）では、男性が28.2％、女性が9.0％で、その数は年々減少しているといわれているものの、いまだ2,000万人近くの喫煙者がおり、その半数以上は禁煙を望んでいるという報告もある。したがって、自院に来院する歯周病患者で喫煙している者の約半分は、正しい知識を与えることで禁煙に応じる可能性が高い。残りの半数はなかなか禁煙に応じない喫煙者であるが、「禁煙しないなら診ない」などとは考えず、長期的な展望のもとで治療に臨みたい。

ちょっとした工夫や意識の変化

禁煙に成功した患者の一連の変化をスライドやPCで実際に見せたり、口腔内に白板症や喫煙による口蓋歯肉の白化などを認めた場合に注意を促したりすると有効であろう。

海外の調査でも、禁煙して6ヵ月以上続いたのは約1割とされており、ニコチン中毒者が禁煙するのは、かくも難しいものと理解すべきである。ただ、そのような禁煙できない喫煙者でも、がんや心疾患など、生命に直接かかわる疾患に罹患した場合、容易に禁煙できることもある。よって、患者が自身の歯周病に対してまだまだ甘く考えている可能性もある。

現在、日本顎顔面インプラント学会など歯科系7学会が「脱タバコプロジェクト」と称し、歯科でも保険で禁煙指導が可能となるよう活動を始めている。その成果を見守りたい。

また、患者に禁煙を勧める医療従事者が喫煙していたのでは、説得力がない。患者に禁煙を勧める前に、まず自身の禁煙を行うべきであろう。

【参考文献】

1）Tomar, S.L, Asma, S: Smoking-Attributable Periodontitis in the United States: Findings From NHANES III, Journal of Periodontology, 71(5): 743-751, 2000.

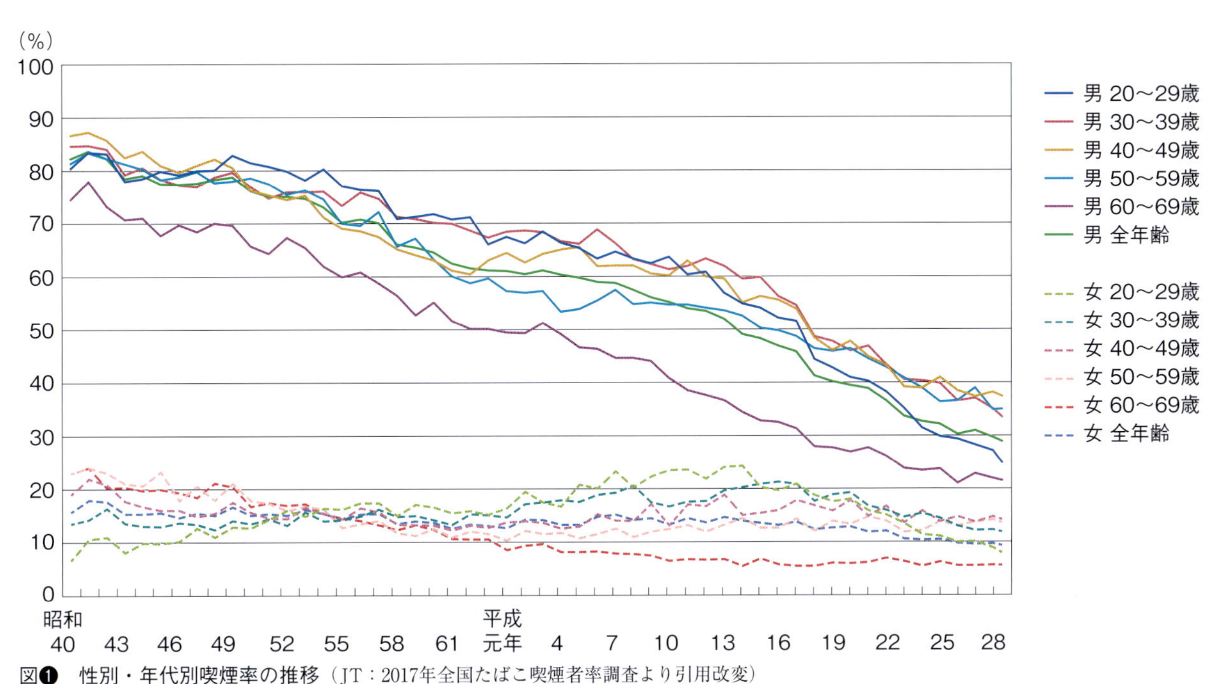

図❶ 性別・年代別喫煙率の推移（JT：2017年全国たばこ喫煙者率調査より引用改変）

27/100　3章　歯周基本治療　②TBI

患者に合わせたTBIのコツ

東京都・みどりが丘歯科クリニック　歯科衛生士　東 裕美

患者にブラッシング方法を伝えることは、簡単なようで難しく、実は奥が深い。個々の患者に合わせた提案が必要であり、その方法も画一的では患者の心に響かないため、それぞれの琴線に触れるような言葉やアドバイスが求められる。歯周治療の成否すら左右するその役割は、やりがいのある歯科衛生士業務の一つでもある。

蟻の目と鷹の目

目の前のプラークや歯石、歯周ポケットに目が行くと（蟻の目）、患者にブラッシングの猛特訓を強要してしまいがちである。私たちはまず、なぜこの状況になったのかを、広い視野で俯瞰的に患者を診る目（鷹の目）も、必要であると思われる。「蟻の目」と「鷹の目」をもち、そのうえで患者に合わせたTBIを考えていく必要があるのではないだろうか。

TBIは、まず患者をよく知ることと、そしてセルフケアこそが疾患の治療、最大の予防効果をもたらすことを肝に銘じ、患者にもしっかりと理解してもらうように伝える。

では、実際にどのようにして進めていくのかを、症例をとおして紹介する。

症例

患者：66歳、男性、医師（**図1**）

主訴：|1自然脱離、右下歯肉の痛み

全身疾患：高血圧、脂質異常症、痛風

服用薬：ディオバン、クレストール、アテレック、エパデーム

既往歴：15年前、上顎前歯部歯周外科処置。5～6年前、6|抜歯。2年前、|78自然脱離。2週間前、|1自然脱離。

口腔内の状況：歯周ポケットは最も深い部位で12㎜。BOP100％。ほとんどの残存歯に動揺を認め、現在進行形の重度慢性歯周炎の状態。

1.「普段どのように磨いているのか」から患者を知る

まず、患者を知るための医療面接から始める。こちらの問いかけに対する患者の受け応えからも、さまざまな情報を得ることができる。

この患者は内科の開業医で、白髪混じりの頭髪はいつもぼさぼさで、日々忙しい方であった。口数は少なく、声も小さいことから、控えめな印象を初診時に受けた。口腔内からは強烈な臭いを認め、初診時に自然脱離した歯を持参してきた。

生活習慣を尋ねると、1日に2回、朝晩食後にブラッシング、いままで使用していた歯ブラシは、硬めが多いとのことであった。筆者は初回のTBI時、なるべく普段使用している歯ブラシを持参してもらう。なぜなら、患者がその歯ブラシを選んだ理由を聞くことで、患者自身の口腔内への意識をある程度捉えられるからである。また、実際の使用方法を確認し、持参した歯ブラシで問題なければ、その歯ブラシの特性を説明し、そのままそれを用いてTBIを行うこともある。

2．初診時の状況に合った歯ブラシの選定

この患者が硬めの歯ブラシを用いていた理由は、「効率よく磨けると思っていた」からであった。しかし、実際に磨いてもらうと、そっと小さくブラシを動かしていた。患者は痛くないように加減しており、歯ブラシの特性をまったく活かせていなかった。

患者が持参した歯ブラシはいまの状態に合っていないと判断し、こちらで勧めるものを使用してもらうことにした。初診時は浮腫も多く、歯肉は弱々しかった。まずは強い炎症を軽減していくために、軟らかい歯ブラシで、痛みなくしっかり磨く練習から始めることにした。具体的にはルシェロ OP-10（ジーシー）を用いて、炎症の強い歯肉を含めて口腔内

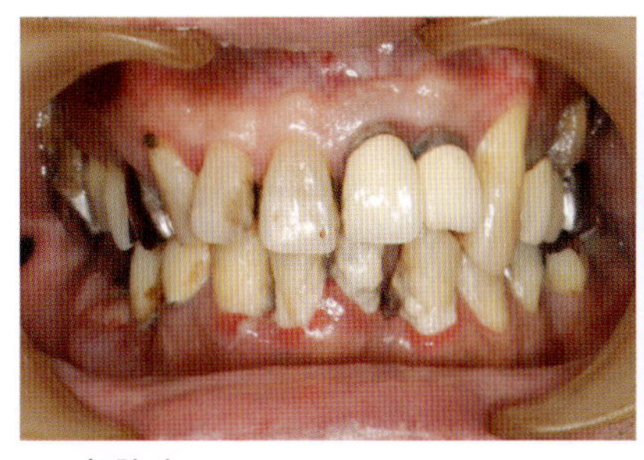
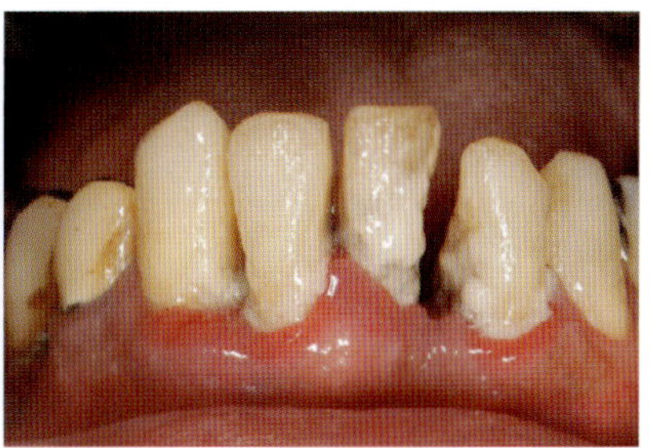

a：初診時

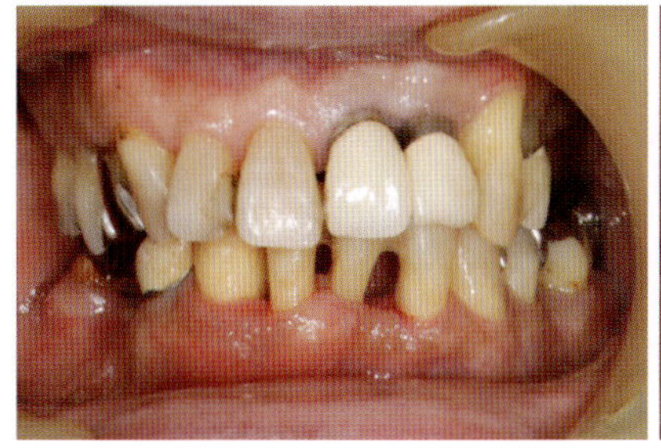
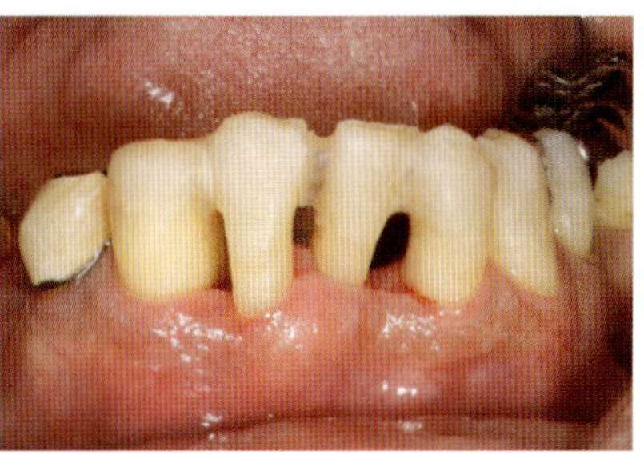

b：1回目の再評価時

図❶a、b　66歳、男性。6ヵ月の変化。炎症の軽減を認めるものの、さらなる患者の協力が必要

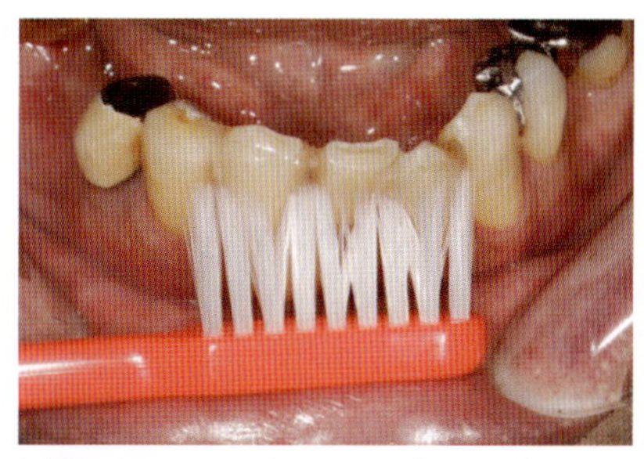

図❷　DENT.EX システマ＃42M（ライオン歯科材）

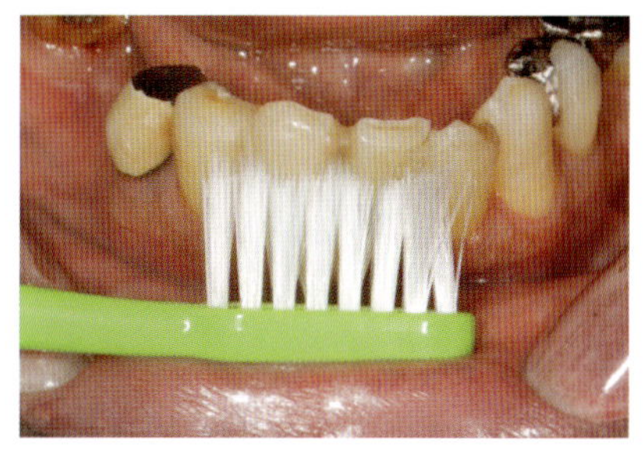

図❸　ルシェロ P-10M（ジーシー）

で大きく円を描くイメージで磨く（フォーンズ法）ようにアドバイスし、1ヵ月間はOP-10と洗口剤(コンクールF：ウエルテック）で経過をみていくこととした。

3．歯ブラシの変更

その後、炎症の軽減とともに、歯肉を傷つけずに側面のプラークを除去し、歯肉のマッサージも考え、DENT.EX システマ＃42M（ライオン歯科材：**図2**）へ変更した。歯間空隙に根尖側から長く細い毛束を挿入して、歯ブラシの脇を歯頸部に当てて圧迫し、小刻みに横へ振動をさせるよう指導した。

次の段階として、歯肉も硬くなってきたタイミングでプラークの除去効率を上げるため、歯面に歯ブラシの毛先が当たりやすい、ルシェロ P-10M（ジーシー：**図3**）へと変更していった。

4．苦労した点

この患者は、歯ブラシの動きが小さく弱々しい結果、プラークをうまく除去できていなかった。初回のTBIからしばらくは、弱く歯ブラシを当てていた。もともとの性格もあるのか、万事、控えめであった。

これまで、歯ブラシでプラークを除去するための圧力や動かし方を伝えてきたつもりであったが、いまひとつ伝わっていないようであり、説明にさらなる工夫が必要であった。

そこで、「プラークはバイオフィルムともいい、細菌と水気で繁殖する、流しの三角コーナーのぬめりのようなものです。そのぬめりを取り除くためには、ある程度の圧力と反復した動きが必要です」と伝え、いままでの磨き方が的確でなかったことを、しっかりと理解してもらえた。時として、イメージしにくいことをたとえ話で説明すると、相手に伝わりやすくなるため、非常に効果的である。

しかし、術者よりも年配者であると、なかなかアドバイスしにくいものである。うまく言葉を選びながら、プライドを傷つけないように配慮することも心がけなければならない。

目の前の患者のために、術者が本気でTBIを行うことで、その患者自身の健康観が変わって歯周病の状態が安定し、さらにはその先にある、いきいきとした生活を送ってもらえることに繋がってくれると信じている。

28/100

3章 歯周基本治療
②TBI

患者に合った歯ブラシの選択

東京都・みどりが丘歯科クリニック 歯科衛生士 東 裕美

「この患者には、どの歯ブラシが合っているか？」

実際に、その患者の口腔内の状況や年齢、器用さなども含め、総合的に判断するのが理想である。しかし、自分が処方する歯ブラシが、果たして本当に患者に合った歯ブラシだったのかどうか、不安に思うこともあるかもしれない。その答えは、次に来院した患者の口の中にある。

さまざまな口腔内の状態や個体差、性格、年齢など、多種多様な患者と向き合いながら、その方に合った歯ブラシを的確かつ瞬時に選択することは、容易ではない。最初は手探りで歯ブラシを選択し、時には誤ることもあるかもしれない。患者を知ろうとし、患者のために諦めずに考えながら経験を重ねることで、正解率は上がって自信がついてくるものである。ただ、歯ブラシの選択は各メーカーの推奨する基準を参考にし、それを踏まえたうえで、術者がアレンジする。

図1に、筆者が歯ブラシを選択する際の基準をまとめたので、参考にしていただきたい。

歯ブラシの選択に影響する因子

①歯肉の性状（浮腫性、線維性）
②プラークの沈着量
③疾患の種類（う蝕、歯周疾患）
④歯肉、歯槽骨の厚み
⑤歯の大きさ、口の大きさ、開口具合、頬の張り
⑥歯並び
⑦年齢、ブラッシングのスキル

歯ブラシの特徴

①毛先の形状・長さ
②毛束の硬さ（ソフト、ふつう、ハード）
③ヘッドの大きさ・幅
④ハンドルの形

患者に合った歯ブラシの選択の実際を、症例で供覧したい（図2、3）。

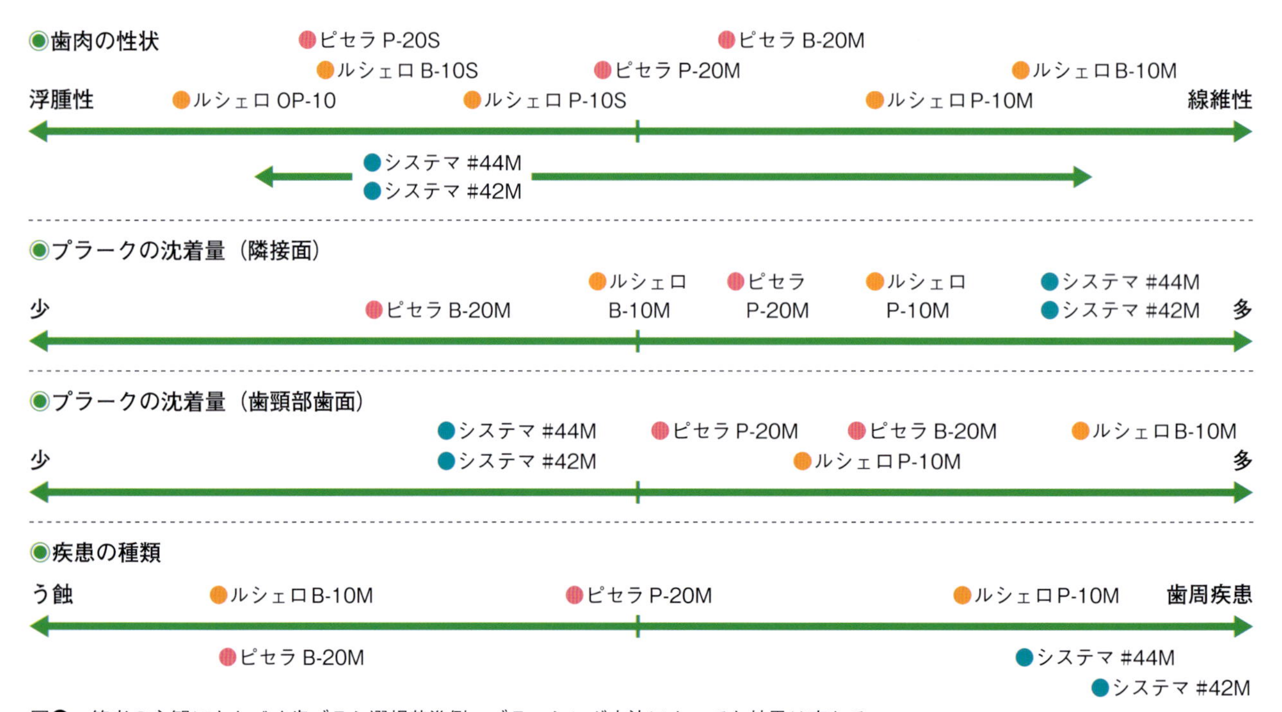

図❶ 筆者の主観にもとづく歯ブラシ選択基準例。ブラッシング方法によっても効果は変わる

症例１

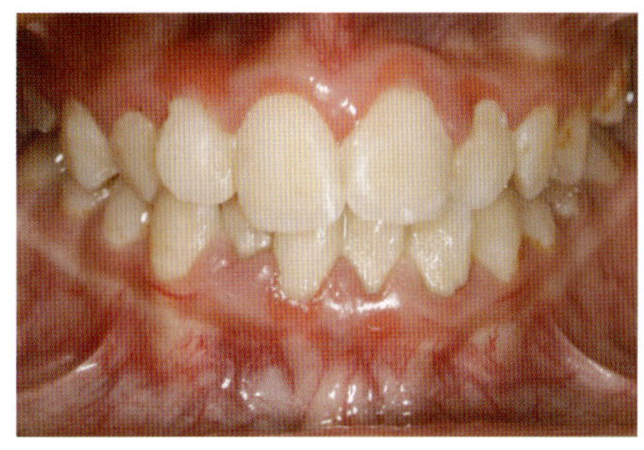

図❷ａ　歯磨きへの興味、口腔ケアの意識が低い患者

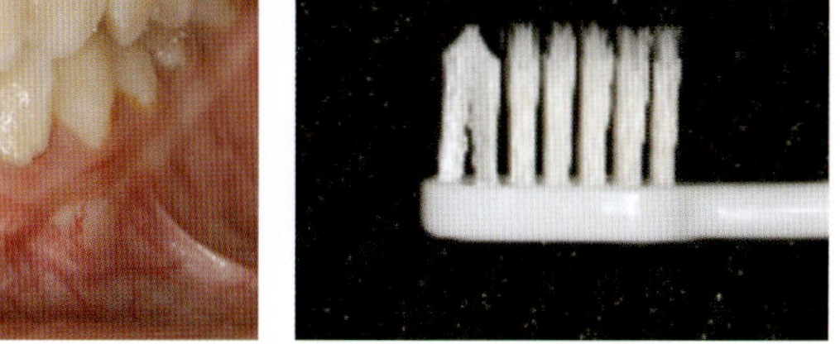

図❷ｂ　ピセラ P-20M（ジーシー）

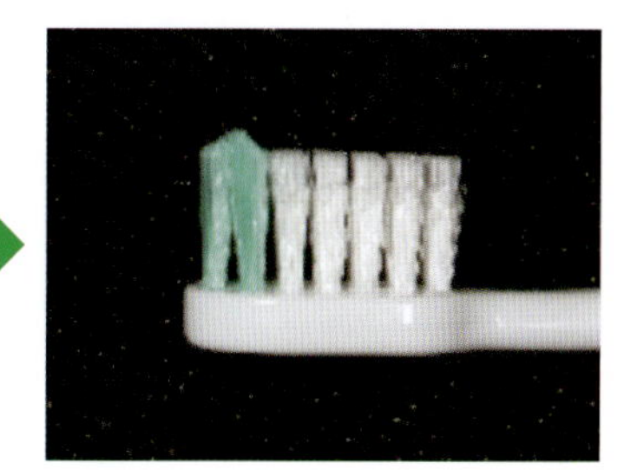

図❷ｃ　ピセラ B-20M（ジーシー）

歯肉の性状	浮腫性
プラークの沈着量	歯頸部から歯冠部にかけてプラークが沈着
口腔状況	軽度歯肉炎
処方した歯ブラシ	ピセラ P-20M（ジーシー：図２ｂ）→ ピセラ B-20M（ジーシー：図２ｃ）
ブッシング方法	バス法
処方理由	歯ブラシの選択基準を踏まえながら患者（子ども）の口腔内に合わせ、ヘッドが小さいこと、効率よくプラーク除去が可能な段差植毛、テーパー＋ラウンドをチョイス。炎症軽減後、より刷掃性の高いピセラ B-20M へ変更した

症例２

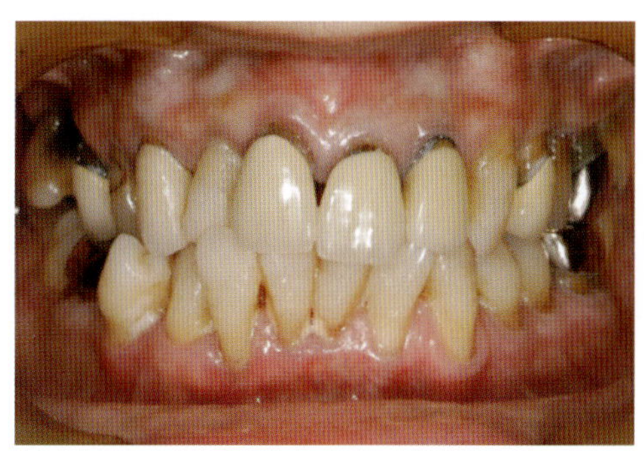

図❸ａ　歯根露出、歯肉薄弱、不良補綴物が多い口腔内

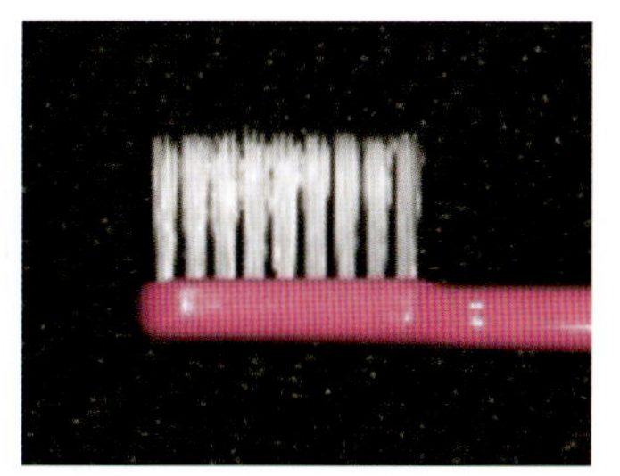

図❸ｂ　システマ＃42M（ライオン歯科材）

歯肉の性状	歯肉薄弱、混合性
プラークの沈着量	歯頸部から隣接面、根面
口腔状況	中等度歯周炎。歯根露出、不良補綴物が多い
処方した歯ブラシ	システマ＃42M（ライオン歯科材：図３ｂ）
ブラッシング方法	歯頸部から空隙に、毛先をすくうように挿入＆横にストローク
処方理由	歯ブラシの選択基準を踏まえ、歯肉がデリケートなこと、叢生傾向、そしてプラーク沈着の位置から、先端極細毛（テーパー）にてやさしくブラッシングするのが望ましいと判断した

29/100　3章　歯周基本治療 ②TBI

歯間ブラシが必要な患者、部位

埼玉県・斉田歯科医院／東京都・村松歯科　歯科衛生士
片山奈美

基本は歯ブラシでの口腔清掃

歯間ブラシが必要な患者かどうかを見極める前に、使用する口腔清掃道具の種類は少ないほうが患者の負担が軽く済むため、基本は歯ブラシ１本での口腔清掃を考える。まずは歯ブラシによる毛先磨きをマスターできるようにする。意欲的で器用な患者は、歯間ブラシが必要な部位でも磨けてしまうこともある。どうしても歯間ブラシでないと簡単に磨けないと判断した場合に、アプローチの仕方を変える。

歯間ブラシの適応例

◉歯間ブラシが必要な部位（歯間ブラシでないと簡単に磨けない部位）

- 歯間離開部位、歯間鼓形空隙の近遠心（**図１**）
- ブリッジのポンティック、連結補綴の隣接部位
- パーシャルデンチャーの隣接部、孤立歯（**図２**）
- 根分岐部病変Ⅲ度（**図３**）

歯間ブラシの誤った使用での為害作用

- 擦過傷（**図４**）
- 根分岐部のセメント質の摩耗（**図５**）
- 露出歯根の摩耗（**図６**）

歯間ブラシは、使い方次第でよくも悪くもなってしまう。歯肉の炎症や傷、退縮、角化程度、プラークの付着状況で、使い方をこまめに確認する。

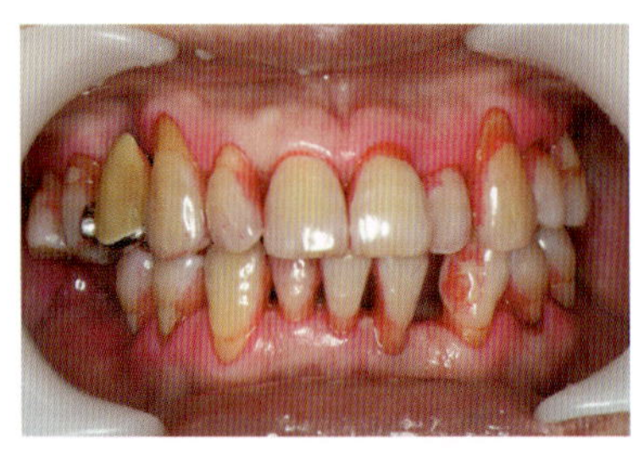

図❶　歯間離開部位や歯間鼓形空隙の近遠心に、多くのプラークが染め出されている

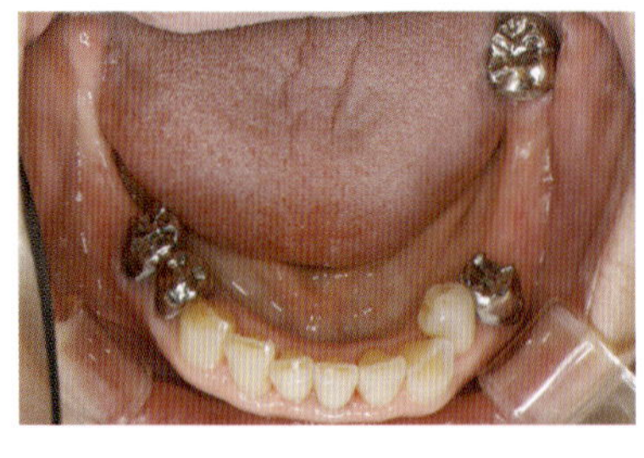

図❷　パーシャルデンチャーの隣接部、孤立歯にプラークの付着が認められる

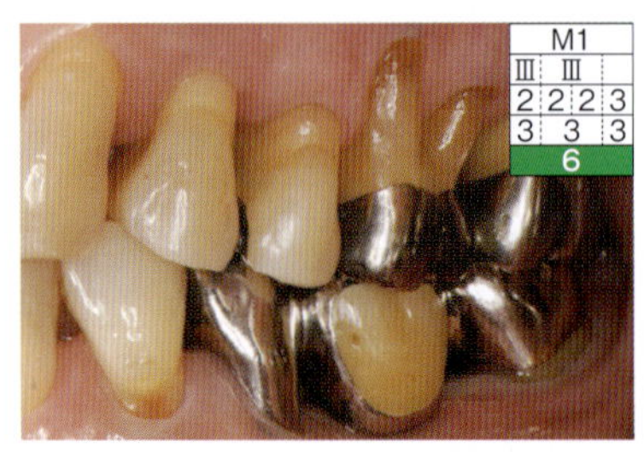

図❸　根分岐部病変Ⅲ度。頬側と口蓋側の根分岐部病変Ⅲ度に対し、歯間ブラシを毎日使用している

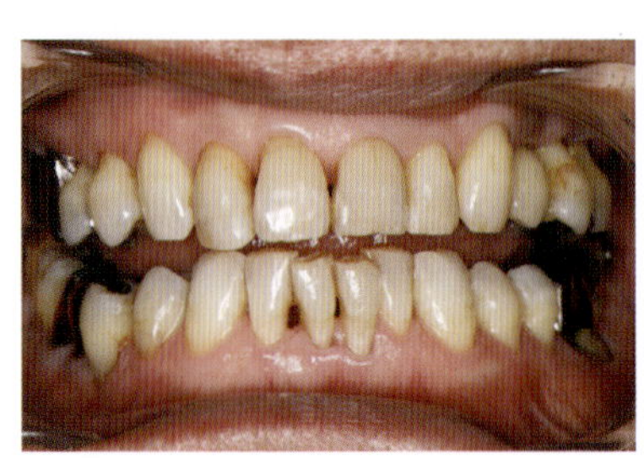

図❹　1|1。歯間ブラシと歯ブラシを１日１ヵ所50回以上の使いすぎによる擦過傷と歯肉退縮

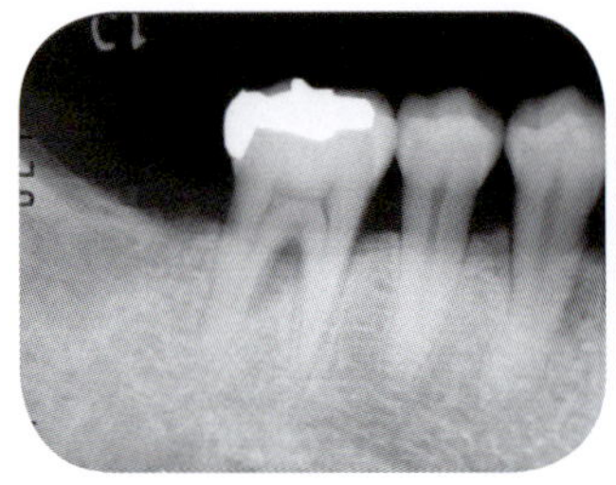

図❺　左は2009年11月、右は2016年６月のＸ線写真。歯間ブラシを１日１ヵ所50回以上の使いすぎにより、6|遠心根近心の根分岐部のセメント質が摩耗

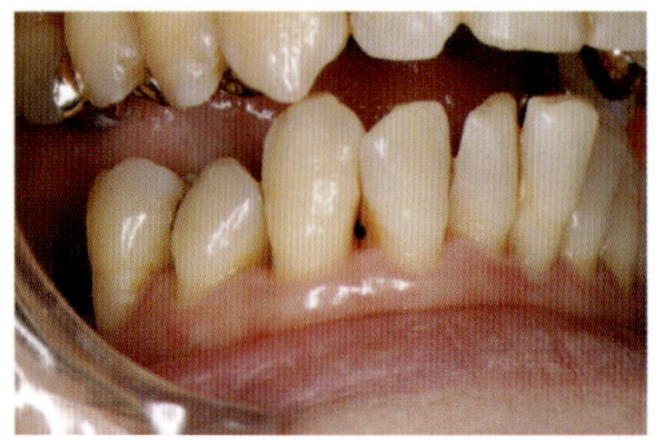

図❻　１日１ヵ所60回以上の歯間ブラシの使用により、3 2|間の露出セメント質が丸く摩耗

30/100　3章　歯周基本治療 ②TBI

デンタルフロスが必要な患者・部位

東京都・若林歯科医院　歯科衛生士　児玉加代子

デンタルフロス（以下フロス）は多くの患者および部位に必要であるが、定着は難しいのが現状である。その定着には、まずフロスの必要な患者や部位を見極める必要がある。また、フロスは隣接面および歯間部歯肉溝内のプラーク除去に適しており、さらに隣接面に圧入された食片などを除去することもできる。

以上を踏まえ、必要と思われる患者を考えてみる。

フロスが必要な患者

1．解剖学的要因が存在する患者

- 歯列不正
- 歯間空隙が狭い
- 隣接面のコンタクトエリアが縦に長い（図1）

2．個人的要因が影響する患者

- 年齢：手先の器用さが必要なため、高齢になってからの導入は困難である。そのため、できるだけ若年層から導入することが望ましい

フロスが適している部位

- 前歯部
- コンタクト面
- 隅角部

使用法

隣接面に挿入したフロスを歯に押し付けて近心・遠心隅角を清掃することで、歯ブラシでも歯間ブラシでも到達しにくい臼歯部隅角部および歯間部歯肉溝内の清掃性が向上する（図2）

種類

1．指巻きタイプ（アンワックス・ワックスタイプ）

アンワックスタイプは、繊維を束ねているだけで、その1本1本にプラークが絡まるため、清掃効果が高い。ワックスタイプは、繊維がワックスでコーティングされているため、滑りや操作性がよい。

2．ホルダータイプ

指巻きタイプよりも簡単に使用できるため、定着しやすい。F字タイプは前歯部向き、Y字タイプは前歯部や臼歯部にも使用可能。両タイプともに、マージン部が不適合な補綴物や充塡物などに引っかかると取れなくなる場合があるため、使用部位に注意が必要である。

3．スーパーフロス

連結補綴物の連結歯間部・ブリッジの支台歯とポンティック間の歯間部およびポンティック下面・インプラントの清掃に適している（図3）。

フロスの適切な使用を指導し、定着させることは、歯周病治療において不可欠である。

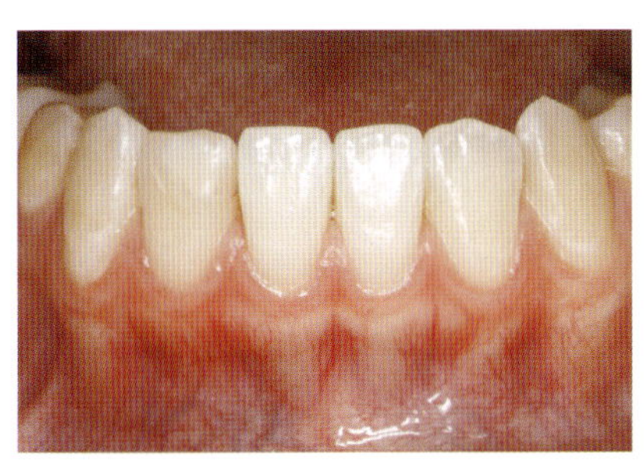

図❶　隣接面のコンタクトエリアが縦に長いケース

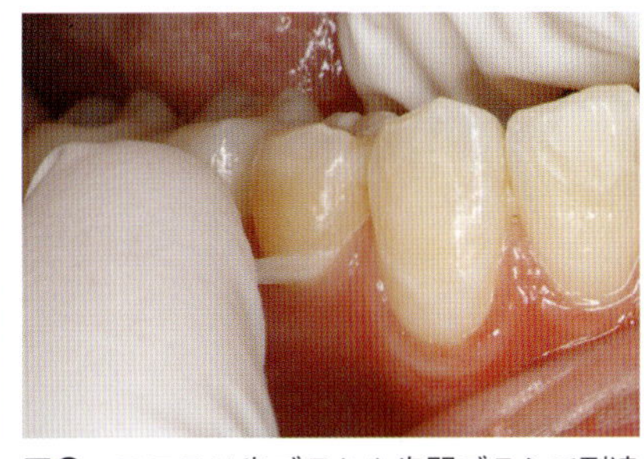

図❷　フロスは歯ブラシや歯間ブラシで到達しにくい臼歯部隅角部や歯間部歯肉溝内の清掃に有効

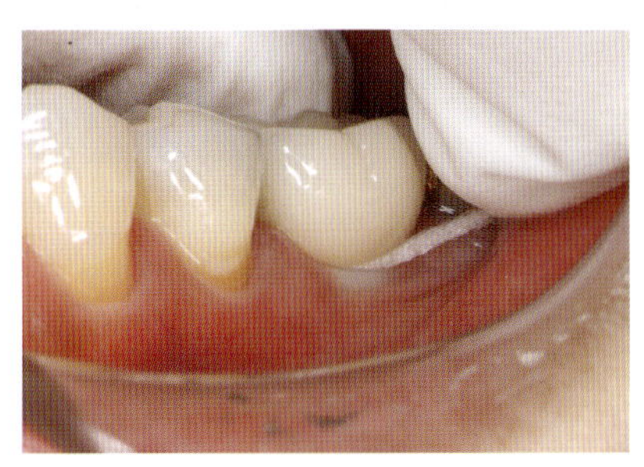

図❸　インプラントの上部構造と周囲粘膜との間の清掃がしやすい

31/100

3章　歯周基本治療
②TBI

ブラッシング圧の強さを抑えられない患者への対応

東京都・熊谷歯科医院　歯科衛生士　**塩浦有紀**

最適なブラッシング圧の強さ

筆者は、以下の4つを基準に考えている。
①歯面のプラークがよく落ちている
②歯ブラシの毛先が1ヵ月経っても広がっていない
③知覚過敏やクレフト、フェストーンなどを発症していない
④BOPがない

ただし、①は、プラークが落ちていても、歯面が光りすぎていてはならない（**図1**）。②は、これも歯ブラシが広がっているからといってブラッシング圧が強いとは限らず、磨き方によって広がることも考慮したい。③は、ブラッシング圧だけが原因ではないが、硬組織の状態や軟組織の外傷も見逃してはならない（**図2**）。④のBOPがある場合は、歯石が残っている可能性もあるが、プラークコントロールがうまくいっていないことも多々ある。

ブラッシング圧の抑え方

考えてみたいのは、「なぜ力を入れるのか？」である。力を入れすぎる患者は歯面に当たる力加減で、「磨いている！」と実感できるため、力を入れるのではないだろうか。そう考えると、歯ブラシの硬さを一段階上げたり、大きさを変えてみるのも一法である。それによって歯面にうまく力が伝われば、歯面や歯肉に負担をかけず、プラークコントロールができるようになる。

また、磨き方を変えてみるのも一法である。患者の口腔内の状態にもよるが、歯間に毛先を挿入して磨くようにすると、歯間に歯ブラシを入れる際に力を入れるので満足度が上がり、歯面に当たっている感覚も十分にある（**図3**）。歯間に毛先を入れているのであれば、歯肉も傷つけにくい。このように、ただ「力を抜いてください」と懇々と患者に言い続けるよりは、効果を期待できるのではないだろうか。

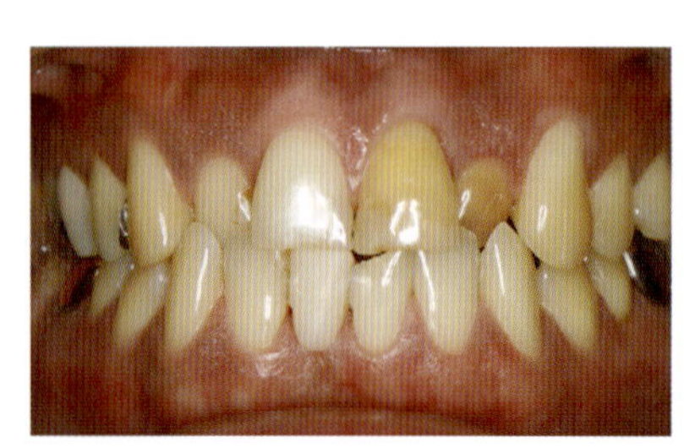

図❶　歯面や補綴物の光沢がありすぎるように感じる。補綴物は摩耗している

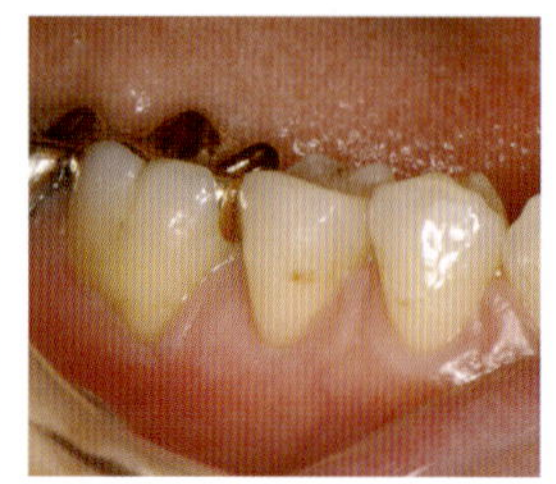

図❷a　2015年10月。6|近心にクレフト

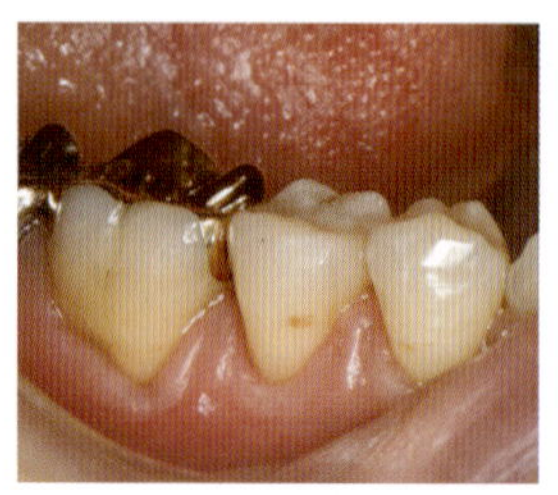

図❷b　2016年10月。ブラッシング圧や歯ブラシの種類を調整して、徐々によくなってきている

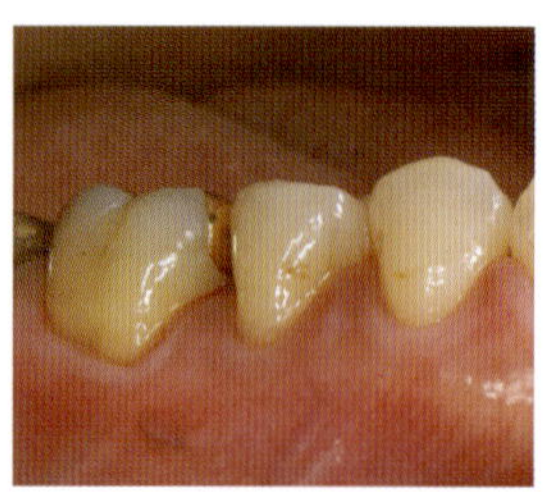

図❷c　2017年6月。クレフトは消失し歯肉が回復している

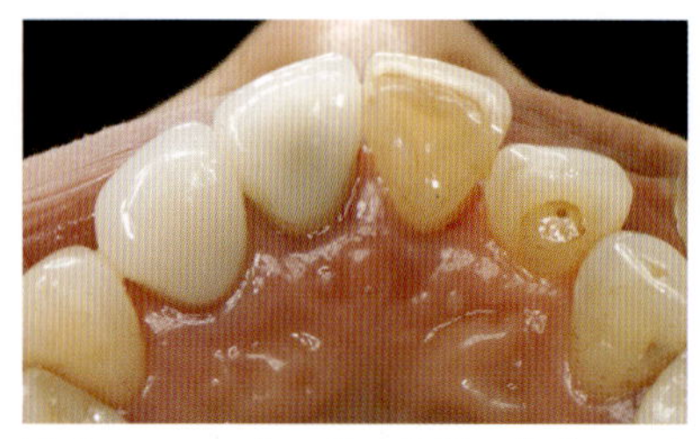

図❸a　2011年5月。歯間に歯ブラシを挿入して磨くように指導した

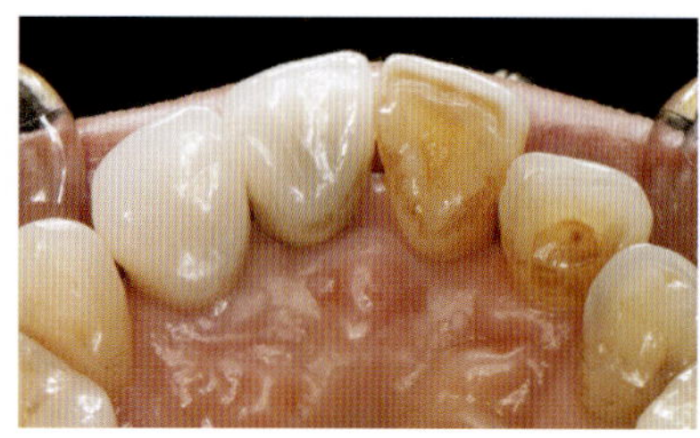

図❸b　2011年7月。歯肉はある程度の力を入れて磨いても傷つかない状態に回復

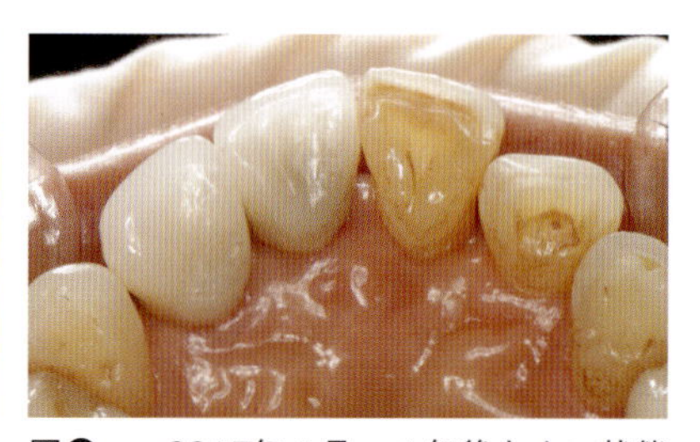

図❸c　2015年4月。4年後もよい状態を保っている

電動歯ブラシを好む患者への指導

東京都・熊谷歯科医院　歯科衛生士　塩浦有紀

「歯ブラシは電動を使っています」

患者からこの言葉を聞くと、ちょっと身構える歯科衛生士も多いのではないだろうか。なぜなら、患者が電動歯ブラシを使いこなしていることが少ないからである。では、どうすれば患者がうまく電動歯ブラシを使いこなせるのだろうか。

そこで、筆者は次のことを尋ねている。

①使用し始めたきっかけ

②使用感はどうか

これらを把握して、実際に使っている電動歯ブラシで適切なブラッシング方法を覚えてもらうことが大切と考えている。そのうえで、きれいに磨けている口腔内の状態を把握してもらっている。

長所と短所を的確に伝える

実際、患者に電動歯ブラシはやめてほしいとか、この電動歯ブラシではなくて……と思っても、「家族からの贈り物で」などと楽しそうに話す姿を見ると、なかなかやめてほしいとは言い出せない。

また、「ブラッシングをもう少し頑張りましょう」とアドバイスすると、その頑張りを電動歯ブラシの購入に置き換えてしまう患者もいる。そういう患者にも、まさか「なぜ買ったのですか？」などとは言えない。そのような場合は、電動歯ブラシを使いながらその長所と短所（図１）を理解してもらい、手用の歯ブラシや補助器具を併用して健康な口腔内を取り戻し、維持できるような提案を行っていくとよい（図２～４）。

○
- 手が不自由でも、正しく使用すれば適切に磨くことができる
- 機械的な力によって、短時間でプラークを落とせる
- 磨いた満足感が得やすい

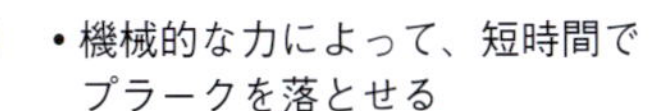

×
- 部位によっては磨きすぎて、知覚過敏を引き起こすことがある
- 部位によっては届きにくく、清掃不良になることがある
- 振動を不快に感じることがある
- 過度な刺激により、歯肉を傷つけることがある

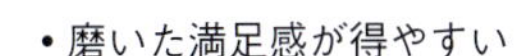

図❶　電動歯ブラシの長所と短所

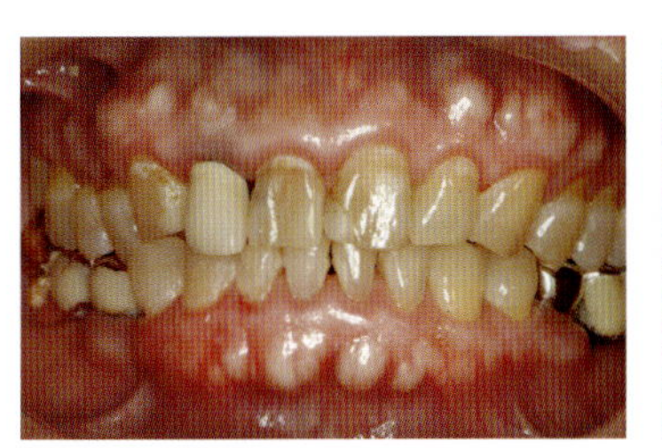

図❷a　初診時、プラークの付着がかなりみられる

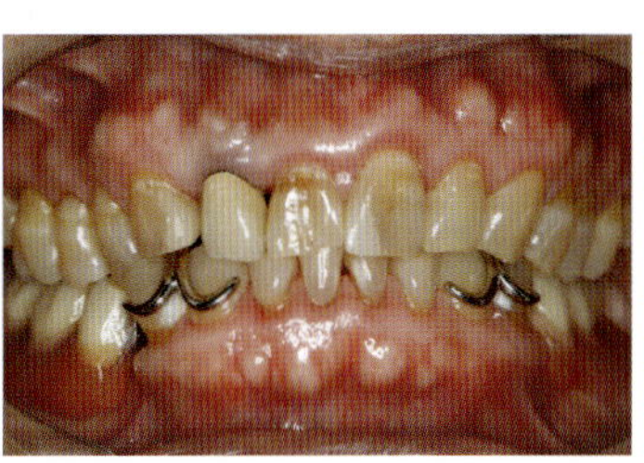

図❷b　病気で手がうまく動かない患者でも、電動歯ブラシの適切な使用によってある程度は健康を維持できる

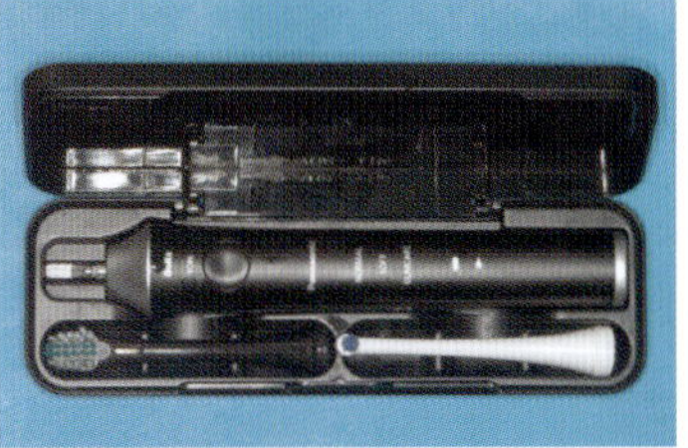

図❸　近ごろの電動歯ブラシは、ヘッドもさまざまな種類が出ている。うまく使い分けるように、アドバイスをしやすくなった

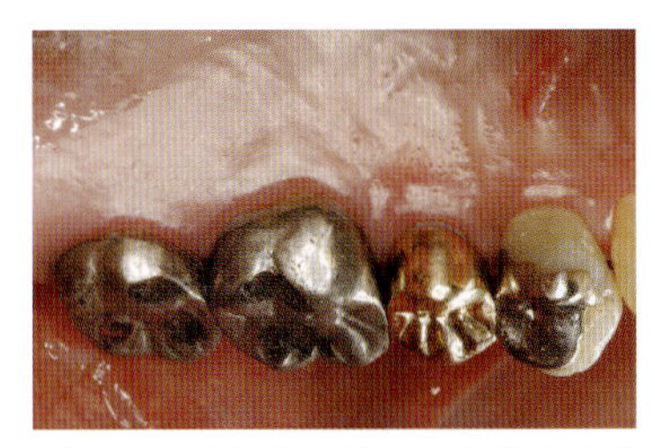

図❹a　2016年４月。手磨きだけだと、どうしても右上口蓋側歯肉の炎症や出血が治まらなかった

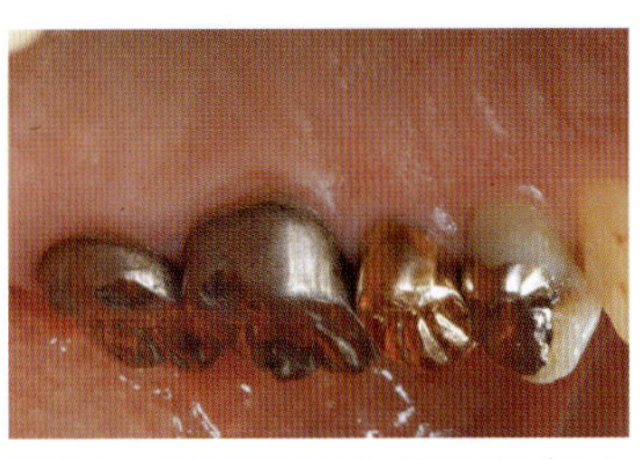

図❹b　2017年７月。電動歯ブラシを使用し始めたことで、歯肉の炎症が治まってきた

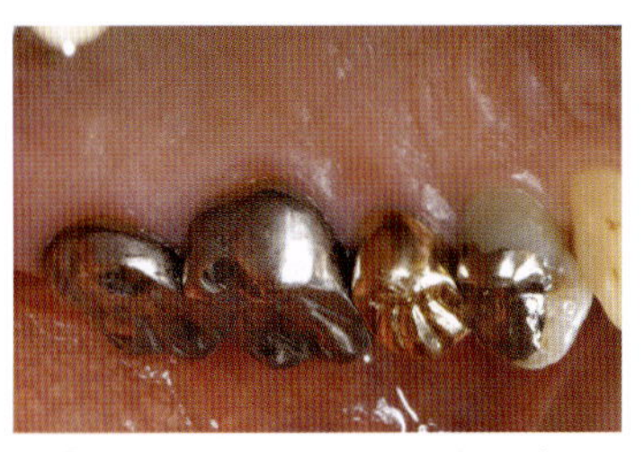

図❹c　2017年８月。電動歯ブラシと手磨きの併用で、現在は出血もほとんどなくなってきた

33/100　3章　歯周基本治療　②TBI

嘔吐反射のある患者にTBIやSRPを行うコツ

埼玉県・斉田歯科医院／東京都・村松歯科　歯科衛生士
片山奈美

嘔吐反射のある患者には、TBIやSRPを行う前に十分なコミュニケーションをとるなかで、嘔吐反射でつらい経験をしたことなどを親身になって聞く。初診時などに嘔吐反射のあることがわかった時点で、スタッフ全員で共有できるようにする。

下顎大臼歯の舌側を触るコツ

SRPやTBI、クリーニングを行うときに、下顎大臼歯の舌側を小臼歯の手前から奥へと向かうと、嘔吐反射が起きやすい。そのため、頬側から最後臼歯遠心を行い、舌側へと向かっていく。そのとき一言、「奥を触ります」と囁くように伝えると、舌圧がスッと弱まり、短時間であるが、視野を確保できる。この経験を何度も繰り返すことによって少しずつ慣れ、メインテナンスなどで数年経過すると、嘔吐反射がほとんどなくなることもある。普通の大きさのミラーより、小さいほうが嘔吐反射が出にくい（図1a～d）。

嘔吐反射のある患者へのTBI

使用する清掃道具や歯ブラシは、できるかぎり小さいものに変える。少しずつ慣れてくることと、できる範囲で続けることが大切であると伝える（図2）。

嘔吐反射のある患者へのSRP

できるかぎり小さい器具（超音波スケーラーの小さいチップや手用スケーラーのミニタイプなど）を選んでしっかりと行う（図3）。

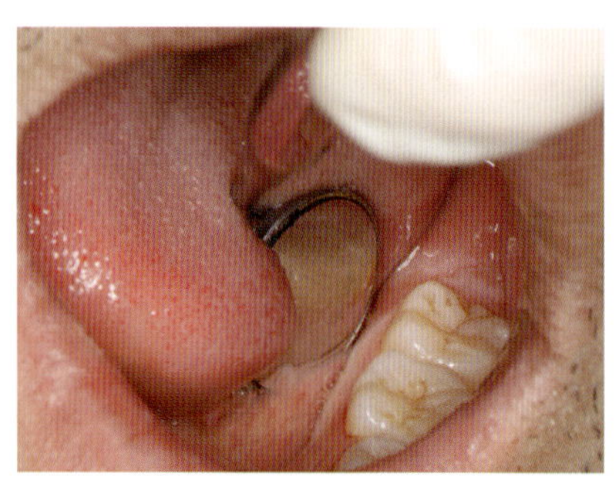

a：嘔吐反射が起きる寸前

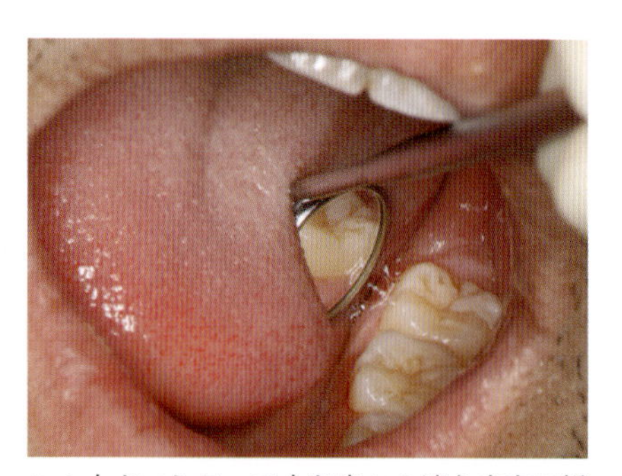

b：小さいミラーで小臼歯から遠心方向に挿入。嘔吐反射が起きる寸前だが、異物感は少ない

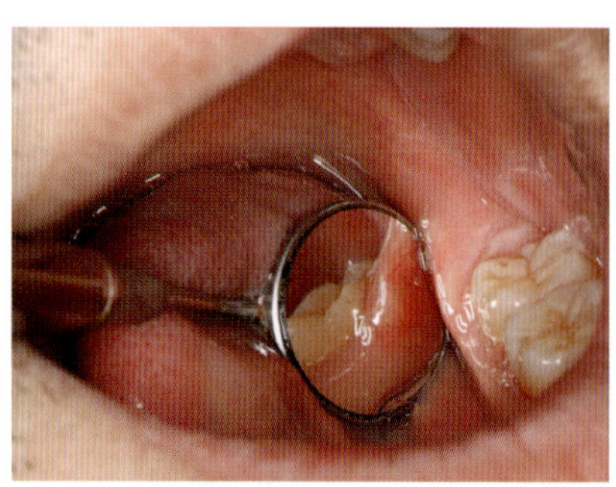

c：一言「奥を触ります」と囁くように伝えると、舌圧がスッと弱まるので、短時間だが、普通の大きさのミラーで視野を確保できる

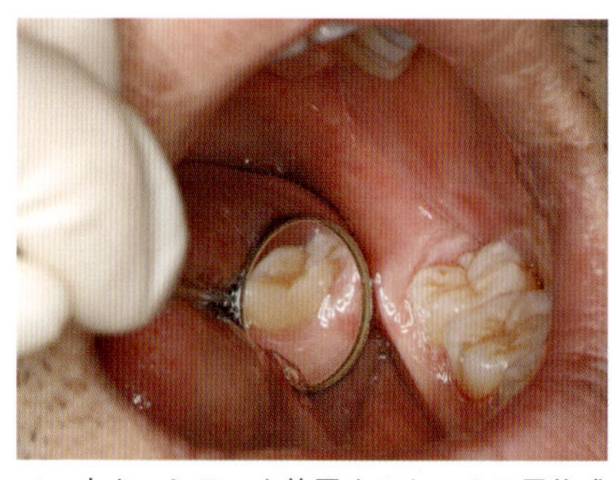

d：小さいミラーを使用すると、より異物感が少なくなる

図❶　普通の大きさのミラーで、小臼歯から遠心方向に挿入（a、c）。小さいミラー（b、d）のほうが嘔吐反射は出にくい

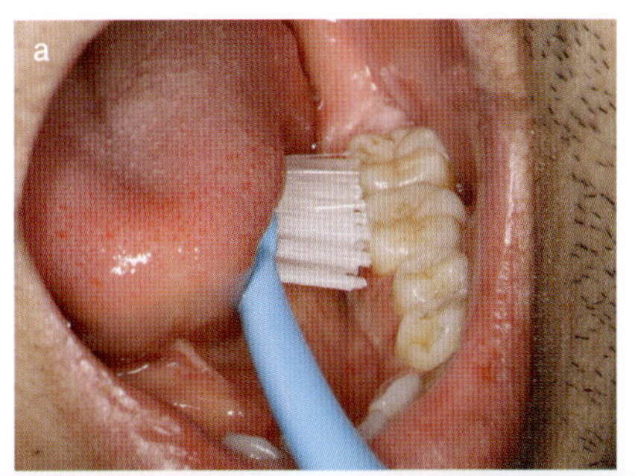

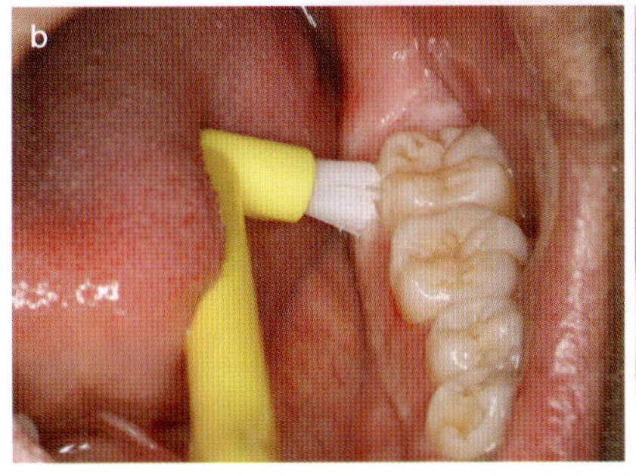

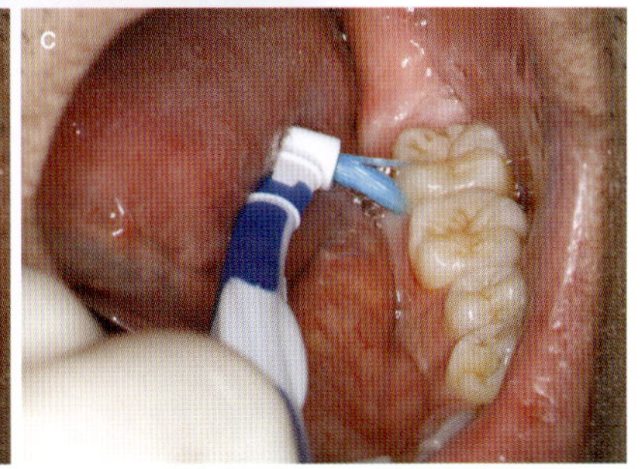

図❷　a～cの順番に、できるかぎり小さい清掃道具に変えてみる

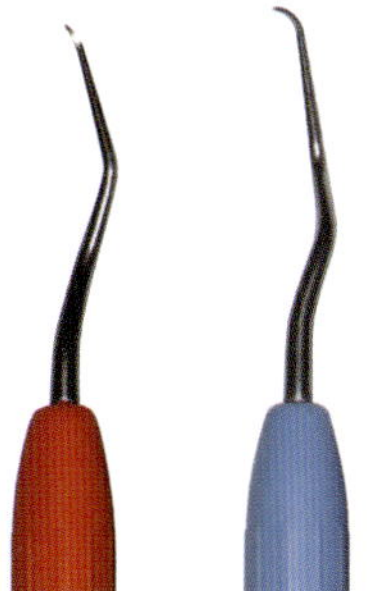

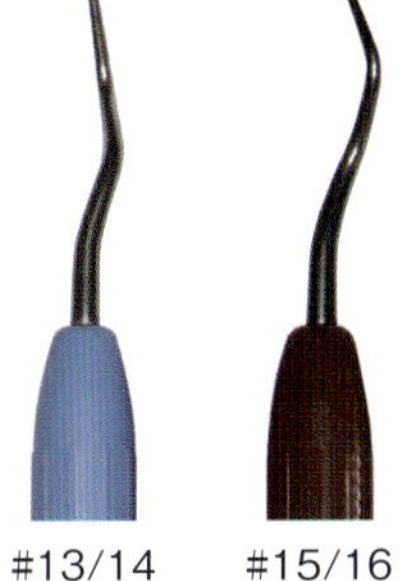

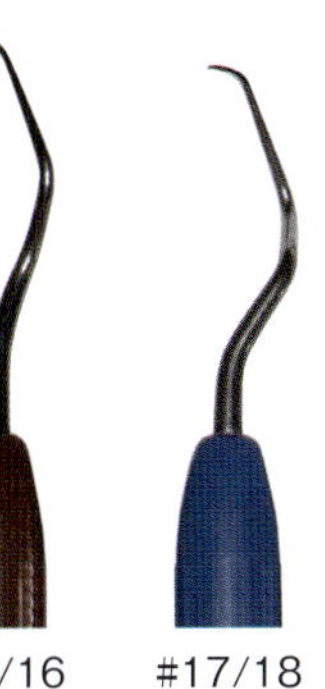

図❸　LM グレーシーキュレット ミニ（LM インスツルメント）。#11/12と#13/14は、適合部位が多く、使用頻度が高いため、刃部が消耗して小さくなりがちである。#15/16と#17/18は、シャンクの角度が大きいため、十分に開口できない状態でも使用できる

嘔吐反射のある患者に、いきなり歯肉縁下のSRPは行わない。先に歯肉縁上のスケーリングを少しずつ行い、中途半端に歯肉縁下歯石を取らないようにする。後は患者自身のセルフケアにより、さらに炎症が軽減するのを期待して歯肉が落ち着くのを待つと、歯周ポケットが浅くなってSRPの処置時間を短縮できる。そうすると、患者の負担が減るので、そのタイミングで歯周ポケット底部よりしっかりSRPを行う。それでも難しい場合は、麻酔を併用して実施する。

34/100

3章　歯周基本治療
③SRP

どこにどのキュレットを用いるのか

日本大学松戸歯学部　歯周治療学講座　**高井英樹**

ユニバーサル型とグレーシー型

キュレット型スケーラーには、刃部の両側に刃があるユニバーサル型と、片側に刃があるグレーシー型がある（**図１**）。グレーシー型は両頭の７本組みセットで、全面歯へ適合できるように、型と角度が異なった14種類の作業部を有する。1/2および3/4は前歯部用、5/6は前歯部・小臼歯部用、7/8および9/10は臼歯部用（頬面・舌口蓋面・根分岐部）、11/12は臼歯部用（近心面）、13/14は臼歯部用（遠心面）に用いる（**図２**）。

また、各種類にはスタンダードとリジッドタイプがあり、後者はスタンダードタイプと比較してシャンクが太く、柔軟性が少ないため、多量に付着した歯石除去に適している（**図３**）。さらに、オリジナルのシャンクより３㎜長く、深い歯周ポケットでの操作に優れているアフターファイブ、アフターファイブと同じシャンクでブレードが1/2と短く、狭い歯周ポケットや根分岐部での操作に優れているミニファイブ、ミニファイブよりもブレードの幅が小さい、マイクロミニファイブがある（**図４**）。

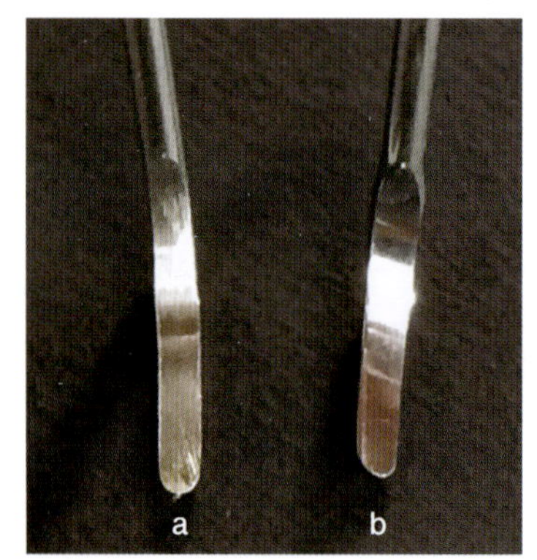

図❶　キュレット型スケーラー。a：ユニバーサル型、b：グレーシー型

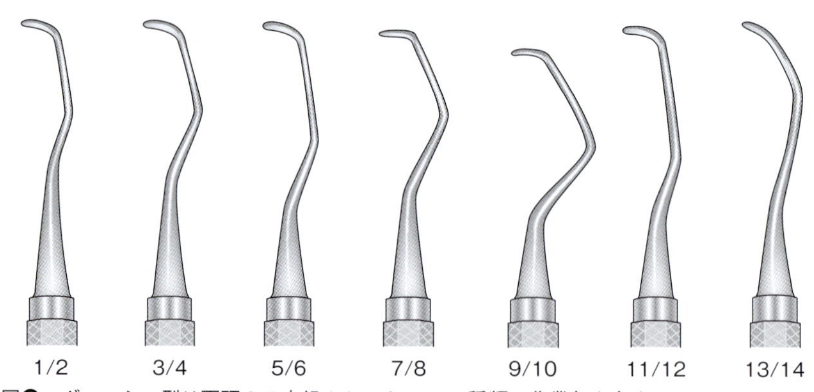

図❷　グレーシー型は両頭の７本組みセットで、14種類の作業部を有する

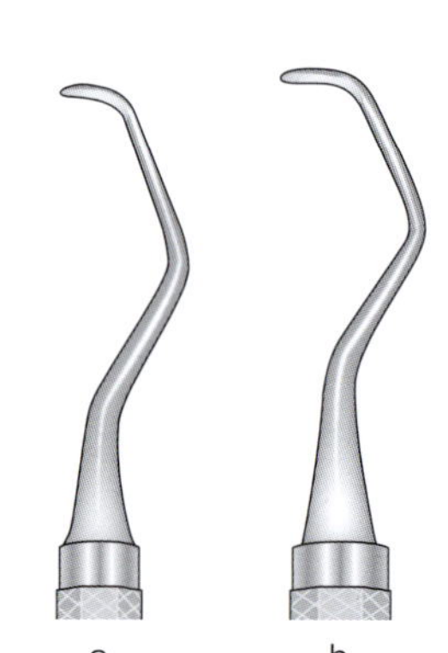

図❸　a：スタンダードタイプ、b：リジッドタイプ

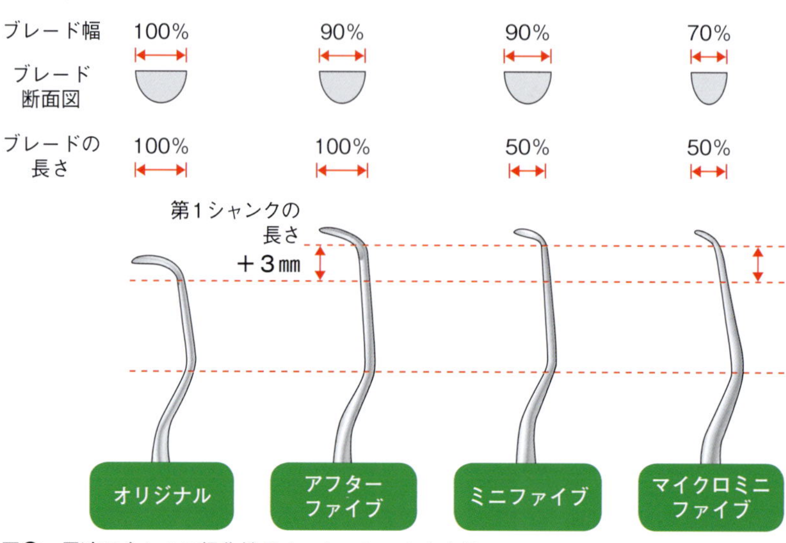

図❹　用途に合わせて操作性のよいキュレットもある

35/100

3章　歯周基本治療
③SRP

何mmの歯周ポケットまでSRPで対応できるのか

九州歯科大学歯学部　口腔機能学講座　歯周病学分野
中島啓介

SRPとフラップ手術の比較

アタッチメントレベルを基準としてSRPとフラップ手術の予後を比較した研究（**図1**）によると、前歯部では、術前の歯周ポケットの深さが3～6mmまではSRPで、それ以上ではフラップ手術で対応する。小臼歯では、術前の深さが3～7mmまではSRPで、それ以上ではフラップ手術で対応する。大臼歯では、術前の深さが3～4mmまではSRPで、それ以上ではフラップ手術で対応する。

歯肉退縮量とアタッチメントレベルを基準とした別の研究（**図2**）では、術前の深さが6mm以上の場合、フラップ手術では術後に2.5mmの急激な歯肉退縮が生じ、時間の経過とともに改善していくのに対して、SRPでは術後に時間をかけてわずかな歯肉退縮が生じることがあきらかになっている。前歯部のように歯肉退縮による審美障害が大きい部位では、可能なかぎりSRPで対応するとよいと考えられる。

歯石の取り残しを少なくするには？

SRP後の歯石の取り残しを可能なかぎり少なくするには、歯肉縁下歯石を確実に探知することである。歯周病専門医あるいは熟練した歯科衛生士であれば、キュレットスケーラーを“軽く把持”し、歯周ポケット内に挿入して根面を探索することで、歯石の探知が可能である。そして、探知と同時にその場でスケーラーを“強固に把持し直して”、歯石を除去する動作へとスムースに移行できる。しかし、経験の浅い歯科医師・歯科衛生士ではスケーラーを使っての探知が難しいので、まずは歯周プローブを使って根面を探索することをお勧めする。

【参考文献】

1）Lindhe J, Socransky SS, Nyman S, Haffajee A, Westfelt E: “Critical probing depths” in periodontal therapy. J Clin Periodontol, 9(4): 323-336, 1982.

2）Kaldahl WB, Kalkwarf KL, Patil KD, Molvar MP, Dyer JK: Long-term evaluation of periodontal therapy: I. Response to 4 therapeutic modalities. J Periodontol, 67(2): 93-102, 1996.

図❶　SRPとフラップ手術の比較①（参考文献[1]より引用改変）

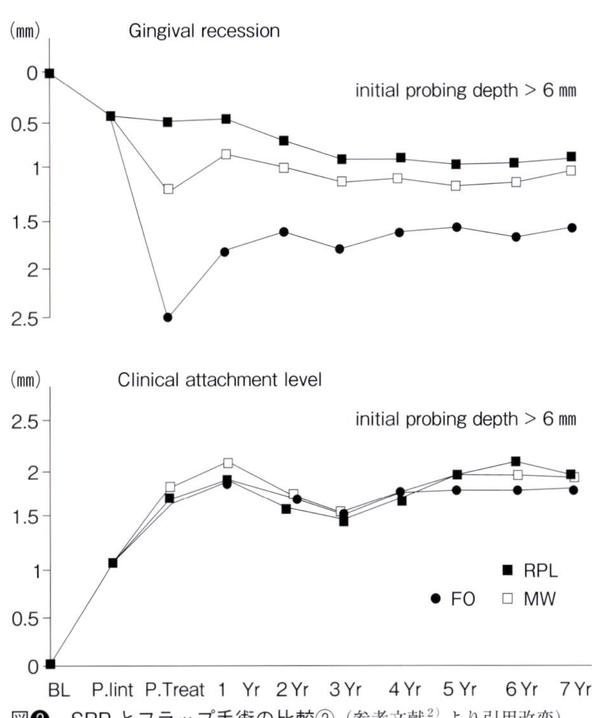

図❷　SRPとフラップ手術の比較②（参考文献[2]より引用改変）

36/100

3章　歯周基本治療
③SRP

歯石はいつ取るのか

九州歯科大学歯学部　口腔機能学講座　歯周病学分野
中島啓介

歯肉縁上歯石はいつ取るのか？

歯石、とくに歯肉縁上歯石をどのようなタイミングで取るべきかに関しては、さまざまな考え方がある。昔は、「歯石がツルツルになるくらいまで歯ブラシで磨けるようになってからでないと歯石を取らない」という意見も多かった。

スケーリングを行う時期に関しては、「プラークコントロールレコード（PCR）が20%以下になる」という基準がある。この基準を満たさなくても、歯石を除去すれば一時的には歯肉の炎症が改善する。しかし、すぐにプラークが付着・石灰化して、歯石が形成される。これは、プラークリテンションファクター（プラーク増加因子）である歯石が除去されることで、一時的にプラークが付着しにくくなるためである。したがって、歯石自体は、歯肉に炎症を生じさせる直接的な原因にはなり得ないことを理解すべきである。

「PCRが20%以下になる」まで口腔清掃指導を継続するのは、歯科医師や歯科衛生士にとっても患者にとってもつらいことである。また、身体的障害からPCRがなかなか低下しない患者も少なくない。筆者自身は、必ず【複数回の口腔清掃指導】を行い、PCRの経時的な変化を考慮したうえで、歯石を除去するタイミングを決定している。

歯肉縁下歯石はいつ取るのか？

歯肉縁下のスケーリングに関しては、歯肉の炎症が強い場合は行うべきではない（「38.デリケートな前歯部へのスケーリングでの注意点」参照）。そのような状態での歯肉縁下歯石の除去は、浸潤麻酔が奏効せずに出血・痛みを伴うため、避けるべきである。口腔清掃指導によって歯肉縁上プラーク、歯肉縁上スケーリングによって歯肉縁上歯石の除去を行い、歯肉の炎症を可能なかぎり消退させてから、歯肉縁下歯石の除去に取りかかるべきである。

小さくて細かい歯肉縁下歯石の探知

歯肉縁下プラークの成り立ちを考えると、歯肉縁上プラークから独立して歯根面に形成されるとは考えにくい。とすれば、小さくて細かい歯肉縁下歯石は、歯肉縁下スケーリング後の取り残しと考えるのが妥当である。歯肉縁下歯石は可能なかぎり大きな塊で除去すべきで、これを実践することで、歯周ポケット内に小さくて細かい歯肉縁下歯石の残存を予防できる（「37.オーバーインスツルメンテーションとはどのような状態で、どうすれば防げるか」参照）。

それでも、小さくて細かい歯肉縁下歯石が残存した場合は、スケーラーより繊細な歯周プローブによって注意深く根面を探索するしかない。

37/100

3章　歯周基本治療
③SRP

オーバーインスツルメンテーションとはどのような状態で、どうすれば防げるか

九州歯科大学歯学部　口腔機能学講座　歯周病学分野
中島啓介

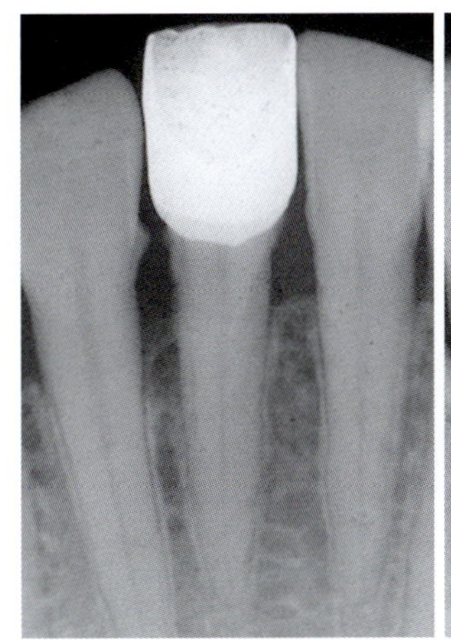
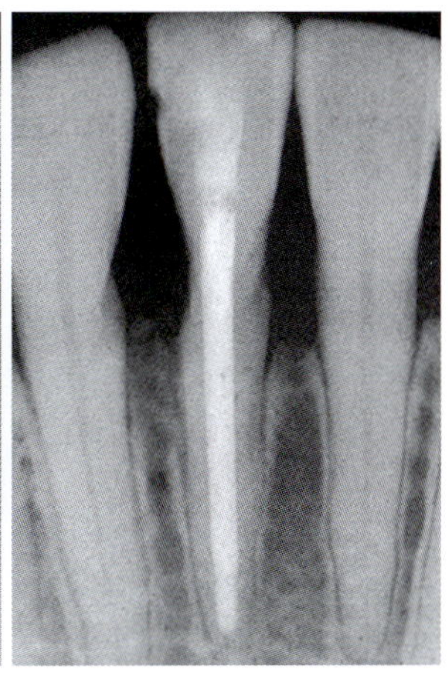

図❶　SRP 時のオーバーインスツルメンテーションの例。頻回の SRP によって歯頸部の歯質が過剰に削合され、歯髄炎を起こして抜髄する結果となった

オーバーインスツルメンテーションとはどのような状態か？

SRP におけるオーバーインスツルメンテーションとは、SRP 時の過剰な力あるいは過剰なストローク回数によって術後に生じる不具合の総称である。これらには、①歯周ポケット底部に存在する健全な結合組織性付着が失われて生じるアタッチメントロス、②歯周ポケット辺縁の歯肉が損傷されて生じる歯肉の裂開・退縮、③歯周ポケット内に露出した根面が過剰に削合されて生じる象牙質知覚過敏症、歯髄炎などが含まれる。このなかで最も頻度が高いのが、象牙質知覚過敏症である。

オーバーインスツルメンテーションはどうすれば防げるか？

SRP 後の象牙質知覚過敏症を予防するためには、歯肉縁下プラークから多くの起炎物質（細菌、タンパク分解酵素、リポ多糖など）が歯肉溝上皮に向かって放出されると同時に、その足場となっているセメント質内部にも多くの起炎物質が浸透していることを理解する必要がある。セメント質内に浸透した起炎物質（リポ多糖）は、SRP 後に期待される長い上皮性の付着、あるいは結合組織性付着を阻害するため、これを除去しなければならない。

これまでの研究から、歯肉縁下プラークが形成されている根面のごく表層（表層から60㎛程度）にリポ多糖が浸透していることがあきらかになっている。浸透しているリポ多糖を除去するために必要なスケーラーのストローク数は、わずか2、3ストロークである。何も考えずにストローク数を増やし、どんどん根面を削ればリポ多糖が除去され、根面が平滑になるはずである。しかし、その結果、象牙質知覚過敏症を生じ、最悪の場合、歯髄炎へ移行してしまうことを肝に銘じなければならない（**図1**）。一方で、歯肉縁下歯石の表面を2、3ストロークすればよいと勘違いしてしまうと、SRP 本来の効果はまったく得られない。

スケーリングとルートプレーニングを区別する

SRP の手技に関しては、スケーリングとルートプレーニングをきちんと使い分けることが重要である。つまり、歯肉縁下歯石を探知してすぐにスケーラーを上下させないことである。まずは、スケーラーを歯肉縁下歯石の底部（最根尖側部）に入れることが大切である（歯周ポケット底部と歯石の底部の間には必ず1～2㎜程度の隙間があるので、必ずそれを探す）。そして、歯石の底部にブレードを引っかけるように当て、歯根面方向にスケーラーを押し当てながら（側方圧の付与）、歯冠方向へ短いストロークを行う。そうすると、歯肉縁下歯石が一塊となって除去できる（スケーリング）。歯石を除去できた後は、軽い2～3回のストロークで根面を滑沢に仕上げる（ルートプレーニング）。初めて SRP を行う部位から細かい削片のような歯石が出てくる場合は、適切な SRP が行われていない可能性が高い。

38/100

3章　歯周基本治療
③SRP

デリケートな前歯部へのスケーリングでの注意点

九州歯科大学歯学部　口腔機能学講座　歯周病学分野
中島啓介

前歯部の解剖学的特徴

歯肉の平均的な厚みは歯種によって違いはあるものの、1㎜程度である（**表1**）。一般に、上顎に比べて下顎歯肉は薄く、とくに犬歯部において薄い。同一の歯においては、歯間乳頭歯肉が存在するため、近遠心側よりも唇頬側において薄い。よって、歯肉に近接してスケーラーという金属性の刃物を動かす処置（スケーリング）を行う場合は、歯肉が薄い前歯部ではとくに注意しなければならない。不適切なスケーリング操作を行うと、薄い歯肉が裂開したり、退縮したりする結果、審美障害を生じる。

適切な器具選択

オリジナルのグレーシースケーラーでは、部位ごとにシャンク部の形態が異なる7本のスケーラーが用意されているが、ブレードの幅と長さはすべて同じである。最近は、ブレードの幅と長さが異なる製品も開発されている。幅が狭くなってブレードが細くなれば、歯周ポケット内へと容易に挿入して操作できるようになり、長さが短くなれば、隅角部のようなカーブしている根面においても安全に操作を行える。ブレードが細く短くなれば、歯石と直接、接触するブレード先端1/3部分も細く短くなるので、作業効率は低下する。よって、まずオリジナルのスケーラーでSRPを行い、対処しにくい部位（唇頬側中央、隅角部など）には、これらのスケーラーを併用する。

適切な術式（止血とレスト）

歯肉の炎症が十分に消退していない状態で、歯周ポケット内にスケーラーを挿入すると、同部から出血する。出血すると視野が確保できなくなるばかりか、スケーラーと根面の間に血液が入り込んで滑りやすくなり、スケーラーが思わぬ方向へ動くこともある。

SRP時に歯周ポケットからの出血を最小限に留めるためには、以下の3点が大切である。

①徹底した口腔清掃指導により、プラークコントロールレコード（PCR）を20％以下に維持する
② PCRを20％以下に維持しても深い歯周ポケットで出血する場合は、あらかじめ血管収縮薬添加の浸潤麻酔薬による浸潤麻酔を行っておく
③術中に歯周ポケット内を生理食塩水で洗浄し、ガーゼなどによって圧迫止血を行う

また、SRP時には当該歯、あるいは隣接歯にフィンガーレストを置いて、スケーラーの移動範囲を制限することが必要である。フィンガーレストにより、スケーラーが思わぬ方向へ動くことを予防でき、唇頬側中央、隅角部などの狭い部位で繊細にブレードを動かすことも可能になる。歯周ポケット内でのブレードの移動を思うままにコントロールできれば、SRPの効果を最大限にすることが可能となる。

【参考文献】
1）勢島 典，齋藤 淳：歯肉退縮について，予後因子や補綴前の配慮について教えてください．歯科学報，115(1)：84-86，2015.

表❶　歯肉縁下2㎜の位置における歯肉の平均的厚み（超音波による測定）［参考文献[1]より引用改変］

	中切歯	側切歯	犬歯	第1小臼歯	第2小臼歯
上顎歯肉（㎜）	1.28	1.14	0.89	1.05	1.06
下顎歯肉（㎜）	0.87	0.91	0.83	0.75	0.94

プラークコントロールが不十分な状態でのSRPの効果

九州歯科大学歯学部　口腔機能学講座　歯周病学分野
臼井通彦　中島啓介

歯周病の原因となるプラークを除去し、その再形成を防止するプラークコントロールは、歯周病治療の基本となる。とくに、患者本人によって行われる歯肉縁上のプラークコントロールが、歯周病治療の成否を左右する重要なポイントである。

歯肉縁上のプラークコントロールの状態はO'LearyのプラークコントロールレコードPCR）によって評価されるが、考案者であるO'Learyは、歯周治療を行うには口腔内の残存プラークが少ない状態、すなわちPCRが20％以下になることが好ましいと提唱している[1)]。この歯肉縁上のプラークコントロールが不十分なまま、歯肉縁下のプラークコントロール、すなわちSRPを行うと、どのような影響を及ぼすのだろうか。

2つの論文からSRPの効果を読み解く

Magnussonらは、16人の中等度歯周炎患者の6㎜以上の歯周ポケットについて、ブラッシング指導を行わない群（A群）と2週間に1度の専門的な機械的歯面清掃とブラッシング指導を行う群（B群）に分け、SRP実施後の歯周ポケットの状態について検証を行った。B群では、プラークスコアは22％まで低下し、最後まで維持されたが、A群ではプラークスコアの低下がみられなかった。B群では、SRP後2～16週目までBOPは低下し、歯周ポケット内のスピロヘータ・運動性桿菌の占める割合は減少したままであった。しかし、歯肉縁上のプラークコントロールのできていないA群では、BOPおよび歯周ポケット内のスピロヘータ・運動性桿菌の占める割合ともに、SRP直後は一時的に低下するものの、4～8週後からSRP前の状態に戻ってしまっていた。

また、Sbordoneらは、ブラッシング指導を行わず、8人の中等度歯周炎患者の歯周ポケットに対してSRPを行い、2ヵ月間にわたり、その効果を検証した。SRP後1～3週間では、歯周ポケット深さ、Gingival index、ならびに歯周ポケット内の*P.gingivalis*の占める割合が減少していた。しかし、SRP後2ヵ月では、これらすべての項目がSRP前の状態に戻っていたと報告している。

以上の2つの論文は、歯肉縁上のプラークコントロールがなされていないと、ある程度深い歯周ポケットではSRP（歯肉縁下のデブライドメント）を行ったとしても、歯肉縁下では歯周病原細菌が増殖・再コロニー化し、歯周病が再発することを示している。すなわち、プラークコントロールが不十分な状態でのSRPは、1ヵ月程度の短期間では歯周ポケット深さの減少をもたらすが、2ヵ月以上の期間ではその治療効果を失うのである。歯周病治療において、歯肉縁下の処置の効果を得るためには、歯肉縁上の良好なプラークコントロールが必要であることが示唆される。

【参考文献】

1）O'Leary JT, et al.: Journal of Periodontology, John Wiley & Sons A/S. Published by John Wiley & Sons Ltd, 43: 38, 1972.
2）Magnusson I, et al.: Journal of Clinical Periodontology, John Wiley & Sons A/S. Published by John Wiley & Sons Ltd, 11: 193-207, 1984.
3）Sbordone L, et al.: Journal of Periodontology, John Wiley & Sons A/S. Published by John Wiley & Sons Ltd, 61: 579-584, 1990.

40/100　3章　歯周基本治療 ③SRP

ルートプレーニングとデブライドメントの違い

九州歯科大学歯学部　口腔機能学講座　歯周病学分野
臼井通彦　中島啓介

ルートプレーニング(root plaining)は、わが国ではスケーリング・ルートプレーニング（scaling and root plaining：SRP）という言葉でよく用いられ、歯周基本治療からSPTに至るまで歯周ポケットにアプローチする非外科的処置として広く認識されている。一方で、1990年代より、スウェーデンを中心にルートデブライドメント（root debridement）という言葉が用いられるようになってきた。両者はともに、歯根面に対する処置ではあるが、時には同義で、時には区別して使用されている。

ルートプレーニング

ルートプレーニングは、歯石や細菌、LPS（Lipopolysaccharide）のような細菌代謝産物が入り込んだ病的セメント質、あるいは象牙質を機械的に取り除き、歯根面を滑沢化することと定義されている。ルートプレーニングを行うことにより、粗造な歯根面が滑沢化され、プラークや歯石の再形成を阻止されることで、結合組織性付着や上皮性付着が生じやすい環境を整えられる（**図１**）[1]。

デブライドメント

デブライドメント（debridement：独語ではデブリードマン）は、一般的には、生体に外来から沈着した刺激物や汚染物を取り除くことを意味する。歯周病治療において、デブライドメントは、歯根面に付着した歯肉縁下のプラークや歯石、不良肉芽組織および細菌代謝産物によって汚染された歯根面（病的セメント質）を除去することと定義され、ルートデブライドメントとも呼ばれる（**図２**）[1]。

ルートプレーニングとデブライドメントはどこが違うのか

前述したように、歯根面における汚染の除去という点で、両者は非常に類似している。しかし、決定的な違いは、ルートプレーニングが歯根面を滑沢化することに主眼をおいているのに対して、デブライドメントでは、歯周病の原因となる歯肉縁下のプラーク（嫌気性菌を主体としたバイオフィルム）の除去による細菌叢の再構築を目的としている点である。

デブライドメントという概念が浸透し始めた背景として、ルートプレーニングによるオーバーインスツルメンテーション（over instrumentation）の問題があると考えられる。滑沢化された歯根面を得ようとすると、手用スケーラーで必要以上の歯根面を削合してしまう危険性がある。

セメント質の厚みはセメントエナメルジャンクション付近では20㎛であるが、歯根尖に向かって厚みを増し、150㎛くらいになる。Ritzらによれば、超音波スケーラーによる12回のストロークでは、約12㎛のセメント質が削合されるのに対して、手用スケーラーでは、約109㎛のセメント質が削合されてしまう[2]。

また、歯周病の原因となるグラム陰性嫌気性細菌由来のLPSが歯根面に浸透し、病的（汚染）セメント質を形成した結果、結合組織性付着や上皮性付着などの治癒機転を妨げることが知られている。しかし、このLPSの浸透は表層に限局し、歯根面の洗浄やブラッシングによって除去することが可能であると報告されている[3,4]。

確かに、歯石やプラークリテンションファクターとなり得る根面の粗造な部分に対して、ルートプレーニングにて対処することは必要である。しかし、まずわれわれが歯肉縁下の歯根面の状態をプローブを用いて精査し、適切な器具の選択と使用によって確実に病変にアプローチし、処置を行うことがより重要だと考えられる。

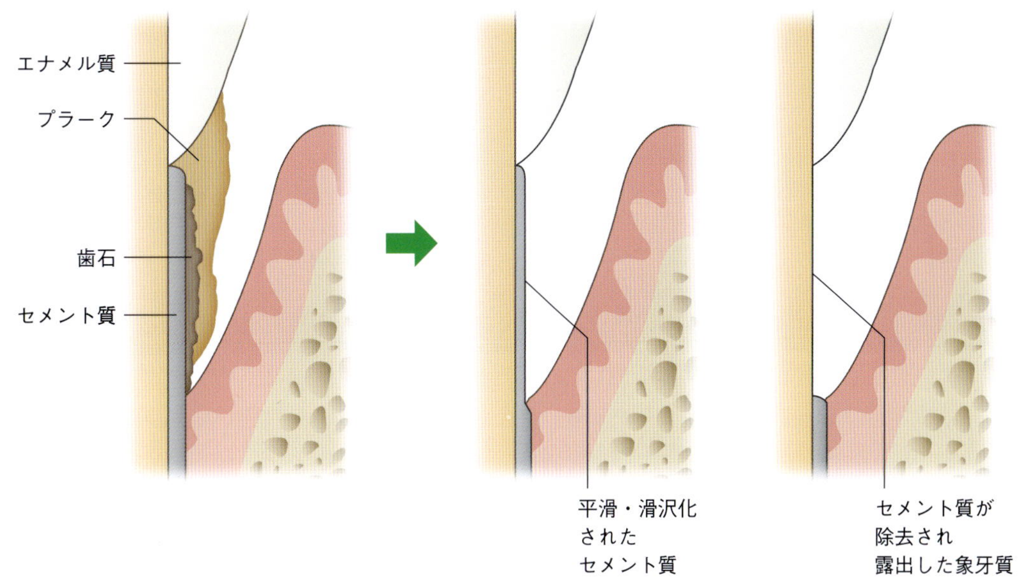

図❶　ルートプレーニングの概念。歯肉縁下歯石とプラークを除去後、セメント質を平滑・滑沢化させる。通常、セメント質は薄く残存するが、オーバーインスツルメンテーションによってセメント質が除去され、象牙質が露出することもある

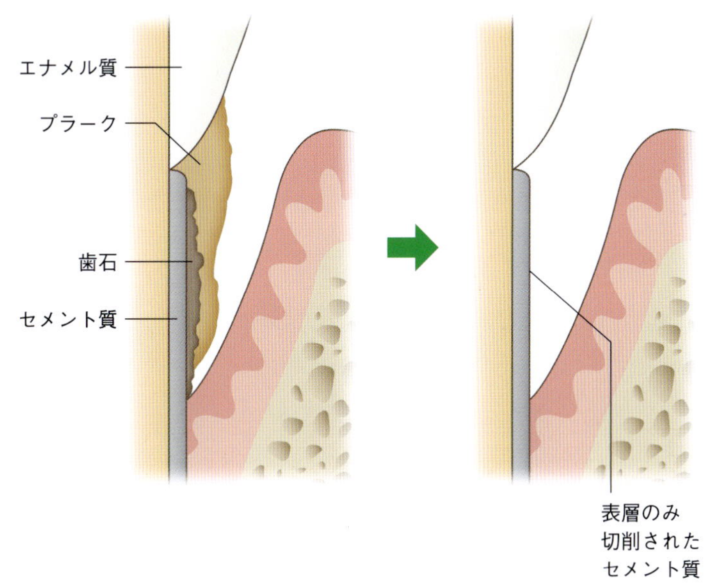

図❷　デブライドメントの概念。露出根面の歯肉縁下歯石とプラークを除去し、セメント質の表層(病的セメント質:数十μmの厚み)のみを除去する。ルートプレーニングに比べて、削除されるセメント質は少ない

【参考文献】
1）日本歯周病学会（編）：歯周病学用語集 第2版．医歯薬出版，東京，2014.
2）Ritz I, et al.: Journal of Clinical Periodontology. John Wiley & Sons A/S. Published by John Wiley & Sons Ltd, 18: 643-647, 1991.
3）Nyman Sl, et al.: Journal of Clinical Periodontology. John Wiley & Sons A/S. Published by John Wiley & Sons Ltd, 15: 464-468, 1988.
4）Moore J, et al.: Journal of Clinical Periodontology. John Wiley & Sons A/S. Published by John Wiley & Sons Ltd, 13: 748-751, 1986.

41/100

3章　歯周基本治療
③SRP

麻酔下・非麻酔下におけるSRPは、結果やリスクに影響を及ぼすか

九州歯科大学歯学部　口腔機能学講座　歯周病学分野
臼井通彦　中島啓介

スケーリング・ルートプレーニング（SRP）は、プラークコントロールとともに歯周治療における基本的処置であり、歯周基本治療だけではなく、メインテナンスやSPTにおいても行われる、熟練を要する処置でもある。

歯科診療において、痛みのコントロール（患者に痛みを与えないこと）は非常に大切である。痛みは、患者と歯科医師･歯科衛生士のラポール（信頼関係）に負の影響を及ぼし、患者を歯科医院から遠ざけるおそれがある。よって、手用スケーラーという刃物を用いるSRPでは、浸潤麻酔が行われることが多い。

浸潤麻酔下におけるSRPのリスク

1．歯肉の損傷

歯周ポケット内は非常に狭小であるために、歯根面のみに手用スケーラーのブレードを当てているつもりでも、ヒールやトゥが歯肉に接触し、傷つけてしまうことがある。術野に麻酔をしていなければ、患者は痛みを感じて訴えるので、このようなことは起きにくい。しかし、麻酔下では痛みが生じないために、健常な組織まで損傷することがある。このようにして傷つけられた歯肉は、創傷治癒の過程で瘢痕収縮を起こし、大きな歯肉退縮を生じさせてしまう危険性がある。

2．オーバーインスツルメンテーションによる歯根面とアタッチメント（付着）の破壊

麻酔下では、患者が痛みを訴えないために、強い力によるモーションの大きい器具操作になる傾向がある。このような器具操作により、歯石だけではなく、健全なセメント質や象牙質まで大きく削除してしまったり、スケーラーを深く強く挿入することによってアタッチメント（付着）を破壊してしまうオ

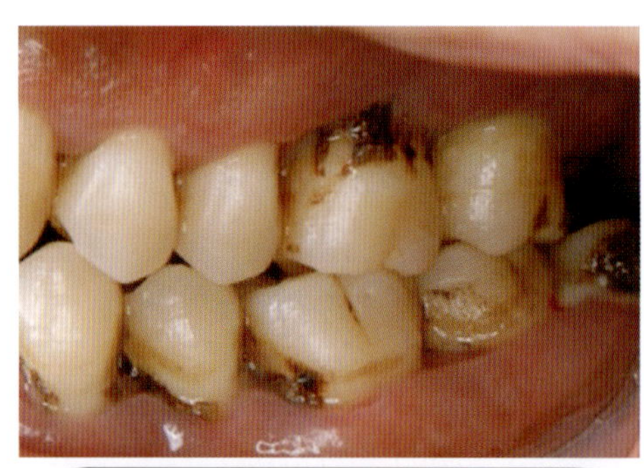
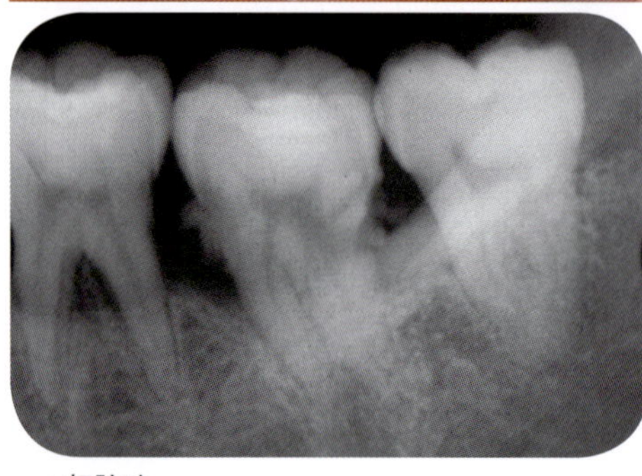
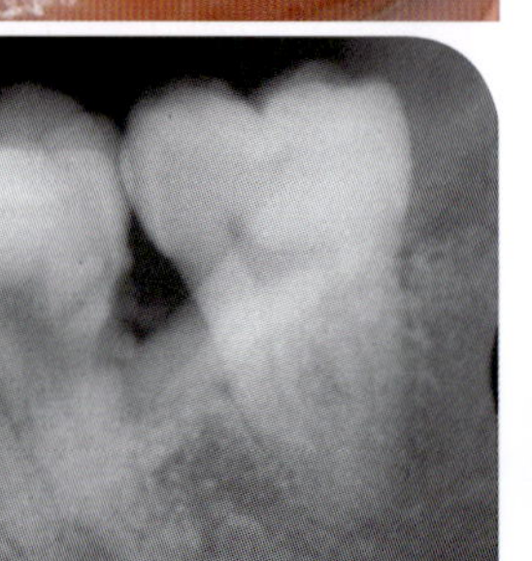
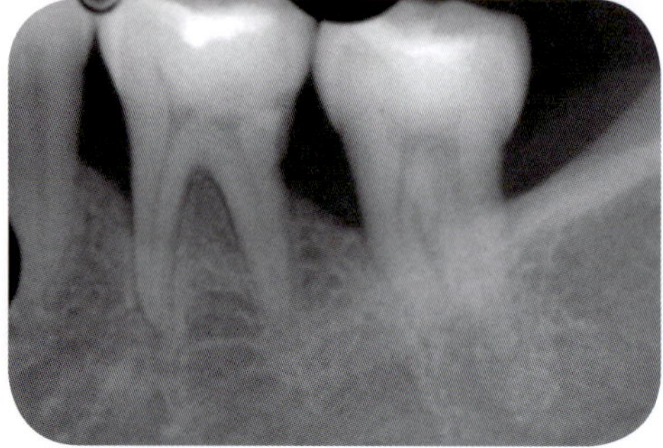

a：初診時　　b：SPT時

図❶　オーバーインスツルメンテーション。a：初診時、「7に大量の歯肉縁上・縁下歯石が付着していた。b：浸潤麻酔下にてSRPを行い、SPT時には歯周ポケットは3㎜以下となったが、オーバーインスツルメンテーションによると思われる歯肉退縮と象牙質知覚過敏症が生じた

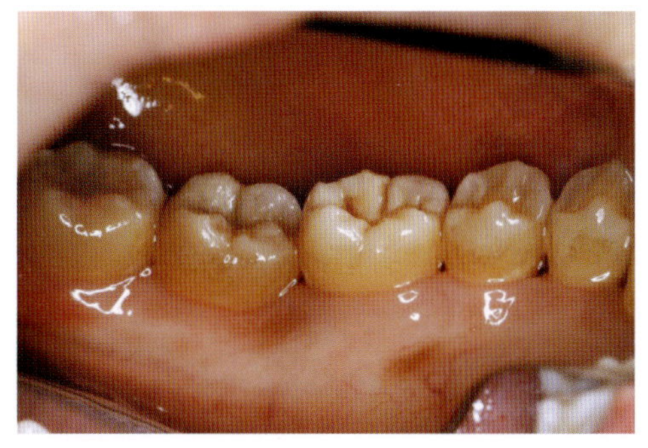

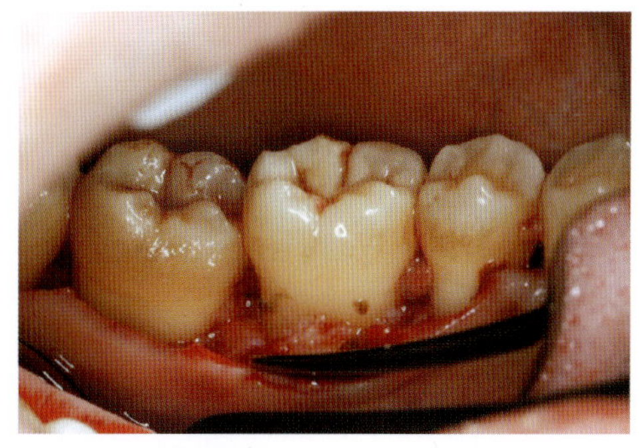

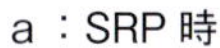

a：SRP 時　　b：フラップ手術時

図❷　アンダーインスツルメンテーション。a：⌈6 に非麻酔下にて SRP を行ったが、遠心に５㎜の歯周ポケットが残存してしまった。b：フラップ手術時に歯肉弁を剥離・翻転すると、遠心にバニッシングされた歯石を認めた。また、舌側にも歯石の取り残しがみられた

ーバーインスツルメンテーションが生じるリスクがある（**図１**）。このような乱暴な器具操作は、歯肉退縮や象牙質知覚過敏症などを引き起こすので、十分に注意を払う必要がある。

非麻酔下における SRP のリスク

1．患者の疼痛

非麻酔下での SRP では、以下のような理由により、患者に疼痛を与えることがある。

①歯周ポケットが深い
②根分岐部・根面溝などの根面の解剖学的形態が複雑である
③術者の技術が低い
④スケーラーなどの器具によるアタッチメント（付着）を破壊しているなど

歯周ポケットが深い場合や根分岐部・根面溝などのように、根面の解剖学的形態が複雑である場合は、根面に付着した歯石や汚染物を直視しながら操作することは難しい。したがって、盲目的な器具操作となるため、スケーラーのブレードで歯肉を傷つける可能性が高くなる。

また、SRP を行う術者の技術が未熟な場合は、歯周ポケットが浅い場合でも、不用意な器具操作によって痛みを生じさせると考えられる。

2．アンダーインスツルメンテーションによる不十分なデブライドメント

非麻酔下では、患者の訴える痛みをおそれて、デブライドメント（歯石や汚染物の除去）が十分に行われないこともある。その結果、歯周ポケット底部の歯石の取り残しや、薄い歯石・バニッシングされた歯石の取り残しが生じ、歯周組織の改善（歯周ポケット深さの減少、プロービング時出血の消失）が不十分となる（**図２**）。

現在では、こうした問題を解決するために、さまざまな対策が講じられている。スケーラーによる歯肉の損傷に対しては、ブレードの小さいミニファイブ®やマイクロミニファイブ®（Hu-Friedy 社）などが用いられることがある。また、歯石を直視するために、ルーペ（拡大鏡）やマイクロスコープ（顕微鏡）なども用いられる。こうした器具を駆使することにより、痛み・侵襲の少ない SRP 処置が可能となる。

以上、麻酔下・非麻酔下で行う SRP については、それぞれ気をつけなければならないリスクが存在する。重要なのは、患者に苦痛を与えず、歯や歯肉に対して可能なかぎり低侵襲の処置を行うことである。術者の熟練度、SRP を行う歯の状態（歯周ポケット深さ・歯根形態）などに留意しながら、麻酔下・非麻酔下を選択すべきであろう。

デブライドメント・SRPの1歯あたりにかける時間

九州歯科大学歯学部 口腔機能学講座 歯周病学分野
臼井通彦 中島啓介

デブライドメントおよびSRPは、歯根面に付着した歯肉縁下のプラーク、歯石、不良肉芽組織および細菌代謝産物によって汚染された歯根面（病的セメント質）を除去して歯周組織の治癒を促す治療で、歯周病治療の根幹である。デブライドメントおよびSRPにかかる時間は、歯周ポケットの深さ、歯石の付着量、歯根面の解剖学的形態（根面溝、根分岐部など）、そして術者の熟練度によって変わってくる[1]。歯周ポケットが深いほど、歯石の付着量が増えるほど、デブライドメント・SRPにかかる時間は長くなる。また、根面溝や根分岐部など、複雑な形態をした部位に付着した歯石や汚染物質を除去するのはたいへん困難であり、やはり長い時間を要する。

日本国内における報告

日本歯科医学会によるタイムスタディー調査では、国内の歯科診療所（215施設）と大学病院（30施設）において、1歯あたりのSRPに費やされる時間が調査されている。2016年に行われた調査では、1歯あたりのSRPの所要時間は5.7～7.6分となっている（**表1**）[2]。SRPの実施前に、表面麻酔や浸潤麻酔を行う場合は、さらに時間を要する（2.5～5.3分）と考えられる。

表❶ SRPの所要時間（平均値±標準偏差［分］）

	歯科診療所	大学病院	全体
表面麻酔	2.2±1.4	2.9±2.0	2.5±1.7
浸潤麻酔	5.5±3.1	5.2±3.0	5.3±3.1
SRP 前歯	6.1±7.8	6.2±5.0	6.1±6.5
SRP 小臼歯	5.6±3.9	5.8±4.1	5.7±4.0
SRP 大臼歯	7.5±4.8	7.6±4.8	7.6±4.8

海外における報告

海外におけるデブライトメント・SRPに費やす時間を手用スケーラーと超音波スケーラーの比較で調査している論文より抜粋する。

Yuknaは単根歯における歯肉縁下デブライドメントにおいて、超音波スケーラーと手用スケーラーによる所要時間を比較している。その結果、手用スケーラーでは4.8±3.2分、超音波スケーラーでは3.2±1.1分を要した。

また、Wennströmも歯肉縁下デブライドメントに関して、超音波スケーラーと手用スケーラーによる比較を行っている。歯周ポケット1部位を閉鎖させるのに要した時間（最初の処置で歯周ポケットが5㎜以下にならなかった場合は、再度、処置が行われたため、このような表現となる）は、超音波スケーラー群では3.3分、手用スケーラーを用いた群では8.8分であった。このように、使用する器具（手用スケーラー・超音波スケーラー）によっても、要する時間は変わってくる。

以上より、デブライドメント・SRPの1歯あたりにかける時間は、歯種、解剖学的形態、歯周ポケットの深さ、歯石の付着量、術者の熟練度、使用する器具により左右される。よって、状況に応じた治療時間のマネジメントも必要となる。

【参考文献】
1）Jan Lindhe, Thorkild Karring, Niklaus P. Lang（編著）：原因除去療法. Lindhe 臨床歯周病学とインプラント 第4版［基礎編］，岡本 浩（監訳），クインテッセンス出版，東京，2005.
2）日本歯科医学会：歯科診療行為のタイムスタディー調査 2016年度版. http://www.jads.jp/time_study/pdf/time_study_y2016.pdf

43/100 3章　歯周基本治療 ③SRP

超音波スケーラーと手用スケーラーによるSRPで、効果に違いはあるか

日本歯科大学新潟生命歯学部　歯周病学講座
丸山昂介　佐藤 聡

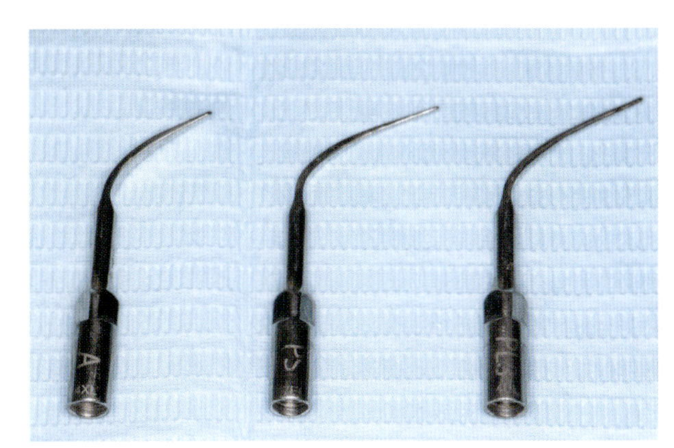

図❶　超音波スケーラーのチップは多種多様

歯周治療では、歯石を確実かつ効果的に除去する方法がつねに求められている。現在では手用スケーラーの他に、振動を利用して歯石を破壊する超音波スケーラーが開発され、広く利用されている。

超音波スケーラーは、超音波振動のチップによる機械的な歯石の破壊、注水による歯周ポケット内のイリゲーション、水と超音波振動によって発生するキャビテーションなどの効果により、歯周ポケット内のデブライドメントを行うとされる。また、超音波スケーラーのチップは種類が豊富であり（**図1**）、より細く長く、使用時に発生する熱の冷却と除去された削片を歯周ポケットから洗い流すための注水効果も向上し、歯肉縁上だけでなく歯肉縁下への応用が可能となっている。したがって、手用スケーラーでは届きにくい深い歯周ポケット、複雑な歯根形態の分岐部への応用が可能であり、その利便性が高まっている。

特徴の比較

超音波スケーラーと手用スケーラーを比較した場合、超音波スケーラーでは施術時間が短縮され、臨床症状は同等、もしくはより改善されるという報告が増加している。一方で、手用スケーラーは歯肉縁下での操作性に優れ、歯根面に付着している歯石の粗造感を手指の感覚により探知し、細やかな動きで歯石を取り除く。その後の病的（汚染）セメント質の除去、根面の傷や凹凸の滑沢化を行うルートプレーニングには最適である。

超音波スケーラーのチップは手用スケーラーとは異なり、繊細な操作は困難であり、チップと歯根面の接触角度が適切でない場合、歯根面を過剰に削除してしまう可能性がある。したがって、超音波スケーラーによるスケーリング後には、手用スケーラーを用いたルートプレーニングが必要である。

ケースによって使い分ける

超音波スケーラーを使用する際は、利点・欠点を熟知し、チップの歯根面への応用の技能が確実であれば、手用スケーラーと同様、またはそれ以上の臨床効果を得ることが可能である。しかし、これは手用スケーラーを軽視するということではない。歯周ポケットに対して確実かつ繊細な対応を行ううえでは、手用スケーラーは不可欠である。

したがって、超音波スケーラーと手用スケーラーのどちらかが優れているというものではなく、それぞれの器具の特徴と使用法を十分に理解し、さまざまな臨床ケースにおいてそれぞれを併用、効果的に使い分けることが重要である。

44/100　3章　歯周基本治療　③SRP

超音波スケーラーでのデブライドメントの際に表現される“フェザータッチ”とは

日本歯科大学新潟生命歯学部　歯周病学講座
両角祐子　佐藤 聡

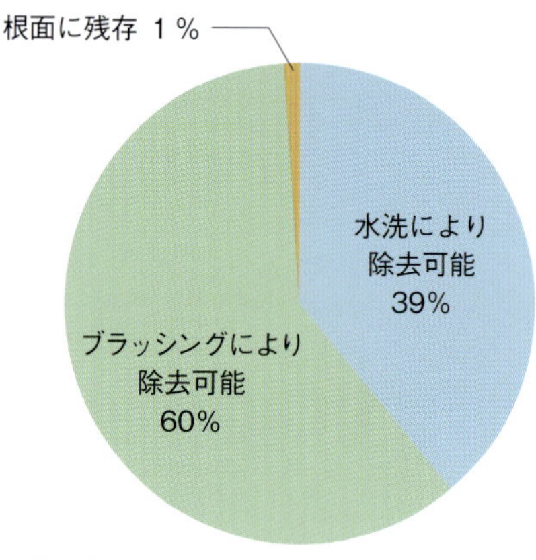

図❶　歯周病罹患歯の根面の内毒素（LPS）の分布。歯周病に罹患した歯の抜歯を行い、1分間水洗し、さらに1分間エンジンを使用したブラッシングを実施した結果、39％が水洗で、60％がブラッシングで除去された（参考文献[3]より引用改変）

経験と感覚

超音波スケーラーの利点は、フェザータッチで使用するため術者の疲労が少ない、側方圧を加える必要がないなどが挙げられる[1]。また、超音波スケーラーの根面削除量や表面粗さは、チップの振動数、出力、使用圧、使用方向などに影響されることが報告されている。

しかし、使用部位に合わせた適切な振動数や使用方向などは明記されているが、使用圧に関しては“フェザータッチで”との記載のみで、具体的な圧が記入されていることは少ない。そのため、フェザータッチは羽でなでるような操作と例えられるが、経験と感覚に依存した操作となることが少なくない。

最適な使用圧の重要性

いくつかの報告から、超音波スケーラー使用時の“フェザータッチ”は、40～90g[2]と考えられる。圧をかけすぎると、根面にダメージを与えるとともに、振動のパワーがうまく伝達されず、機種によっては振動が停止してしまうこともある。また、過剰な使用圧が加わると、本来の超音波の振幅を制御し、音が聞こえなくなることもある。したがって、使用中の音の変化にも注意する必要がある。

最適な使用圧（フェザータッチ）で使用することにより、歯面の状態を正確に触知しやすくなり、振動のパワーを最大限に生かすことができ、安全に処置を行える。

以前はおもに歯肉縁上歯石の除去に用いられていた超音波スケーラーであるが、近年では歯肉縁下用の細いチップが開発され、より効率よく歯肉縁下のバイオフィルムを除去できるようになってきている。

歯周炎に罹患した歯のセメント質には、細菌由来の内毒素が入り込んでいるという根拠にもとづき、セメント質を徹底的に除去する「ルートプレーニング」という治療が確立されていた。しかし、歯周病罹患歯の抜去歯を用いたMooreら[3]の研究により、内毒素はセメント質に浸透しているというよりも、ほとんどがセメント質の表層に局在していることが示された（**図1**）。つまり、歯周治療で必要なのはセメント質の除去ではなく、プラークや歯石を根面から除去することと考えられる。

これらのことからも、手用スケーラーに比較し、歯質の削除量の少ない超音波スケーラーをフェザータッチで使用することにより、より侵襲の少ない処置が期待できる。

【参考文献】

1）沼部幸博：超音波スケーラーの現在. 日歯周誌, 57：49-52, 2015.
2）和泉雄一, 他（編）：ザ・ペリオドントロジー 第2版. 永末書店, 京都, 2014.
3）Moore J, et al.: The distribution of bacterial lipopolysaccharide (endotoxin) in relation to periodontally involved root surfaces. J Clin Periodontol, 13: 748-751, 1986.

45/100 3章 歯周基本治療 ③SRP

SRPで滑沢にした根面は、そうでない根面より細菌が付きやすいか

東京歯科大学 微生物学講座 石原和幸

根面の滑沢化と細菌の付着

スケーリング・ルートプレーニング（SRP）は、歯周病治療に必須な処置である。SRPにおける根面の滑沢化の効果については、以前から解析が行われている。

イヌの犬歯を使用し、歯石除去のために設計されたダイヤモンドポイントで、注水下、20,000～30,000rpmでSRPを行ったものと、手用スケーラーで行ったものを比べた解析では、電顕観察による処置後の面はダイヤモンドポイントのほうが粗く、根面に形成されたプラークの面積は手用スケーラーでSRPを行ったほうが低くなっており、滑沢な面のほうがプラークの付着が低いことを報告している[1)]。

また、ウシの歯を研磨して表面を均一化した試料に対し、手用スケーラー、超音波スケーラー、YAGレーザーによる処理後に、それぞれの表面の粗さを比較した結果では、手用スケーラーによる処理後が最も粗いという結果であった。それぞれの処理面への *Streptococcus sanguinis* の付着については、手用スケーラーが他のグループに比べて優位に高く、表面の粗さと菌数の間に中等度の相関が認められていた[2)]。

歯周炎で抜去したヒトの歯を用いた解析では、グレーシー型キュレットでルートプレーニング後、ダイヤモンドをコートしたキュレット（Intensiv PerioDiaCurette）で研磨して表面を比べたところ、研磨を加えた歯面のほうが滑沢で、*Streptococcus gordonii* の付着が少ないことが報告されている[3)]。

これらの結果から、細菌の付着については、根面がスムースであるほうが、細菌の付着は少ないと考えられる。

根面の滑沢化とSRPの効果

SRPで根面を滑沢化する目的として、治癒の阻害に働く細菌の付着の抑制、根面に付着した内毒素の除去が挙げられる。SRPの効果という点からの解析では、効果については表面の違いによって差がないという報告がある[4)]。また、内毒素の除去の点については、電子顕微鏡による解析で、セメント質にはそれほど内毒素が認められない[5)]、歯石除去に必要な手用スケーラーのストロークが平均9.5回であり、それによって残存内毒素量は十分に低下しているという報告もある[6)]。

これらの点を勘案すると、処置時にSRPで根面を滑沢にしたほうがSRPの効果が高いかについては、十分なエビデンスがあるとはいえず、今後の検討が必要である。

【参考文献】

1）Leknes KN, et al.: J Periodontol, 65: 303-308, 1994.
2）Ota-Tsuzuki C, et al.: Photomed Laser Surg, 27: 735-741, 2009.
3）Eick S, et al.: Clin Oral Investig, 17: 397-404, 2013.
4）Oberholzer R, et al.: J Clin Periodontol, 23: 326-330, 1996.
5）Hughes FJ, et al.: J Periodontal Res, 23: 100-106, 1988.
6）Cadosch J, et al.: J Periodontal Res, 38: 229-236, 2003.

SRP後の菌血症のリスクと予防法

東京歯科大学　微生物学講座　石原和幸

口腔細菌と菌血症のリスク

口腔は上皮で覆われ、口腔細菌はこのバリアの外に定着している。しかし、これが破綻すると、細菌が組織内に侵入するとともに、場合によっては菌血症を起こす。

慢性歯周炎では、歯肉溝上皮が炎症によって潰瘍形成などを起こし、バリア機能を失っている。スケーリング・ルートプレーニング（SRP）は、この破綻した上皮に接する歯面の沈着物・細菌の除去を行うため、菌血症のリスクを伴う。

Kinaneら[1]は、何もしていない条件下でも、菌血症を認めた歯周炎患者が存在し、SRPによって菌血症が2倍程度(23%)まで増加することを示している。また、一過性に血液中に流れ込んだ細菌は、通常、宿主の免疫機構によって処理される。しかし、場合によっては細菌性心内膜炎を起こすこともある[2]。さらに、患者が先天性心疾患、人工弁置換術後など、心臓に問題がある場合、そのリスクが高い。さらに近年では、持続性の菌血症と、動脈硬化症の関連の可能性も報告されている[3]。

菌血症の予防

「感染性心内膜炎の予防と治療に関するガイドライン」[4]では、先天性疾患や弁膜疾患を含む感染性心内膜炎の発症が高いとされる患者の外科処置では、1時間前に抗菌薬を内服することを推奨している[4]。SRPの場合、他の外科処置よりも菌血症のリスクは低い場合が多いが、処置と患者の状態によっては、菌血症のリスクが抜歯と同程度の場合もあり得る。

菌血症の予防としては、第一に、術前の口腔清掃状態を改善することが必須である。これを示すものとしては、SRP前と処置中のポビドンヨード洗浄によって菌血症が減少したことが報告されている[5]。さらに、リスクが高い場合は、ガイドラインに従って抗菌薬の予防投与を検討する必要がある。アジスロマイシンを処置3日前に投与することにより、スケーリング後の菌血症を有意に減少させた報告もある[6]。

以上の点から、処置前の口腔清掃状態の改善と、症例によっては抗菌薬の予防投与を行うことがSRPの菌血症予防に効果的であると考えられる。

【参考文献】
1）Kinane DF, et al.: J Clin Periodontol, 32: 708-713. 2005.
2）Fowler Jr. VG, et al.: Principle and practice of infectious diseases, 7th, Mandell GL, et al. eds, Churchill Livingstone, New York, 2000: 1067-1112.
3）石原和幸：心冠動脈疾患．中原 泉，他（編著）：口腔と全身疾患 歯科医療は医学を補完する．クインテッセンス出版，東京，2009：148-154.
4）宮武邦夫，日本循環器学会，他：感染性心内膜炎の予防と治療に関するガイドライン(2008年改訂版)．http://www.j-circ.or.jp/guideline/pdf/JCS2008_miyatake_h.pdf
5）Sahrmann P, et al.: J Clin Periodontol, 42: 632-639. 2015.
6）Morozumi T, et al.: J Periodontol, 81: 1555-1563. 2010.

47/100　3章　歯周基本治療　③SRP

SRPは動揺度が増しているときに行ってもよいか

日本大学松戸歯学部　歯周治療学講座　高井英樹

動揺度が1度以上ある歯に対するSRPは、Millerによる歯の動揺度の判定基準によって治療方針を決定する。歯の動揺が軽度～中等度（1～2度）であり、歯肉にあきらかな炎症を認める場合、フレミタス（歯の接触法によって咬合時に突き上げを感じる）や早期接触を認めても、まず、口腔清掃指導およびスケーリングを徹底し、その後、SRPを行うことでその炎症を改善させる。再検査後に早期接触を認めたら、歯槽骨吸収や歯周組織付着の破壊を予防するために、咬合調整を行うべきである。

また、歯の動揺度が3度の場合、動揺歯が脱臼するおそれがあるので、歯肉の炎症の有無に関係なく、暫間固定および咬合調整によって咬合の安定を図り、その後、SRPにてその炎症を改善すべきである。

歯の動揺度の検査

歯は、正常な場合でも力を加えるとわずかに動揺する。これを「生理的動揺」という。歯の動揺度は、歯を支えている歯周組織の量と質によって変化する。たとえば、歯周疾患によって真性歯周ポケットの形成や歯槽骨の吸収が生じ、歯を支持する歯根膜の量が減少すると、歯の動揺は増加する。一方、咬合性外傷や炎症によって歯根膜や歯肉の線維が変性し、質的に低下しても歯の動揺は増加する。とくに、早期接触などによって咬合性外傷が生じると歯根膜が影響を受けるので、動揺の増加は著しい。

歯の動揺度の測定は、臨床的にはピンセットを用い、前歯は切縁を挟み、臼歯は咬合面の小窩に先端を押し当てて動かし、そのときの力の強さと歯の動き具合で判定する（**図1**）。判定基準は、Millerの動揺度（**表1**）が広く採用されている。この他、「機能的診査法」として、指先を歯の唇面に軽くあてがい咬合（咬頭嵌合位）させ、そのときに上下の歯が接触して動揺する状態を触診する方法（フレミタス）がある。この方法は早期接触など、咬合の検査法として用いられる。

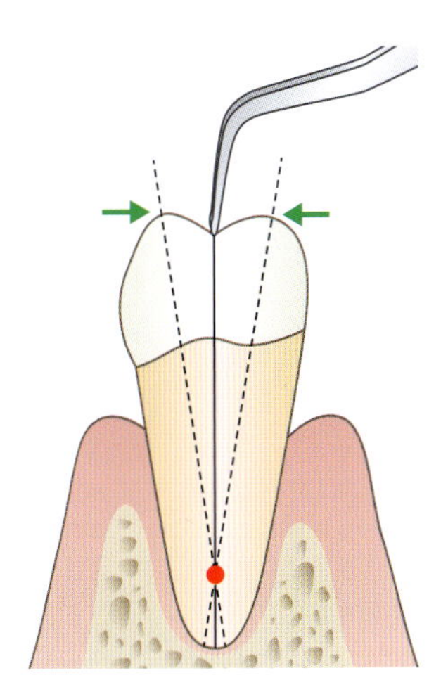

図❶　歯の動揺度の測定

表❶　Millerによる歯の動揺度の判定基準

0度	生理的動揺	生理的動揺の範囲（0.2㎜以内）
1度	軽度の動揺	唇（頬）舌方向にわずかに動揺を認める（0.2～1.0㎜）
2度	中等度の動揺	唇（頬）舌方向に中等度に、近遠心的にわずかな動揺を認める（1.0～2.0㎜）
3度	重度の動揺	唇（頬）舌、近遠心方向だけでなく、歯軸方向にも動揺を認める（約2.0㎜以上）

48/100 3章 歯周基本治療 ③SRP

歯周基本治療後に歯肉退縮し、知覚過敏が生じた際の処置方法

日本歯科大学新潟生命歯学部 歯周病学講座
清水 豊 佐藤 聡

表❶ 基本的な象牙質知覚過敏への対応（プラークコントロールに加えて）［参考文献[1]より引用改変］

象牙質知覚過敏への対応	処置法
象牙細管の閉鎖	フッ化物塗布 シュウ酸カルシウム イオン導入 など
象牙芽細胞の突起や細胞自体を変性凝固	ホルマリン グルタールアルデヒド 硝酸銀 など
象牙質の直接被覆	コンポジットレジン充塡 ボンディング剤 グラスアイオノマー修復 など

スケーリング・ルートプレーニング（SRP）などの歯周治療により、一過性に知覚過敏を生じることがある。これは、歯周炎によって腫脹していた歯肉が退縮し、歯根面が口腔内に露出することや、歯根面へのSRPによってセメント質が除去され、象牙質が露出することに起因するものが多い。象牙質表面から歯髄内部の神経終末への刺激伝達は、象牙細管内溶液の移動による動水力学的機序によって発現する可能性が高いと考えられている。

基本的な対応法

象牙質知覚過敏への対応は、十分なプラークコントロールによって露出した歯根面を清潔に保ち、象牙細管開口部の再石灰化を図ることが重要である。そのうえで、知覚過敏抑制剤の塗布による象牙細管開口部を封鎖･狭窄させる方法が有効である（**表1**）。用いられる薬剤には、フッ化ナトリウムやシュウ酸カルシウム、グルタールアルデヒド、メタクリル酸などがある。また、患者に知覚過敏を抑制する成分（乳酸アルミニウムや硝酸カリウムなど）を含んだ歯磨剤を使用してもらう方法も有効である。さらに、半導体レーザーやEr：YAGレーザーの応用も行われている。

これらの治療法により、数週間で症状が消退することが多く報告されているが、即効性に乏しいときもあるため、患者への説明は欠かせない。なお、効果が認められず疼痛が激しい場合には、抜髄処置を行うこともある。

発症の予防法

歯周治療中に象牙質知覚過敏を発症させないためには、適切な口腔衛生指導によるプラークコントロールの確立が不可欠である。また、根面を損傷するような過度のSRPは避けるべきである。良好なプラークコントロールの確立は、プラーク内の細菌による生物学的な刺激を取り除くだけではなく、急激な歯肉退縮を防ぐことにも繋がる。さらに、強い圧でブラッシングを行っていないか、適切なブラッシング方法の確認も必要である。

SRPでは、歯石や汚染されたセメント質の除去だけでなく、健全なセメント質を取り除いてしまうようなオーバーインスツルメンテーションや、同一部位に対するインスツルメンテーションを繰り返し行わないように注意しなければならない。また、知覚過敏の発症には、ブラキシズムが関与している場合があるため、病因の鑑別が必要である。

【参考文献】

1）吉江弘正，伊藤公一，村上伸也，申 基喆（編）：臨床歯周病学 第2版．医歯薬出版，東京，2013.

歯周病患者への抗菌療法の適応症と投薬のタイミング

日本歯科大学新潟生命歯学部　歯周病学講座
高塩智子　佐藤 聡

歯周治療の基本はプラークコントロールであり、ブラッシングやスケーリング・ルートプレーニング（SRP）などの物理的方法ならびに抗菌薬を用いた化学的方法、両者の併用に分類される。本項では、どのような場合に抗菌療法を行えば効果的であるのか、また抗菌薬の選択について紹介する[1)]。

抗菌療法の適応症

プラークコントロールが良好で、SRPを行っても十分に改善しない治療反応性の悪い症例や、Supportive Periodontal Therapy（SPT）が良好に維持されているにもかかわらず、歯周ポケットの深化がみられる難治性の症例などに有効である。再評価後、再SRPと抗菌療法（経口投与や歯周ポケット内投与）を併用する。SPT期に、SRPを行わず抗菌薬の歯周ポケット内投与のみを行って有効性のある報告はみられるが、エビデンスは不十分である。

年齢に対して歯周組織破壊が著しい中等度以上の歯周炎症例は、初回のSRPや歯周外科治療と抗菌療法を併用する対象となる。細菌検査に基づいて実施すると、より効果的である。外傷性咬合の関連により、局所的に深い歯周ポケットを有する症例では、外傷性因子の除去後、抗菌療法が必要とされる場合には抗菌薬の歯周ポケット内投与を行う。

生体防御機能の低下している症例、喫煙者を含む免疫機能低下症例や糖尿病を有する症例、あるいは虚血性心疾患症例の一部では、初回のSRPや歯周外科治療と抗菌薬の経口投与を併用する対象となる。また、ハイリスク症例については、菌血症予防を目的として抗菌薬の術前投与の対象となる。

歯周膿瘍には抗菌薬の歯周ポケット内投与が有効で、2％歯科用ミノサイクリン歯科用軟膏がとくにRed complex（*Porphyromonas gingivalis*、*Treponema denticola*、*Tannella forsythia*）に効果的である。急性時の炎症および発熱やリンパ節腫脹を伴う場合は、抗菌薬の経口投与が適応となる。

抗菌薬投与の選択

最後に抗菌薬の種類とその特徴を**表1**に示す。偏性嫌気性グラム陰性桿菌にはβ－ラクタム系が有効であり、*Actinomyces actinomycetemcomitans*にはニューキノロン系が効果的である。マクロライド系は、抗菌力は低いが、少量長期投与による治療は難治性慢性炎症疾患に対して良好な成績を得ている。

【参考文献】
1）日本歯周病学会（編）：歯周病患者における抗菌療法の指針2010. 医歯薬出版, 東京, 2011.

表❶　抗菌薬の種類とその特徴

系統名		薬剤名	一般名	特徴
β-ラクタム系	合成ペニシリン系	サワシリン、アモキシシリン	アモキシシリン	広い抗菌スペクトル *P.g.*、*T.f.*、*P.i.* などの偏性嫌気性グラム陰性桿菌に対して抗菌力を示す。副作用が少なく、抗菌療法の候補として望ましい。抗菌力は高いが、持続時間は短いため、分割投与が重要
		ビクシリン	アンピシリン	
		バラシリン	レナンピシリン	
		ペングット	塩酸バカンピシリン	
	セフェム系	フロモックス	塩酸セフカペンピボキシル	
		セフゾン	セフジニル	
		オラセフ	セフロキシムアキセチル	
		バナン	セフポドキシムプロキセチル	
マクロライド系		クラリス、クラリシッド	クラリスロマイシン	*P.g.* に対する抗菌力は高いが、β-ラクタム系と比較すると抗菌力は低い。バイオフィルム破壊および形成阻害作用があり、組織移行性に優れる
		ジョサマイシン	ジョサマイシン	
		ジスロマック	アジスロマイシン水和物	
ニューキノロン系		ガチフロ	ガチフロキサシン水和物	*A.a.* に対する抗菌力が高く、侵襲性歯周炎では第一選択となることがある。一般的には第二選択である
		クラビット	レボフロキサシン	
		タリビッド	オフロキサシン	

50/100 3章 歯周基本治療 ③SRP

薬液などを用いた歯周ポケット内洗浄は効果があるのか

日本大学松戸歯学部 歯周治療学講座 目澤 優

歯周ポケット内洗浄は、抗菌薬の歯周ポケット内投与（LDDS）や経口投与とともに化学的な歯肉縁下プラークコントロールに分類され、歯周基本治療中、あるいはメインテナンス期間中の歯周ポケット内細菌のコントロールに応用される。超音波スケーラーやシリンジで洗口液を歯周ポケット底部まで注入し、歯肉縁下の洗浄による細菌抑制を目的とする。

成熟したバイオフィルムは薬液の抗菌成分が浸透しにくく、深部の細菌を殺菌できない。殺菌効果が高くても、浸透性の低い薬液はバイオフィルム内部まで浸透しないため、効果を期待できない。よって、歯周ポケット内洗浄で使用する薬液は、殺菌力と浸透性の高いものを選択する必要がある。

薬液の種類と特徴

使用する薬液に含まれる代表的な殺菌成分は、グルコン酸クロルヘキシジン（CHX）、塩化セチルピリジニウム（CPC）、塩化ベンゼトニウム（BTC）、トリクロサン（TC）、イソプロピルメチルフェノール（IPMP）などが用いられる。バイオフィルムは陰性に帯電しており、陽性に帯電しているCHX、CPCおよびBTCは、その表面に吸着できる。しかし、浸透性が低いため、内部に浸透できない。一方、中性のIPMP（エッセンシャルオイル）は、バイオフィルム内部にまで浸透して殺菌できる（**表1**）[1]。

CHXは歯面に吸着して長時間作用するため、プロフェッショナルケアでバイオフィルムを除去した後に使用すると、再付着の抑制効果を期待できる(**図1**)。スケーリング・ルートプレーニング（SRP）との併用で臨床的効果が認められるが、歯周ポケット内洗浄のみではその効果は限定的である。薬液を用いた歯周ポケット内洗浄は補助的なものであり、SRPを行う前に歯肉縁上のプラークコントロールを確立させておくことが重要である。

【参考文献】

1）Foster JS, et al.: Effects of antimicrobial agents on oral biofilms in a saliva-conditioned flowcell. Biofilms, 1: 5-12, 2004.

表❶ 洗口液の特徴

成 分	特 徴	製 品
グルコン酸クロルヘキシジン（CHX）	• 陽イオン性化合物 • グラム陽性菌に対して効果が強い • 抗菌スペクトルが広い	コンクールF（ウエルテック） バトラーCHX洗口液（サンスター）
塩化セチルピリジニウム（CPC）	• 陽イオン界面活性剤 • プラーク付着抑制効果や歯肉炎の抑制はCHXに劣る	ガムデンタルリンスナイトケア（サンスター）
塩化ベンゼトニウム（BTC）	• 陽イオン界面活性剤 • 即効性があり、一般細菌に対して消毒効果が高い • 抗菌スペクトルは狭い	ネオステリングリーン（日本歯科薬品）
トリクロサン（TC）	• 有機塩素化合物 • 結核菌および緑膿菌を除くグラム陰性菌に対して静菌作用がある	サンスターDo（サンスター）
イソプロピルメチルフェノール（IPMP）	• フェノール系の消毒剤 • 中性である • すみやかにバイオフィルム内部に浸透し、殺菌する • 殺菌力はCHX、CPC、BTC、TCに劣る	リステリン（ジョンソン・エンド・ジョンソン）

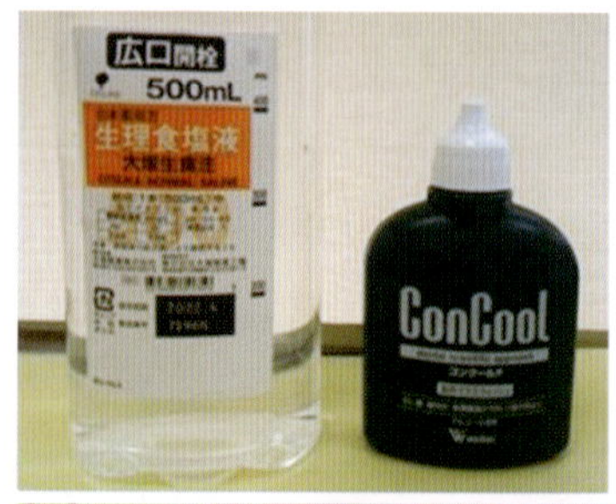

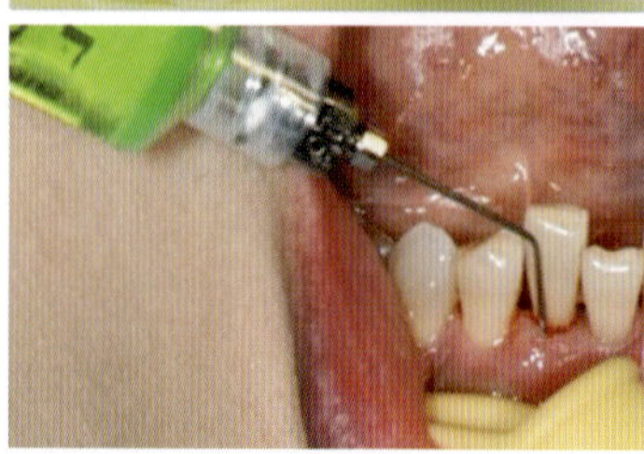

図❶ 洗口液（コンクールF：0.05% CHX含有）を使用した歯周ポケット内洗浄。SRP後、生理食塩水で希釈したコンクールF（生理食塩水25～50mL中に5～10滴）を使用し、バイオフィルムの再形成を予防する

column 01 歯周病とアンチエイジング

近年、歯周病と全身疾患との関連性が科学的に追究され、歯周病が糖尿病や誤嚥性肺炎、心臓疾患、脳血管疾患、早産・低体重児出産、骨粗鬆症などと密接に関係していることがあきらかにされている。

また、これらの全身疾患を抱えることによって歯周病が悪化し、十分に咀嚼できなくなると、消化・吸収にも悪影響を及ぼして全身の健康を害する。また、表情筋の衰えなど、審美的な影響も現れ、老け顔になって若々しさが失われてしまう。このように、歯周病は口腔内にとどまらず、全身の健康や若々しさにも関与していると考えられる。

◆

日本人の４大死因である「がん」、「脳梗塞」、「肺炎」、「心筋梗塞」のなかで、脳梗塞と心筋梗塞はいずれも血管の寿命が短くなることによって惹起される。血管は、年齢とともにしなやかさが失われ、血管の壁が厚く狭くなり、動脈硬化が起こりやすくなる。動脈硬化は、年をとれば誰にでも起こるが、個人差が大きい。本来ならば100年以上もつはずの血管も、喫煙や不規則な食生活、運動不足、肥満などによってどんどん老化し、寿命が早まってしまう。

最近の研究では、歯周病も血管の寿命を縮める原因の一つであることがわかってきた。重度の歯周病では、歯周病原細菌や炎症性因子が歯肉の血管をとおして全身の血管へと入り込み、動脈硬化の引き金になるという。実際に、動脈硬化を起こした血管を調べてみると、その３割から歯周病原細菌が見つかるといわれている。加えて、歯肉でつくられた炎症性因子は、血管のしなやかさを失わせる原因にもなるとされている。

◆

近年の研究で、歯周病の治療で歯肉の症状が改善すると、全身の血管のしなやかさも回復するという報告もある。つまり、歯周病の予防は血管の若さを保ち、アンチエイジングに繋がるといえるのではないだろうか。　［若林健史］

51/100　3章　歯周基本治療　④骨欠損への対応

自然挺出の促し方

埼玉県・斉田歯科医院　斎田寛之

自然移動（自然挺出）という現象

炎症を惹起している歯は、その炎症部位から逃れるように自然移動していく。食片圧入による炎症によりコンタクトが離開する現象は、誰でも一度は遭遇しているに違いない。とくに垂直性の動揺を伴う歯は、垂直的に自然移動していき、これを自然挺出ともいう。

自然挺出で骨欠損の平坦化

垂直性の動揺を伴う歯は自然挺出を来す。このような歯は早期接触していることが多く、そのまま放置をすれば咬合性外傷と歯周炎の併発で、骨欠損が重度に進行する。まずは早期接触を除去するように咬合調整をし、その後の挺出分も予測して少し多めに対合歯とクリアランスを設けることで、患歯はさらに挺出していく。

自然挺出による歯の移動は付着の移動を伴う。つまり、術前に10㎜の歯周ポケットがある歯が３㎜挺出したとすると、それだけで歯周ポケットは７㎜に減少する。骨が添加されているわけではないが、自然挺出に伴い、骨欠損は平坦化する。

症例１（図１、２）

近遠心で骨や付着レベルに差がある症例では、垂直的に挺出するだけではなく、骨欠損から逃げるように傾斜しながら自然挺出が起こる。この現象をうまく利用することにより、骨欠損を浅くするだけではなく、歯軸を改善させることもできる。

本症例は、近心に垂直性骨欠損がある7|に自然挺出を促した。近心に骨欠損があるため、歯根膜は遠心のほうが多く、遠心の付着に引っ張られるように遠心方向に傾斜しながら挺出が起こった。これにより、近心傾斜していた7|は自然に歯軸の改善がみられた。

症例２（図３～５）

◉自然挺出の促し方（タイミング、期間、適応症）

自然挺出は多くの場合、動揺度が２～３度、一般的にはホープレスと判断されるような歯に行うことが多い。患者の同意が得られれば、早期接触（外傷性咬合）の除去を目的として、比較的早期に咬合調整を行う。できるだけ歯髄は残して行うが、やむを得ず抜髄することもある。

自然挺出は、炎症が強いときにどんどん起こるので、最初のうちは１～２週おきにチェックして咬合調整を行う。知覚過敏が起こった場合は、ボンディング材を塗布するなどして、その改善に努める。

自然挺出は、抜歯・非抜歯の判断として行うこともある。垂直性動揺がある歯で、抜歯か保存か迷ったときは、まずは咬合性外傷の除去を目的に自然挺出を促し、次第に動揺の収束がみられるようなら保存に努める。2、3ヵ月経過しても動揺の改善がまったくみられないときは抜歯する。

SRPは、ある程度動揺の収束がみられてから行うようにする。炎症の消退を待ってからSRPを行ったほうが、オーバーインスツルメンテーションを防げることと、多少なりとも挺出させることにより、ポケットが減少し、確実なSRPが行いやすくなる。SRPをせずに挺出だけさせているときは、徹底的なプラークコントロールが必要となる。

自然挺出（自然移動）をうまく利用することにより、骨欠損を改善に向かわせることができる。抜歯か保存かの判断に迷ったら、まずは自然挺出を促すことで歯の保存の可能性を広げたい。

症例1

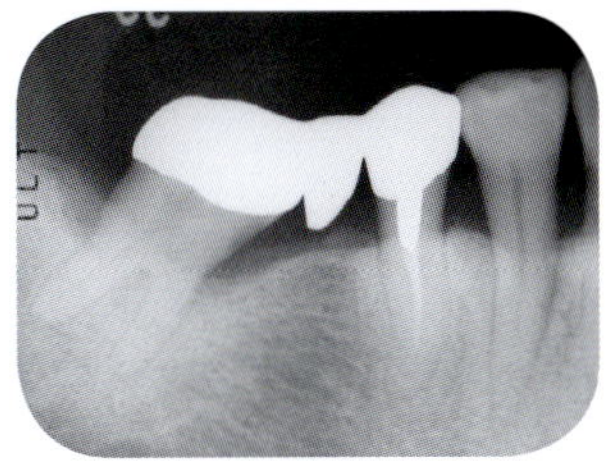

a：2008年６月

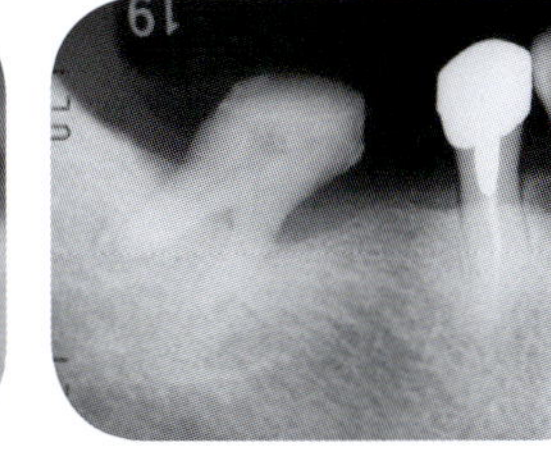

b：2009年１月

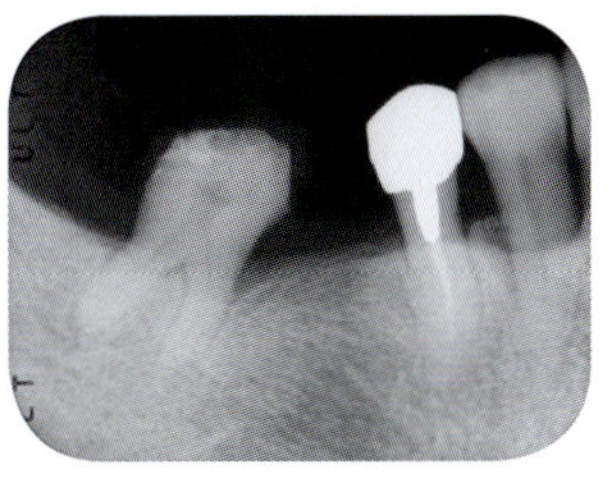

c：2009年６月

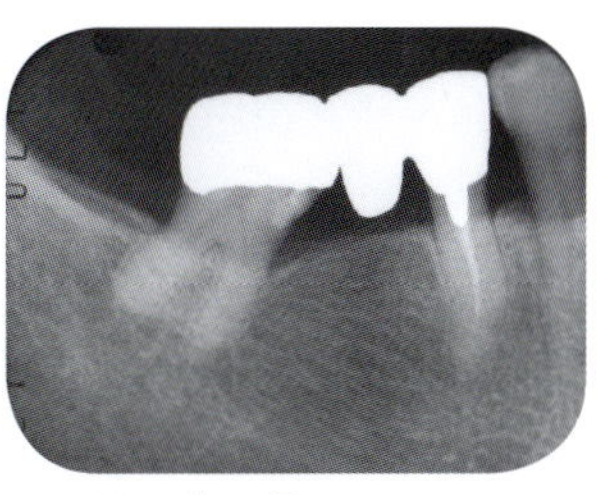

d：2017年７月

図❶　56歳、女性。7|周囲には４壁性の骨欠損と深い歯周ポケットが存在した。ブリッジを除去すると、7|には垂直的な動揺が存在していた。生活歯であったため、即時重合レジンにて低いキャップを作り、しばらくプラークコントロールと並行して自然挺出を促した。ある程度の挺出がみられ、挺出スピードが遅くなったところでSRPを行い、歯周基本治療で骨欠損は改善した。現在、初診から９年が経過するが、歯周組織は安定している

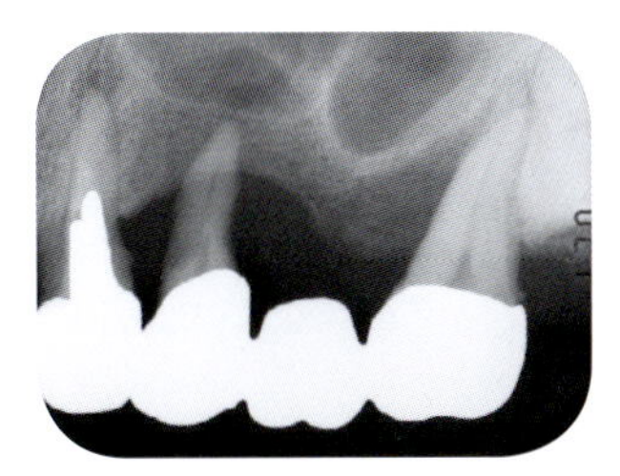

a：2008年６月

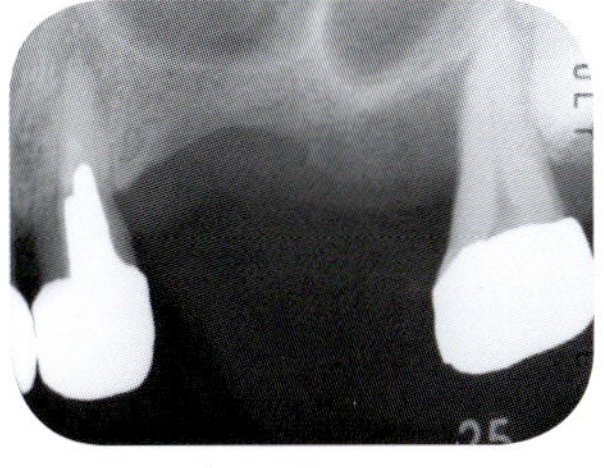

b：2008年11月

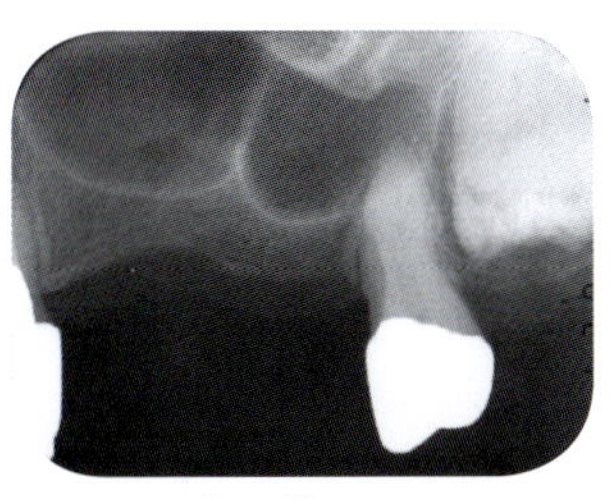

c：2017年７月

図❷　|7は初診時近心部には10㎜を超える深い歯周ポケットが存在した。対合がなかったこともあるが、ブリッジを除去してしばらく放置すると、遠心の歯根膜に引っ張られて遠心に自然移動した

症例2

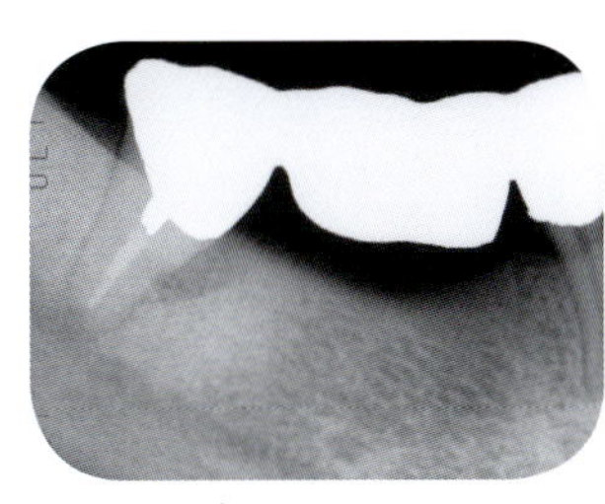

a：2005年２月

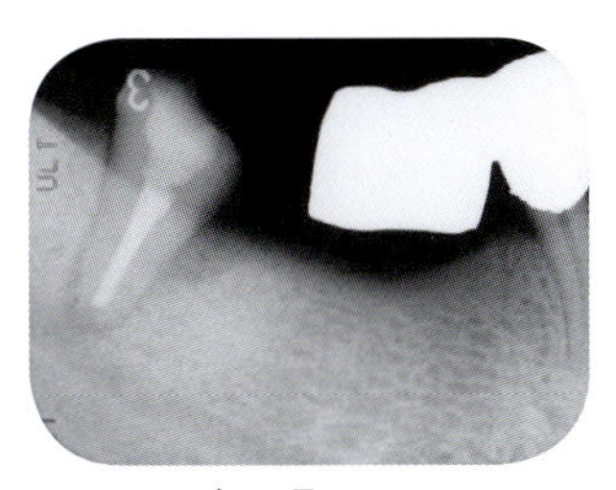

b：2005年８月

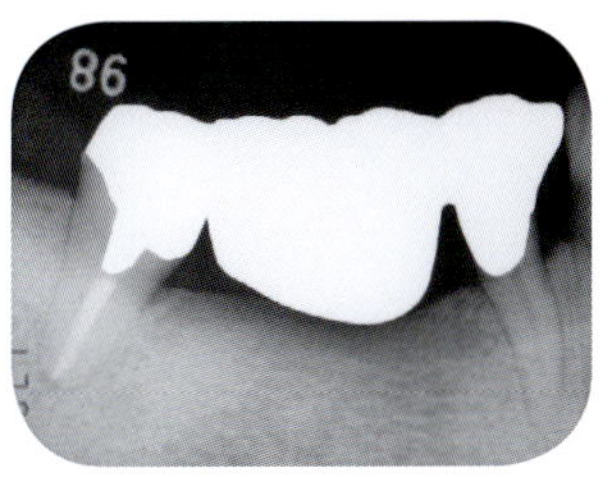

c：2007年10月

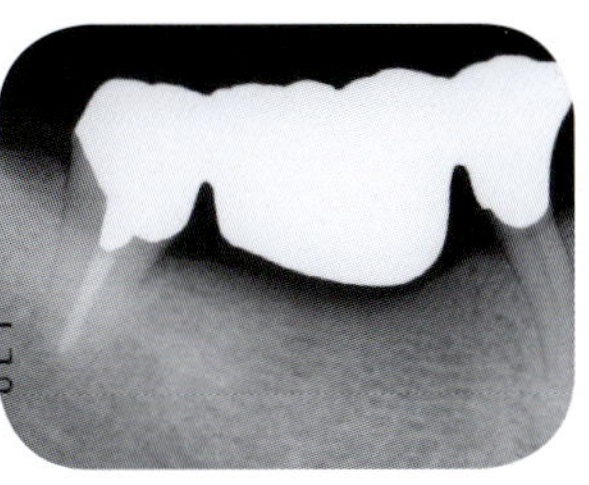

d：2017年３月

図❸　47歳、女性。7|近心には、深い歯周ポケットと骨欠損が存在した。ブリッジを切断すると２～３度の動揺が存在したため、根管治療の必要もあり、7|には自然挺出を促した。歯周基本治療後（b）には、7|は挺出とともに遠心の歯根膜に引っ張られ、歯がわずかにアップライトしていることがわかる。動揺の収束を確認した後、歯周基本治療後に残った歯周ポケットに対して歯周外科を行ったところ、近心の骨欠損は改善した。現在、初診から12年が経過するが、良好に経過している

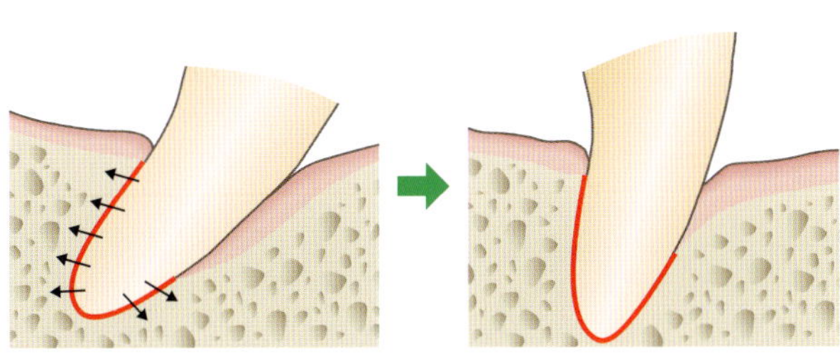

図❹　症例２の自然挺出の図解。歯根膜量の多い側に引っ張られながら挺出する。この動きを理解できると、とくに最後臼歯部に多い近心の骨欠損に対してうまく自然挺出を促すことにより、骨欠損だけではなく、歯軸の改善も意図的に達成できる

3	8	7	4	3	8	7	8	10	4	2	3
3	5	7	6	2	6	10	2	3	8	2	4
7			6			5			4		

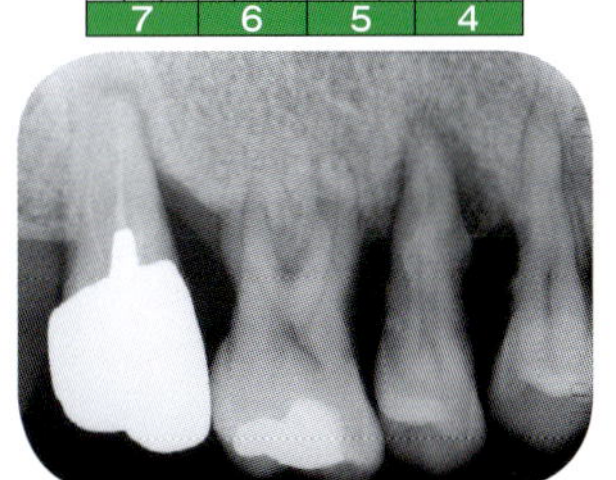

a：2005年２月

3	3	3	3	3	3	3	2	3	3	2	3
3	2	3	3	2	3	3	2	3	3	2	3
7			6			5			4		

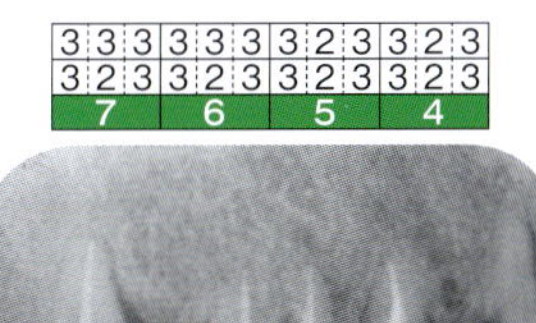

b：2017年３月

図❺　5|は生活歯であったが、自然挺出のために歯冠をカットして保存に努めた。このときは保存可否の判断の意味もあった。いまであれば、抜髄はしないかもしれない。歯根を取り囲むような重度の骨欠損が存在しても、自然挺出を促して安静にさせることで、周囲の歯周組織は安定してくる。初診から12年経過した現在も良好に経過している

LOTによる骨欠損の改善

埼玉県・斉田歯科医院　斎田寛之

骨欠損の原因は歯周病だけではない。歯肉縁下う蝕やパーフォレーション、歯根破折（クラックなど）などによっても起こる。骨欠損に遭遇したときに、その原因を冷静に判断する必要がある。当然、う蝕やパーフォレーションが原因の骨欠損に歯周治療を行っても、骨欠損の改善は望めない。

歯周病ではない骨欠損の改善はLOT

う蝕やパーフォレーション、歯根破折が原因で起きた骨欠損を修復することはできない。そこで、限局矯正（LOT）によって付着の移動を起こして骨欠損を平坦化し、メインテナンスしやすくすることが治療の目標となる。

右下水平破折症例（図1）

根尖まで至らない歯根破折では、LOTによって骨欠損の平坦化を目指し、歯の保存に努める。近遠心的な付着量の差が著しくなければ、骨欠損の反対側の付着は多少犠牲になるが、骨欠損底の付着を歯冠側に移動させることで歯周ポケットを減少させ、クラウンレングスニング（CL）によってさらなる骨の平坦化を図り、メインテナンスしやすい環境を作って補綴処置を行う。

右下水平破折症例

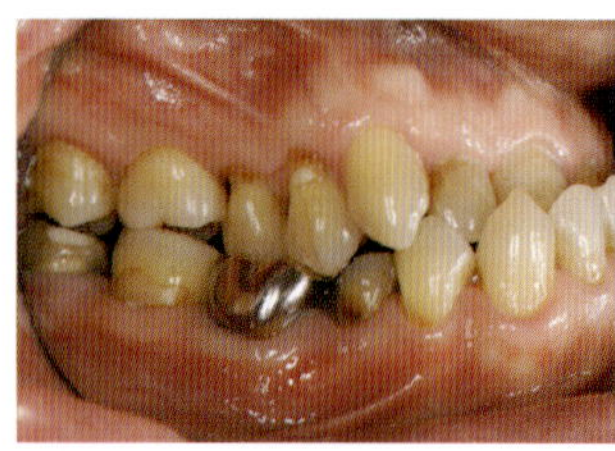

図❶a　2012年９月

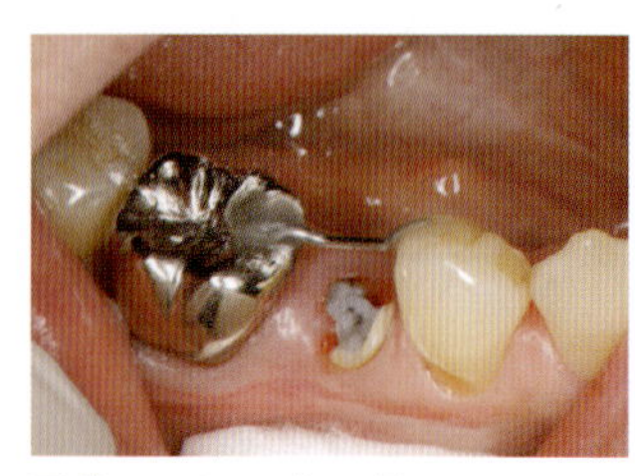
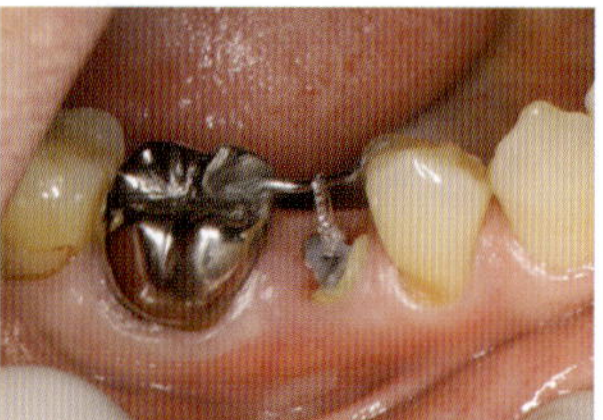
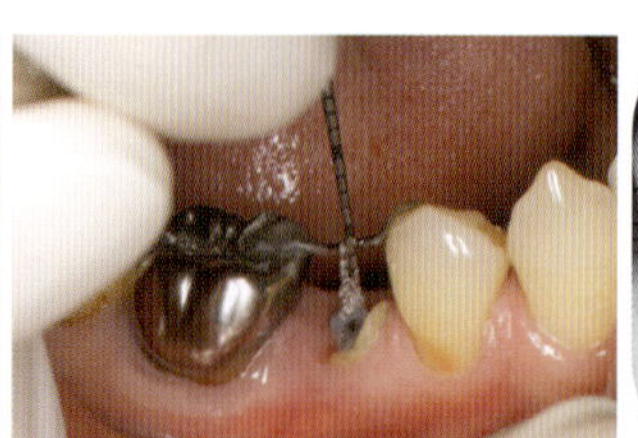
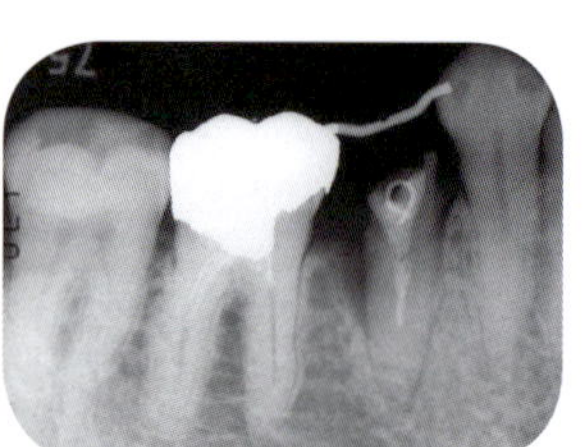

図❶b　2013年２月

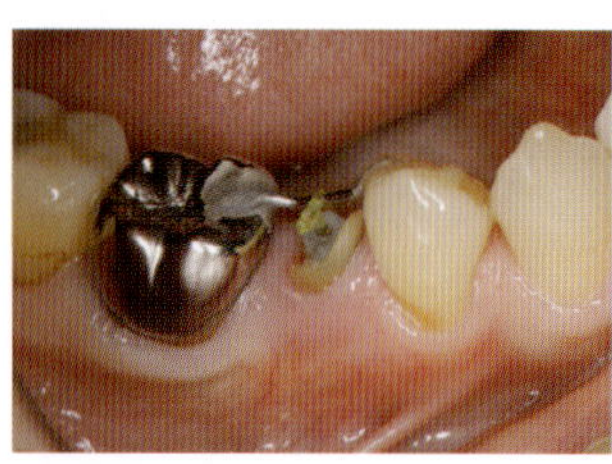
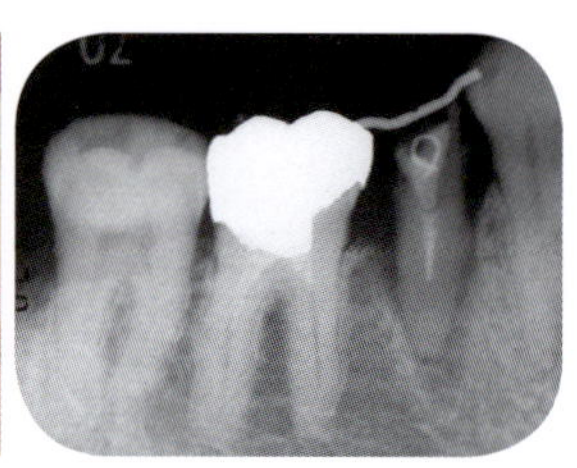

図❶c　2013年２月

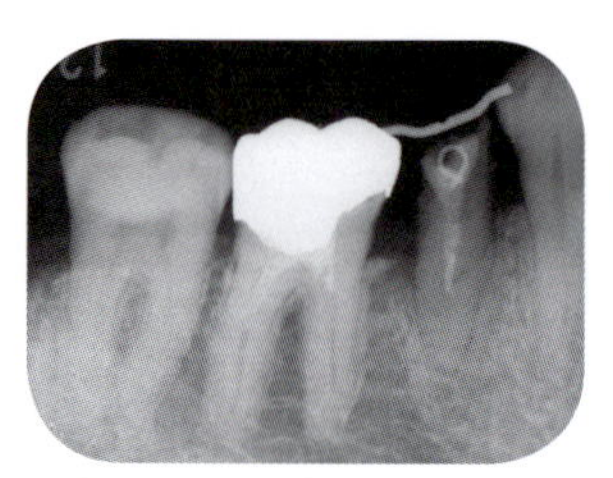

図❶d　2013年６月

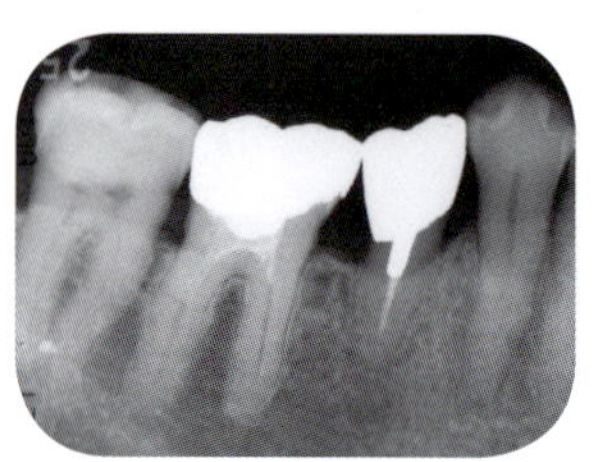

図❶e　2017年12月

図❶a～e　64歳、男性。5|に、骨縁下に及ぶう蝕とそれに伴う骨欠損が存在した。矯正的挺出とその後にセプトトミーを行って骨の平坦化を図り、その後に補綴処置を行った。う蝕で生じた骨欠損に自然挺出は起こらない。う蝕や破折で生じた骨欠損にはLOTで付着を移動させ、骨の平坦化を図る必要がある

根分岐部骨欠損症例

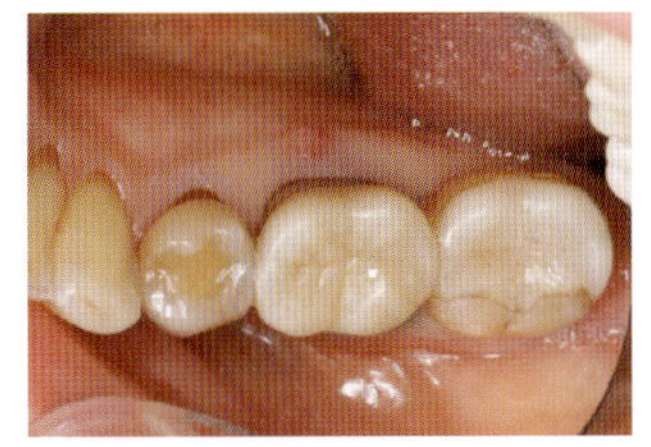
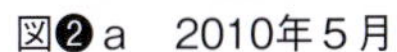
図❷a　2010年５月

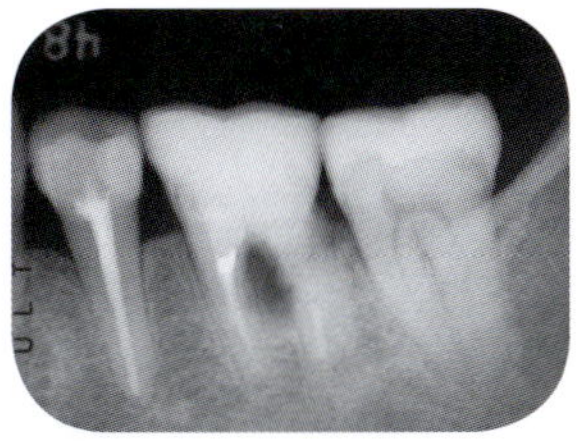
図❷b　2012年５月

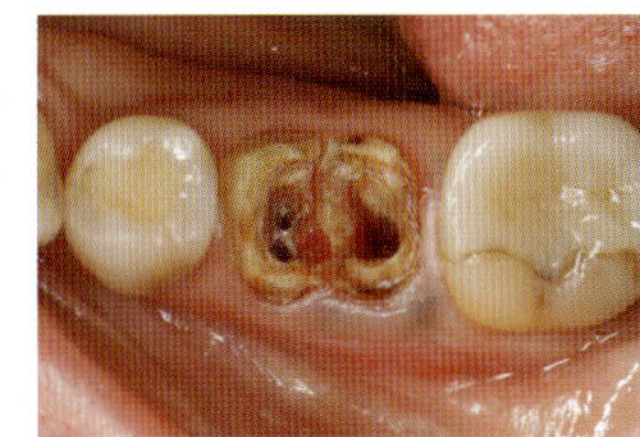
図❷c　2012年８月

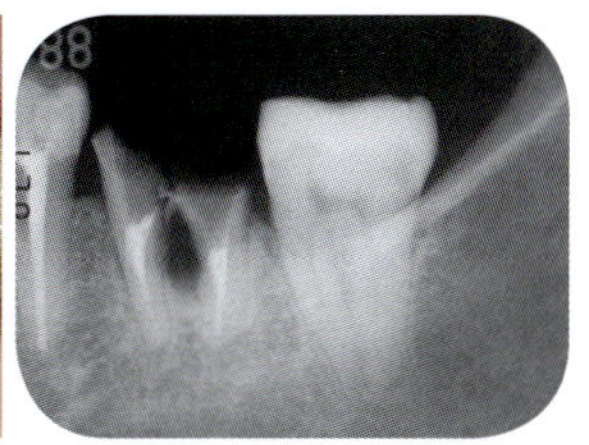

図❷d　2012年９月11日。矯正的挺出開始

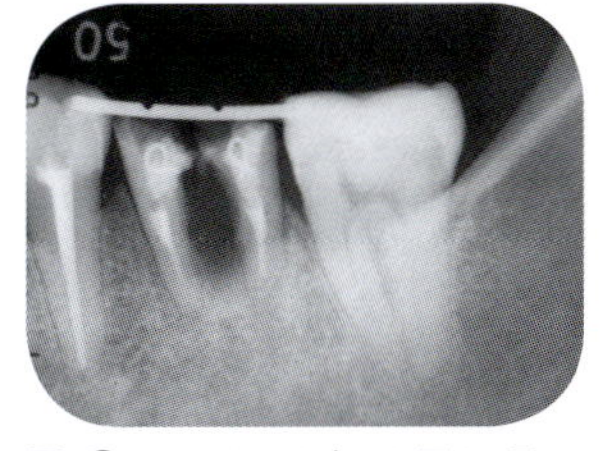
図❷e　2012年10月31日。保定開始

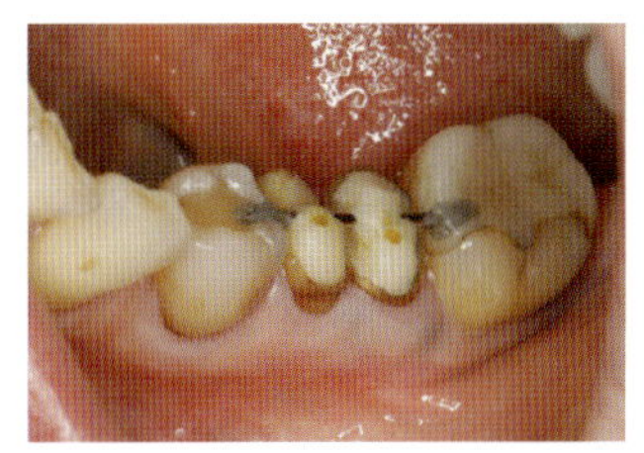
図❷f　2013年１月

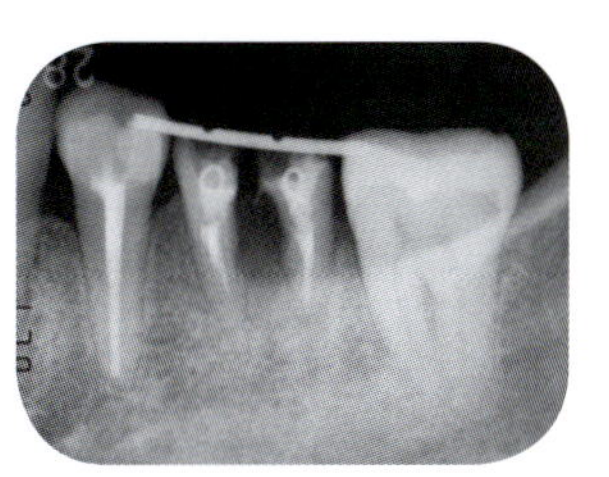
図❷g　2013年１月21日

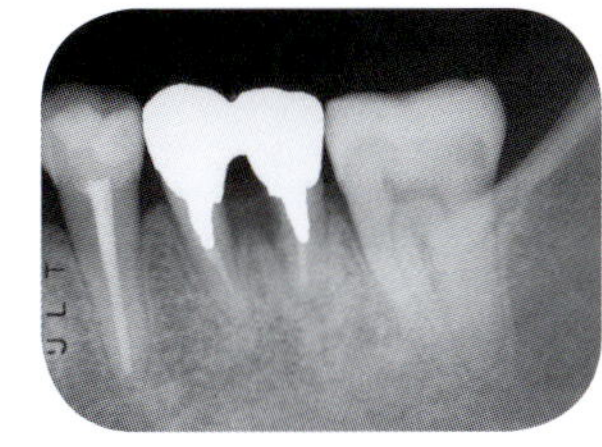
図❷h　2013年７月

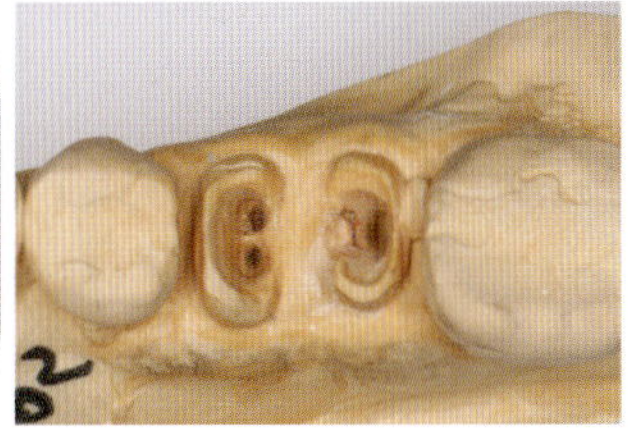

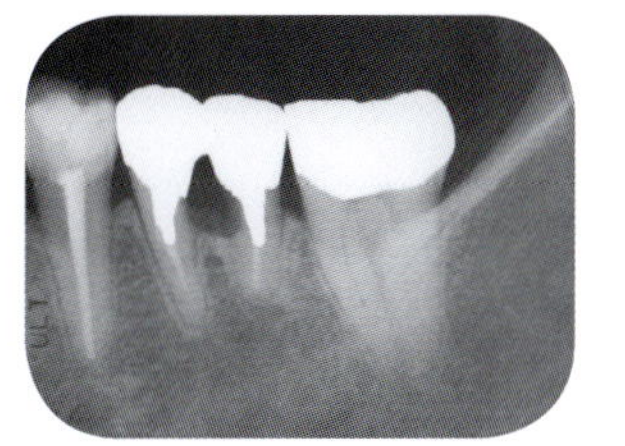
図❷i　2017年10月

図❷a～i　52歳、女性。⌐6 根分岐部の腫脹を歯周病と思い込み、その改善を主訴に来院した。デンタルＸ線写真より、⌐6 腫脹の原因は歯周病ではなく、根分岐部のパーフォレーションであることがわかる。レジンコアを外してみると、根分岐部に大きなパーフォレーションがあったため、歯根分割を行った。その後、近心根と遠心根を同時に矯正的挺出させた。この症例も、根分岐部と近遠心では付着の位置に差がある。歯根の長さも考えて、根分岐部の付着が周囲となじむように挺出量を決定し、盛り上がった近遠心の付着はクラウンレングスニング（CL）にて、骨レベルを揃えて補綴をした

根分岐部骨欠損症例（図２）

本症例の根分岐部病変の原因は歯周病ではない。デンタルＸ線写真からも、根分岐部にセメントか修復物によるパーフォレーションが確認できる。この場合も、目標はメインテナンス可能な範囲への骨レベルの平坦化である。コアを除去すると、根分岐部には破折線が見られたため、近心根と遠心根を分割して、矯正的挺出（エクストルージョン）を行った。根分岐部の付着を歯冠側に移動させ、盛り上がった近遠心の付着はCLによって骨レベルの平坦化を図る。骨レベルを完全に平坦にしなくても、メインテナンスは可能である。残存歯根膜量と動揺を考えながら、骨の削除量を決めていく。

歯周病症例におけるLOTの目的は骨のレベリング

エクストルージョンの他、LOTの方法としてはアップライトやブラケットによる矯正治療（DBS）など、さまざまあるが、目的はすべて骨のレベリング（平坦化）である。症例に応じて方法を選択すれば、どんな方法を用いてもよいと考えている。

◉

骨欠損の原因をまずはしっかりと診断し、歯周病が原因ではなく、う蝕や歯の破折などが原因による骨欠損であれば、LOTにより付着の移動をさせ、歯槽骨の平坦化など歯周組織の安定を図るべきである。

53/100

3章　歯周基本治療
⑤プロビジョナル
レストレーションの活用

歯周基本治療中のプロビジョナルレストレーションの役割

千葉県・尾崎歯科医院　尾崎 聡

プロビジョナルレストレーションの役割

歯周基本治療の目的はいうまでもなく、歯肉縁上・縁下の歯周病原性細菌の除去により、健康な歯周組織を確立することである。進行した歯周病に罹患した歯は、根分岐部やコンケーブといった複雑な歯根形態が露出し、清掃性の高い歯冠形態を付与しなければ、歯周治療は円滑に進まない。また、一度治癒しても再発の可能性が高い。よって、歯周基本治療中は歯冠形態をプロビジョナルレストレーション（以下、PR）にて模索し、清掃性の高い環境へ是正する必要がある。そして、その形態を最終補綴へ反映させることで、歯周組織の安定・維持を獲得できる。

歯周基本治療中、セルフプラークコントロール（患者自身で行うプラークコントロール）が可能で、かつ効率よく行えるよう環境を整備することが、PRの最も重要な役割だと考えている。

複根歯においては、根分岐部の解剖学的形態が清掃性を極端に悪くするため、その重要度は増す。また、清掃性の向上以前に清掃が可能かどうかを判断することも、複根歯におけるPRの役割の一つである。

清掃しやすい歯冠形態とは

歯周病罹患歯に補綴処置を施す際、とくに複根歯においては、多くのことを考慮に入れなければ清掃性の高い形態にはならない。配慮すべき事項のなかで、下記の2点をとくに重要視し、清掃性の高い歯冠形態を目指している。

①歯肉からの立ち上がり（エマージェンスプロファイル［Emergence profile］：**図1**）をどのように設定するか

②マージン付近に清掃器具が容易に到達できるスペースをいかに確保するか

図1で示すように、エマージェンスプロファイルはストレートに設定することによってプラークの過剰な停滞を防ぎ、清掃性も向上する。また、フルーティング（**図2**）を咬合面付近まで付与することにより、清掃器具がマージン付近に到達するためのスペースが十分確保され、セルフプラークコントロールを助ける。

以上を踏まえて歯冠形態を設定すれば、セルフプラークコントロールの可能かつ容易な環境が整うと考えている。この2点を念頭においてPRを製作し、これに患者のブラッシング力を加味して最終的な補綴形態を決定していく。

上顎第1大臼歯の対照的な2症例を提示し、基本治療中のPRの役割を考察する（**図3、4**）。

歯周基本治療を円滑に進めるためには、歯肉・歯槽骨の状態や歯根形態などを考慮し、PRにて清掃可能な歯冠形態を模索する必要がある。いくら形態を是正しても清掃不可能であれば、その歯が口腔内でどのような環境下にあるかによって、SPT・抜根・分割・抜歯などを選択することになる。

このように、PRは最終的にその歯がどのような歯冠形態であれば歯周組織を守れるか、模索・試行するために装着するものだと筆者は考えている。

本項では触れてはいないが、咬合接触関係も歯周組織の安定に大きく影響する。よって、咬合接触点の位置・固有咬合面の広さや咬頭展開角の設定などを、PRにて決定していくことも重要である。

【参考文献】

1）飯野文彦，大八木孝昌（編）：歯周病治療の臨床．デンタルダイヤモンド増刊号，40(5)，2015.
2）内藤正裕：臨床のヒント1 考える補綴．アースワーク，東京，2004.
3）日本歯周病学会（編）：歯周治療の検査・診断・治療計画の指針2008．医歯薬出版，東京，2009.
4）目白歯周病学研究会：「実践ペリオセミナー」講義.
5）北村和夫，岩渕博史，飯野文彦，田中晃伸，坪田有史（編）：日常臨床のレベルアップ＆ヒント72．デンタルダイヤモンド社，東京，2015.

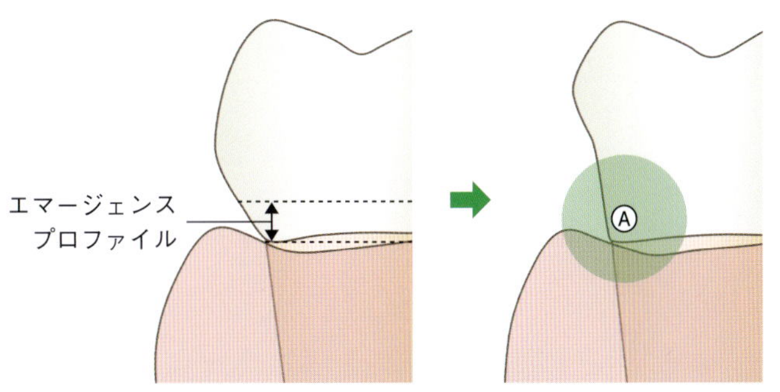

図❶　エマージェンスプロファイルとは、歯肉からの立ち上がり1㎜付近までの部分を指す。ストレートに設定することによってⒶ部のプラークの停滞を防ぐ

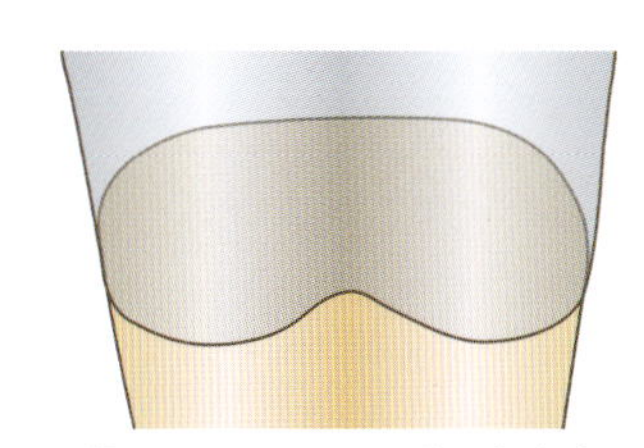

図❷　フルーティング。支台歯に陥凹がある場合、エマージェンスプロファイルをストレートに立ち上げることによって補綴物外形にも相似形に陥凹が付与される。フルーティングは、咬合面付近（歯冠長の3/4）まで延長させる

症例1

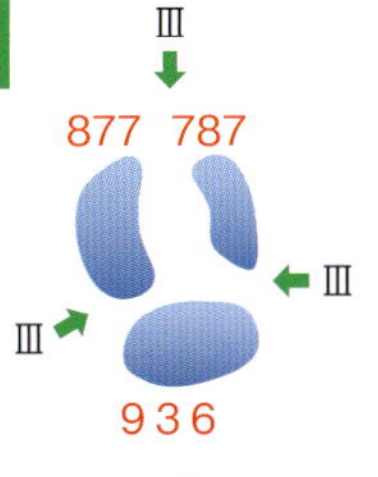

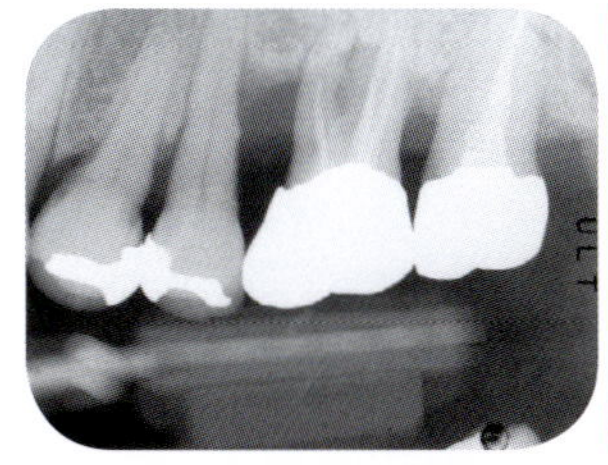

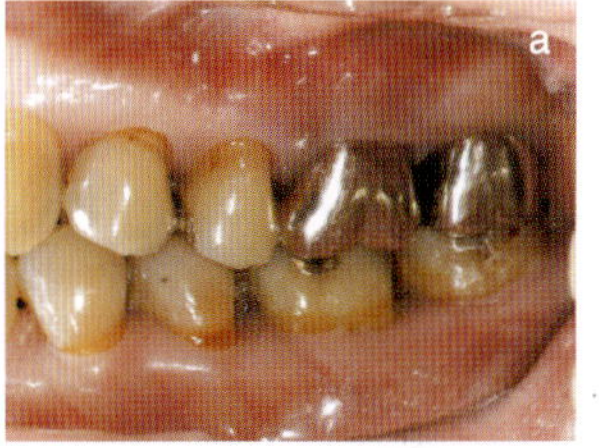

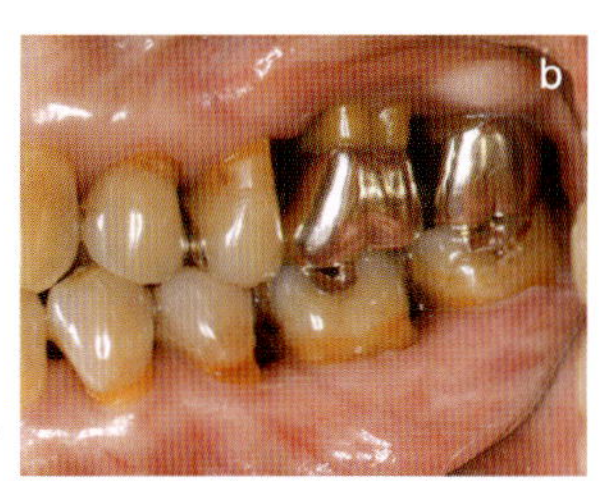

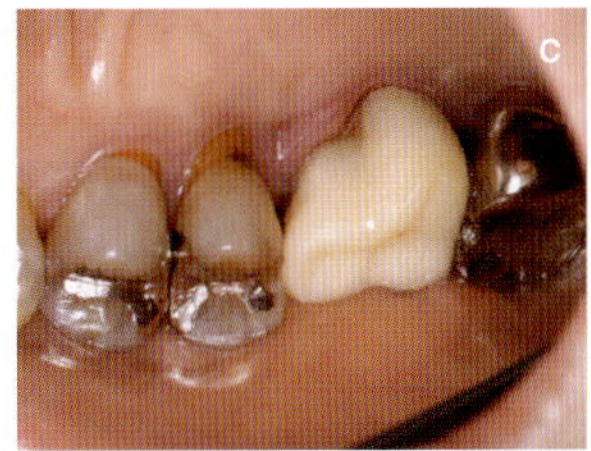

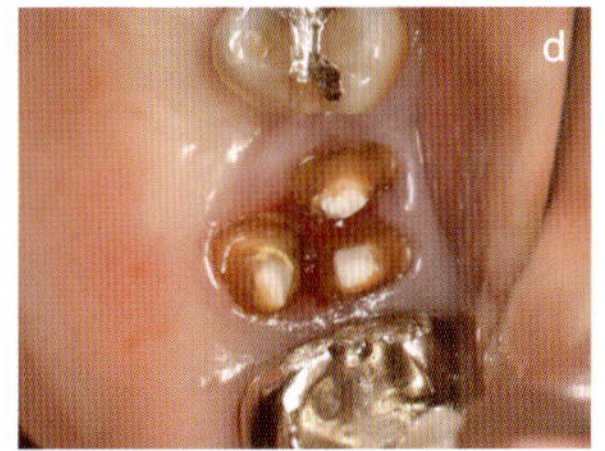

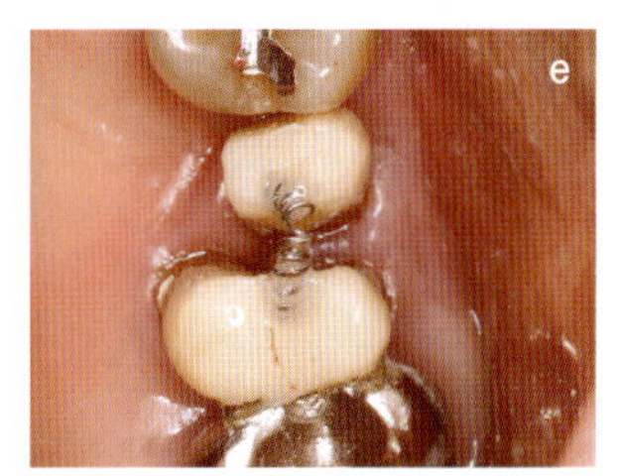

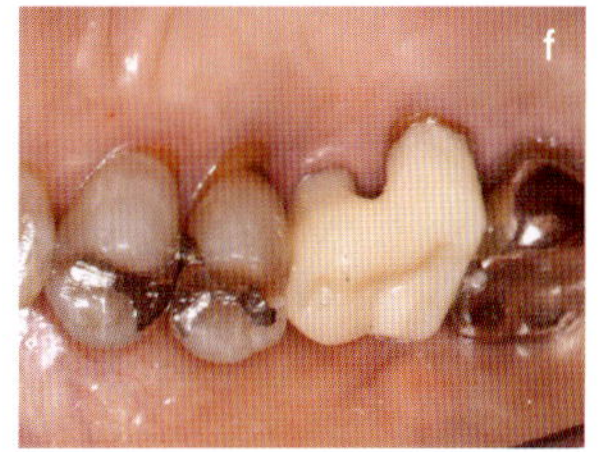

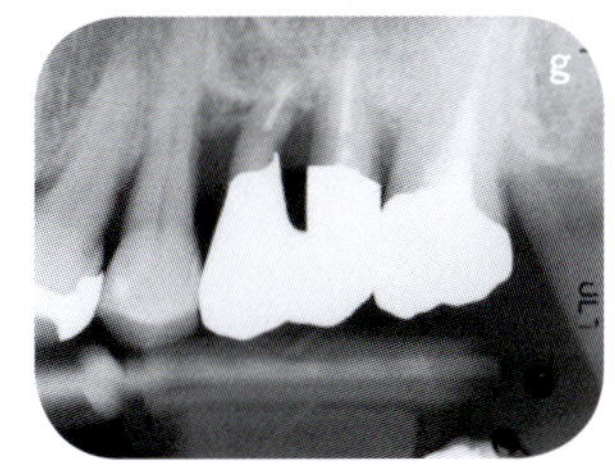

図❸　症例1。根分岐部病変Ⅲ度の|6に対する処置の経過。a、b：歯周基本治療により歯肉は収縮したが、依然、根分岐部内に炎症は残存した。c：ここでPRに置き換え、支台歯を可能なかぎり根分岐部内へ削り込んで歯冠形態を是正し、清掃性を向上させた。d：根分岐部内にプラークが停滞。この歯冠形態では清掃不可能と判断し、歯根分割を行った。e：分割した歯根間をMTMにより開き、さらなる清掃性の向上を図った。f：歯根は十分に離開し、歯間ブラシで清掃可能な環境へと改善した。g：最終補綴後3ヵ月経過したデンタルX線写真では歯槽頂線も明瞭化し、歯周組織は安定している

症例2

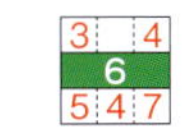

口蓋側根分岐部Ⅲ度

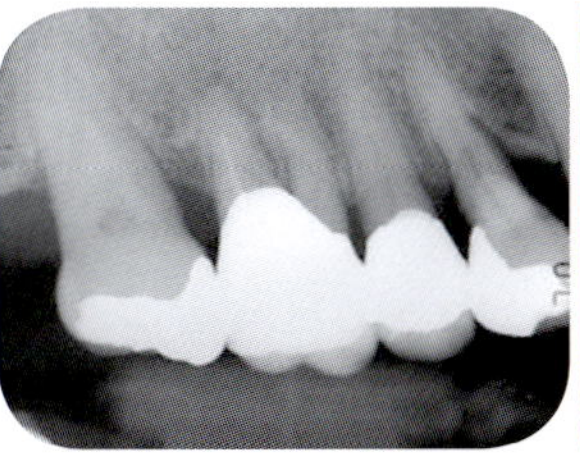

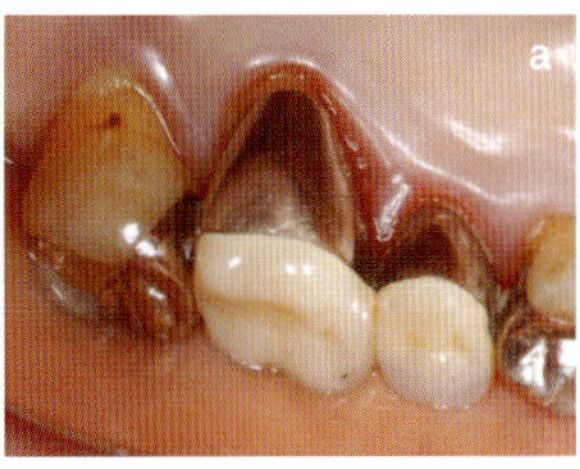

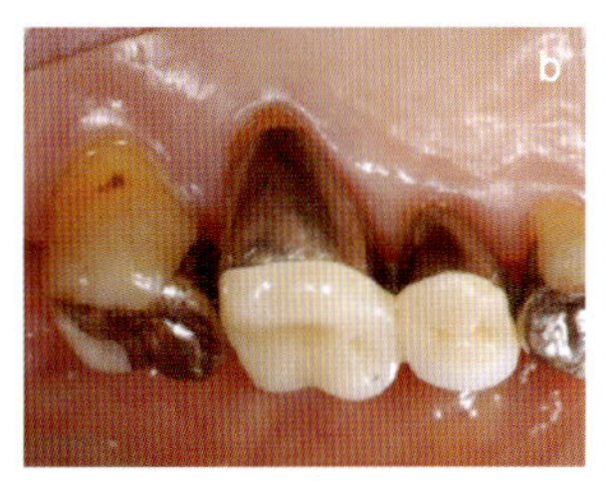

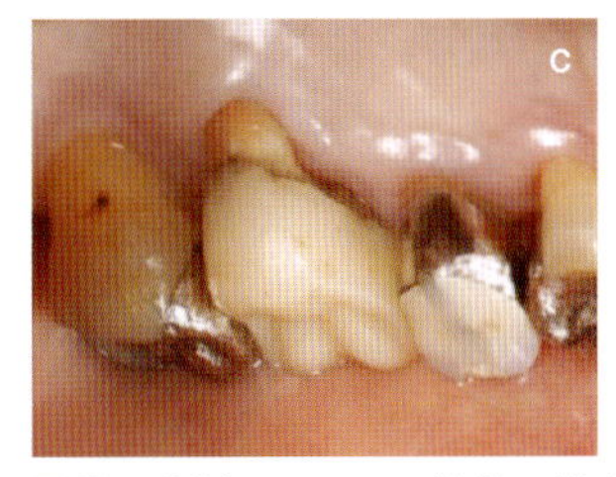

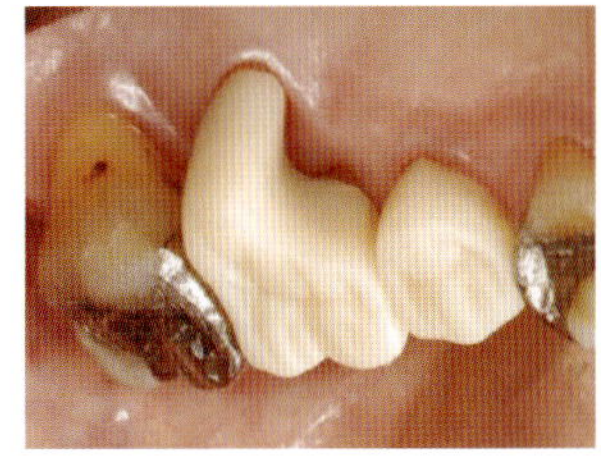

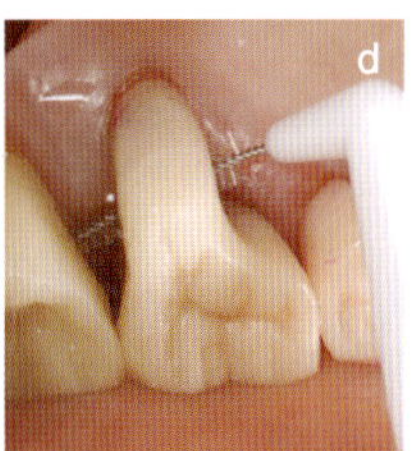

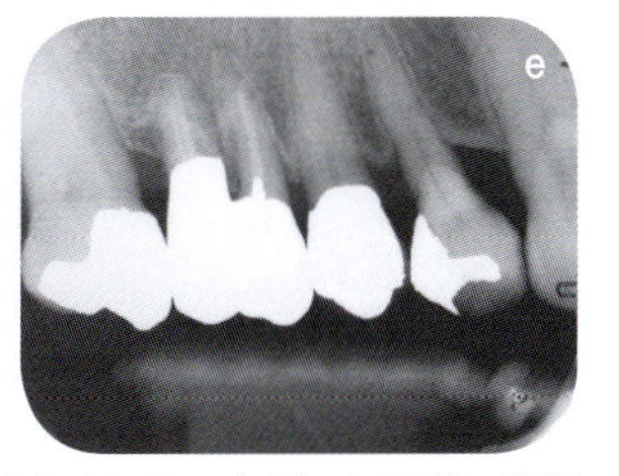

図❹　症例2。a：口蓋根に根尖付近まで及ぶ骨欠損が存在し、清掃可能な環境に整備するためには、症例1と同様に歯根分割して歯冠形態を是正する必要があると思われた。しかし、骨欠損の形態や歯肉の性状、患者のモチベーションやブラッシング力の高さを総合的に判断し、歯根分割をせずに保存することとした。b：再評価時、依然、炎症を伴った深い歯周ポケットが残存し、現在の補綴形態ではこれ以上の改善は見込めないと判断。PRに置き換えて治療を継続した。c：その後、3ヵ月経過し、歯肉の収縮がみられたが、根分岐部内の清掃は不可能であった。歯肉を軽く圧迫して貧血を起こさせながらブラッシングすることにより、厚い口蓋側歯肉のさらなる収縮を図り、根分岐部内に清掃器具が挿入できるように試みた。d：その際、支台歯を可能なかぎり根分岐部内へ削り込み、歯冠形態を是正し、清掃性を向上させた。根分岐部は完全に露出し、患者自ら歯間ブラシで清掃を行えている。e：最終補綴後3ヵ月経過したデンタルX線写真では歯槽頂線も明瞭化し、歯周組織は安定している

暫間固定による連結の範囲

福島県・いがり歯科医院　猪狩寛晶

暫間固定の役割

一般に、歯周治療によって炎症が改善されるのに伴い、歯の動揺は減少していく。しかし、支持骨量が少なく、力の問題を抱える症例では、動揺が残存することが多く、その後の修復・補綴治療に苦慮することも少なくない。このような場合、二次性咬合性外傷を防止し、咬合の安定および咀嚼機能を回復するために、連結固定を行う。また、プロビジョナルレストレーションは、歯周治療中の咬合機能と審美性を回復するために用いるが、連結の範囲を決定するための暫間固定としても、重要な役割を担っている。

固定の種類と連結の範囲

固定は、修復･補綴物による一次固定（セメンティングによる固定性連結）と二重冠方式によるコーヌステレスコープなどの二次固定（可撤性連結）に分けられる。

一次固定を行う際は、装着したプロビジョナルレストレーションから動揺の変化や咀嚼機能の回復度を評価する。動揺に改善がみられないようであれば、連結の範囲を増やしていく。この際、連結範囲が大きくなれば、力の分散によって歯周組織の安定度が増す一方、補綴精度や清掃性に影響を与える。そのため、過剰防衛的な処置にならないよう配慮が必要となる。また、破折や脱離などから、力の問題や修復・補綴物の保持・抵抗形態などを評価し、補綴設

症例

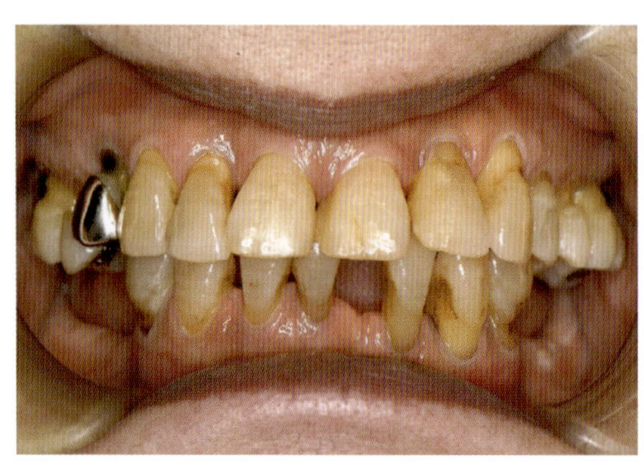

a：正面観

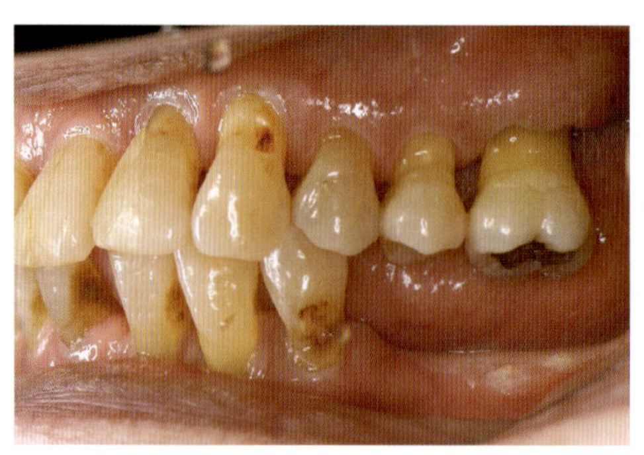

b：左側方面観

図❶a、b　66歳、女性。非喫煙者、日中のクレンチングの自覚あり。初診時（2008年３月）、多数歯にわたる動揺と歯周ポケットからの出血を認めた。大臼歯部の咬合支持が失われ、フレアーアウトした上顎前歯部の空隙には、修復処置が施されていた

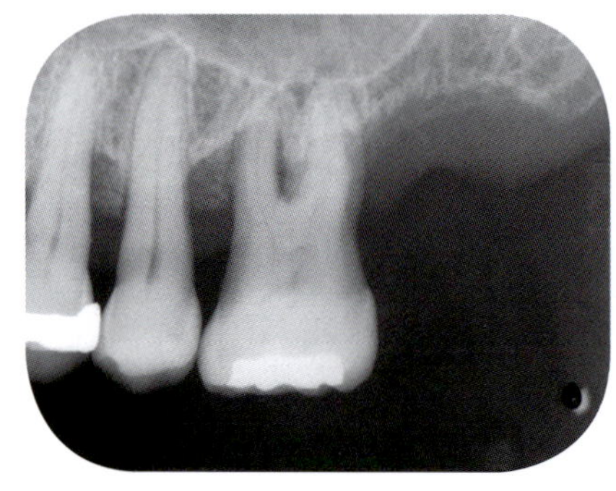

						M1			
M2						FⅢ			
3	2	3	3	2	3	3	3	4	
3	6	4	3	3	4	4	4	3	
4			5			6			FⅢ

図❶c　初診時の左上臼歯部デンタルX線写真。6 は近遠心、頰舌側ともにⅢ度の根分岐部病変を認め、口蓋根は根尖まで付着が失われていたため、分割抜根を行った

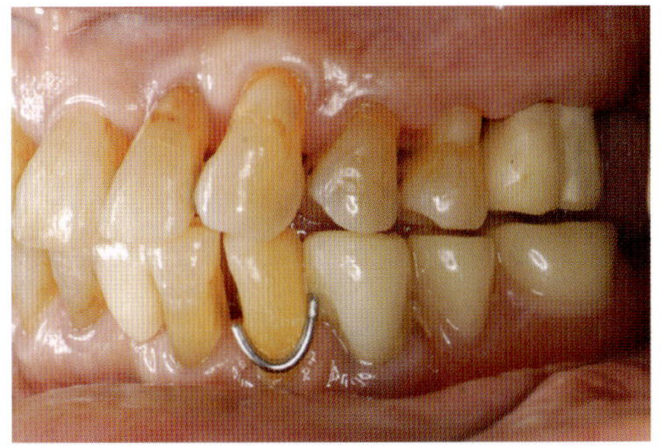

図❷　プロビジョナルレストレーション装着時、左側方面観（2010年11月）。残存した頬側２根は分割せず、まずは単冠にて根分岐部の歯冠形態を修正したプロビジョナルレストレーションを装着した。側方運動は犬歯誘導とし、臼歯部で干渉しないよう配慮した

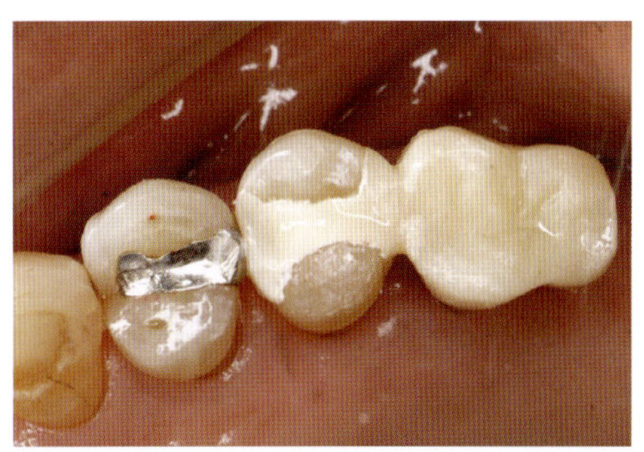

図❸　プロビジョナルレストレーション連結時、左上臼歯咬合面観（2011年５月）。対合歯が欠損しており、この部位に対しては力の問題が少ないと考えた。しかし、動揺が残存して咀嚼が心配との訴えもあったことから、⌊5 と連結して改善がみられるか、経過観察を行った

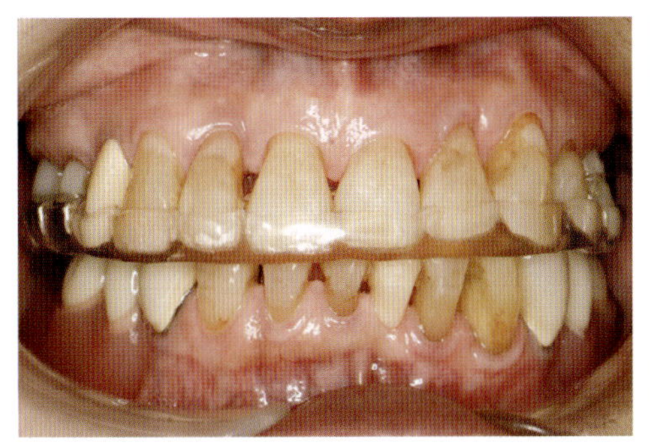

a：正面観

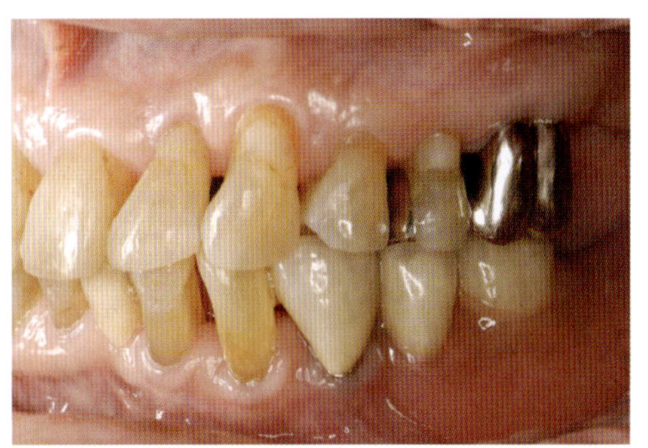

b：左側方面観

図❹　治療終了時（2011年７月）。a：前歯部のフレアーアウトに対しては、ホーレータイプ床矯正装置によるMTMを行い、夜間は歯の保定と固定を兼ねてナイトガードを装着した。b：左側は上下に装着したプロビジョナルレストレーションの評価から、⌊6 までの短縮歯列とした

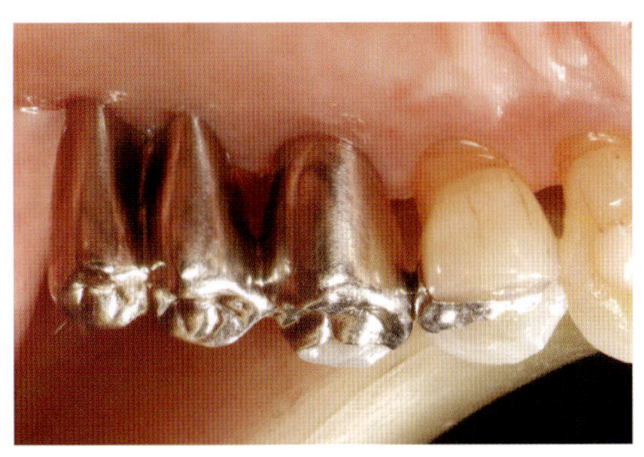

a：左上臼歯部口蓋側

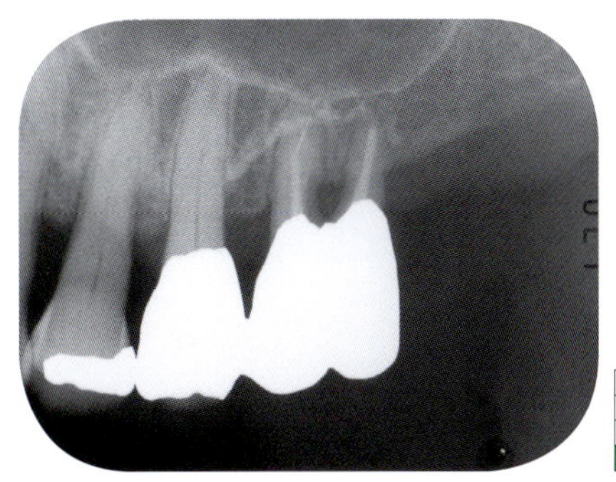

M1						FⅢ		
2	2	2	2	2	2	2	2	2
3	2	2	2	2	2	2	3	2
4			5			6		

b：左上臼歯部デンタルX線写真

図❺　術後６年３ヵ月（2017年10月）。a：根分岐部および連結部の清掃性は良好に保たれている。b：支持骨量は少なく、骨頂部の歯槽硬線は明瞭ではないものの、骨は平坦化し、連結固定の効果が得られている

計に反映させていく。

●**固定の種類と連結の範囲を決定するおもな要素**

①支持組織量（支持骨量・歯根表面積）
②歯質の状態（健全歯・生活歯・失活歯）
③欠損形態や咬合関係
④力の要素（ブラキシズムなどの有無）
⑤患者要素（審美性・咀嚼機能の要求度）

なお、ブラキシズムなどの力の問題を抱える症例においては、切削などによる不可逆的な固定を行う前に、暫間固定やオクルーザルスプリントなどを活用し、動揺の原因が炎症なのか、それとも咬合性外傷によるものかを注意深く判断していく必要がある。

最後に症例を供覧する（**図１～５**）。

【参考文献】

1）日本歯周病学会：歯周治療の指針2015．医歯薬出版，東京，2016．
2）千葉英史：歯の保存の取り組みから．歯界展望，112(1-6)：2008．

治療用義歯を用いた咬合の安定確保

東京都・鎌田歯科医院 鎌田征之

欠損を伴う重度歯周炎患者への対応

多数の予後不安歯や保存困難歯を抱えた重度歯周炎患者は、残存歯の歯冠歯根比の悪化による動揺度の増加から、咬頭嵌合位は不安定となり、咬合崩壊が助長される。さらに、欠損を伴っていれば、すでに咬合崩壊が進んでいることもある。

欠損を伴う重度歯周炎は、咬合崩壊と表裏一体といっても過言ではない。したがって、重度歯周炎患者への治療方針は、歯周病治療だけでなく、咬合の安定を目指す治療も同時に検討する必要がある。

咬合の安定確保

歯周治療を進めるうえで、咬合の安定確保と維持を行うことは重要である。咬合の安定確保ができていなければ、歯周基本治療中に二次性咬合性外傷を併発し、歯周炎の悪化や咀嚼機能障害を生じることもある。

したがって、歯周基本治療を進めるうえで、残存歯の支持組織量と動揺度、そして上下顎の歯列内配置と咬合支持の有無など、患者の咬合の安定度合いを診査（咬合診査）することは必須である。もし咬合の安定確保ができていなければ、暫間固定、またはプロビジョナルレストレーションを用いて、咬頭嵌合位の安定を確保し、治療を進めることが求められる。

治療用義歯の活用

保存困難歯を抜歯と判断した場合、またはすでに欠損を伴う重度歯周炎患者であれば、治療用義歯(プ

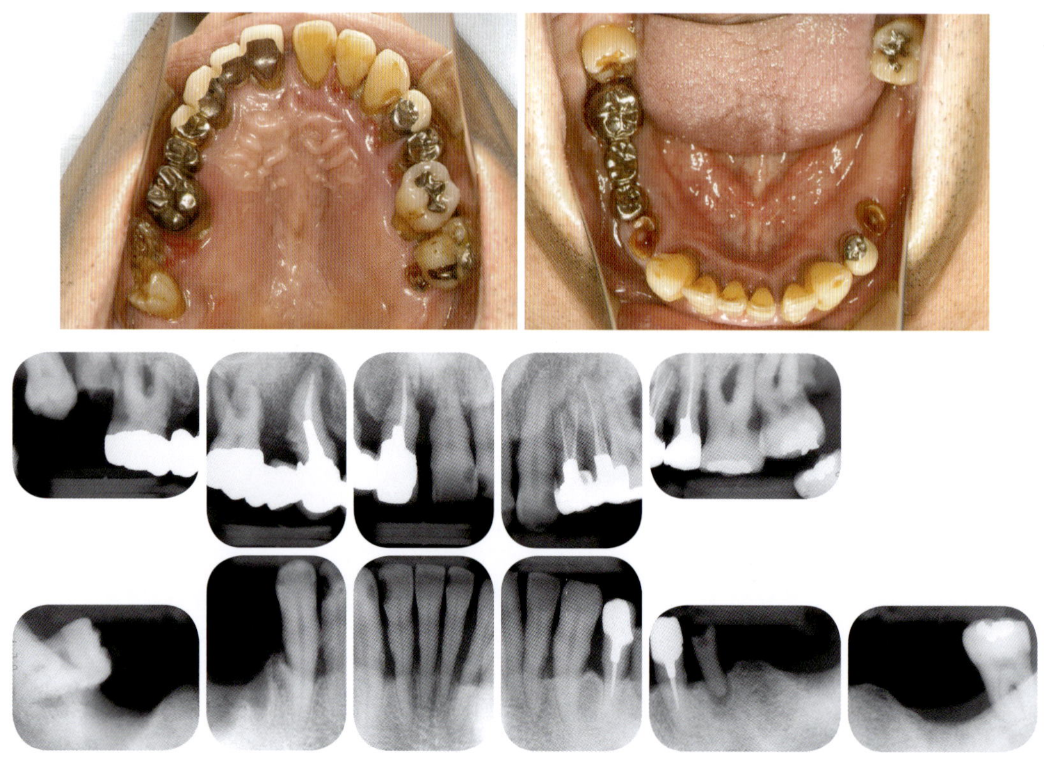

図❶ 初診時56歳の男性（2007年1月）[1]、広汎型重度慢性歯周炎、重度糖尿病、喫煙者。保存困難歯の抜歯後、治療用義歯（プロビジョナルデンチャー）にて咬合の安定確保を図り、歯周基本治療を進めていくことにした

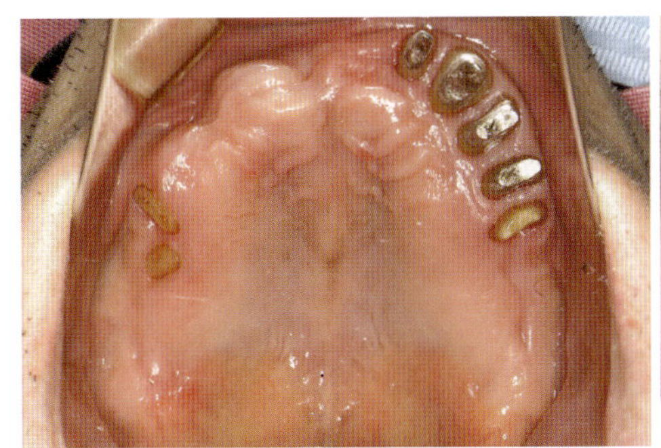
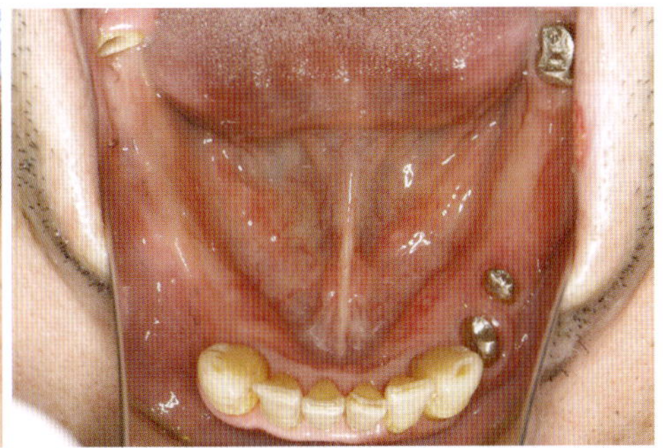

図❷　再評価時（2008年３月）。本症例を重度歯周炎症例から欠損歯列症例として整理することができ、具体的な補綴設計を決定することにした

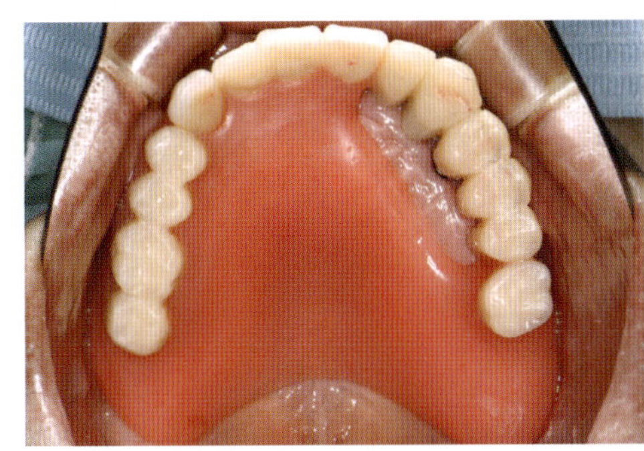
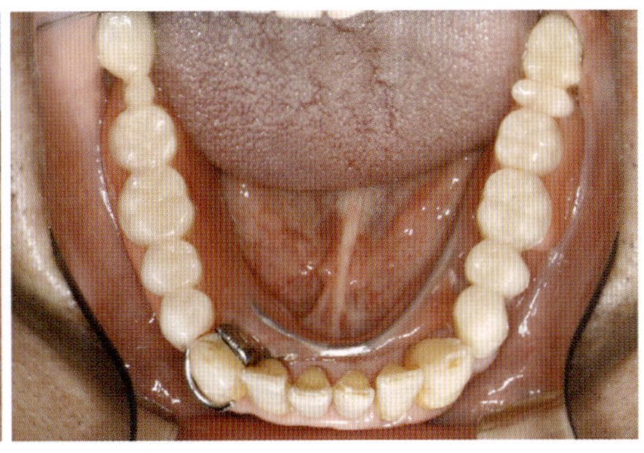

図❸　プロビジョナルデンチャーの作製（2008年９月）。上顎は総義歯形態、下顎は8|8を活用して遊離端欠損を回避したことで、咬合の安定確保が得られた

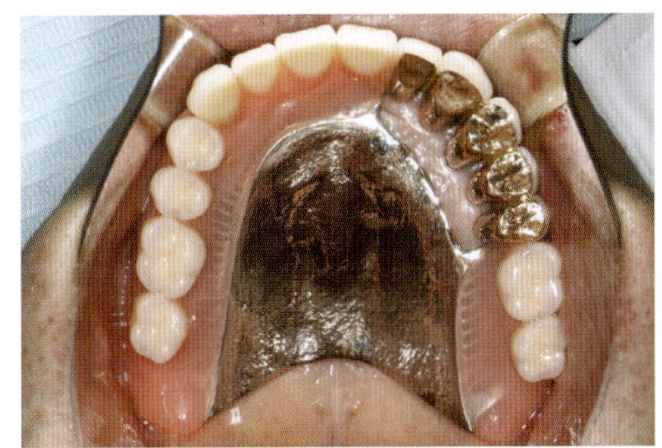
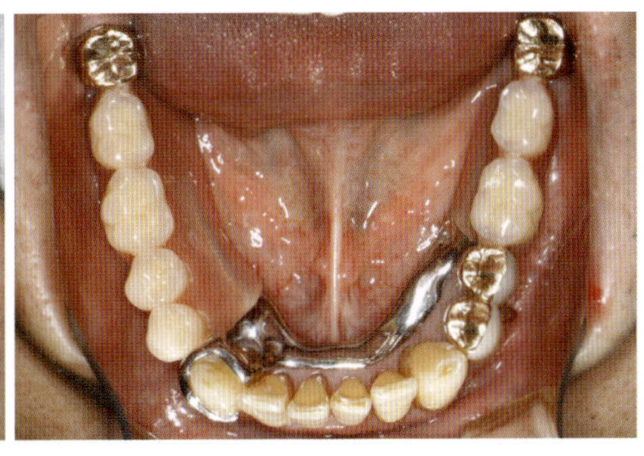

図❹　最終補綴物装着時（2009年１月）。咬合の安定確保が得られたことから、プロビジョナルデンチャーを踏襲した形態とした

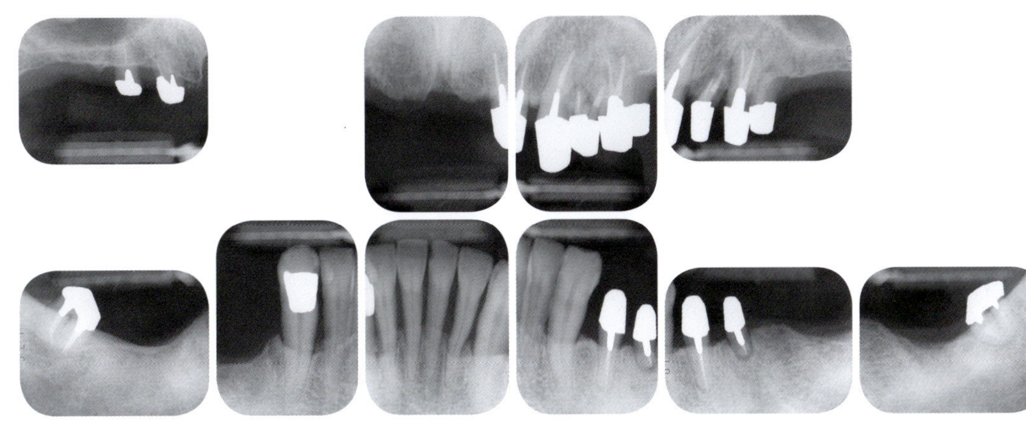

図❺　メインテナンス時（2016年12月）。|5に歯根膜腔の拡大像を認めるが、その他の歯には歯根膜腔の拡大や動揺が認められないことから、歯周組織と咬合は安定していると考察できる

ロビジョナルデンチャー）を活用し、咬合の安定確保を行う必要がある（**図１～５**）。

プロビジョナルデンチャーを活用することで、咬合の安定確保、最終補綴設計の模索と検討、歯周病罹患度の高い歯の自然移動、ブラッシングを行いやすい環境改善など、歯周基本治療を進めるうえで多くの利点を有する。

したがって、歯周基本治療におけるプロビジョナルデンチャーの活用は、咬合の安定を目指すためにも、非常に重要な役割となる。

【参考文献】

1）鎌田征之：咬合の安定を目指した重度歯周炎症例．デンタルダイヤモンド，38（11）：143-152，2013.

column 02 歯周基本治療と SPT の主役

慢性疾患であり、また生活習慣病でもある歯周病に罹患した患者を健康へと導くためには、患者の積極的な治療参加が重要となる。そして、歯周病の再発を防ぐためには、サポーティブペリオドンタルセラピー（SPT）をとおして、長くお付き合いをしていくことが欠かせない。

◆

来院した歯周病患者に積極的な治療参加を促すためには、まずは歯周病の特徴を理解してもらう必要がある。それには、患者と医院全体とが相互にコミュニケーションがとれていることが前提となる。

歯周治療において、患者とコミュニケーションをとって信頼関係を構築するのは「歯周基本治療」の期間であり、それを継続するのが「SPT」である。これらの期間、患者と最も長く接するのは歯科衛生士であるため、歯周治療の主役は歯科衛生士といっても過言ではない。また、歯科衛生士はこのような歯周治療や予防処置を担うだけではなく、あらゆる治療期間中においても、われわれ歯科医師以上に患者の心の支えとなり、味方となれる存在でもある。

◆

当院では、SPT をとおして長くお付き合いをしている患者と担当歯科衛生士が、笑顔で会話をしている姿をよく見かける。これは、患者と歯科衛生士がうまくコミュニケーションがとれていて、われわれ歯科医師が気づかない多くの心遣いや心配りの結果であると実感している。そんな歯科衛生士らとともに働けていることを誇りに思うと同時に、心から感謝している。

［鎌田征之］

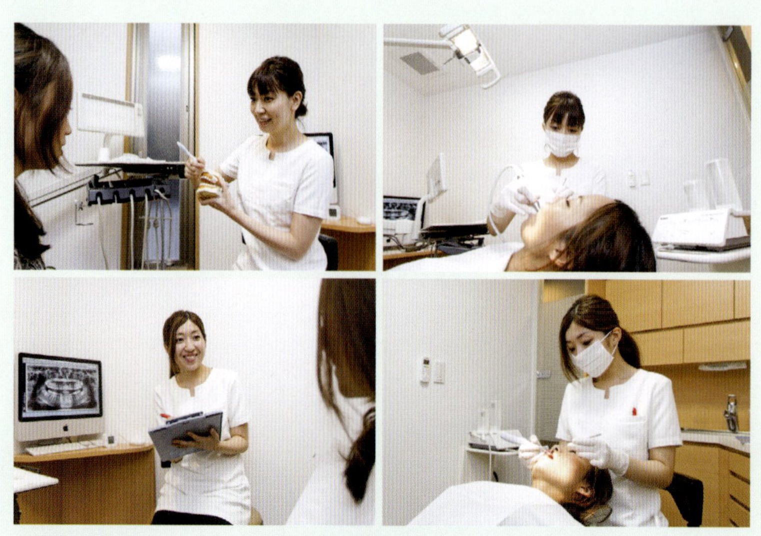

▲患者に寄り添い、そして当院を支える歯科衛生士

4章

再評価

56/100　4章　再評価

再評価で何をみるのか

大阪歯科大学　歯周病学講座　梅田 誠

再評価の目的

歯周基本治療は、歯周病の病原因子を排除して歯周組織の病的炎症を改善させる基本的な原因除去治療である。しかしながら、歯周病の重症度によっては、その原因除去が歯周基本治療のみでは十分に達せられないこともあり、再評価によって症例ごとにその効果を判定する。また、歯周治療開始時に治療計画を立てるが、再評価による歯周病の改善度の判定により、その計画を修正する。

歯周基本治療で行うおもな処置は、プラークコントロール、スケーリング、ルートプレーニング、プラークリテンションファクターの除去、咬合調整、暫間固定、保存不可能な歯の抜歯である。再評価では、一連の歯周基本治療による病的炎症と咬合性外傷の改善の評価が主体となる。したがって、歯周治療開始時と同等の臨床検査を行い、とくに歯周組織の病的炎症がどの程度改善したかを評価し、十分に改善されなかった部位および範囲を特定し、その後行う歯周外科の部位、種類、順序を決定する（**図1**）。

再評価における歯周検査値の目安

1．歯周病が軽度から中等度の場合

歯周病が軽度から中等度の場合、歯周基本治療のみでメインテナンスに移行できることがほとんどである。治癒および病状安定化の目安は、O'Learyのプラークコントロールレコード（PCR）が20％以下であり、すべての歯周ポケットが4㎜未満であるか、4㎜程度の歯周ポケットがわずかに残存していても、プロービング時の歯肉からの出血（BOP）がない状態である。歯周ポケットが4㎜未満であっても、BOPがみられる部位は活動性が認められるので、歯周組織破壊が進む危険性がある。よって、そのような部位を取り除くよう、さらに治療を進める必要がある。

また、再評価でプラークコントロールができているのか、歯周組織の炎症および歯周ポケットが取り除かれているのかを判定することで、メインテナンスに移行できる。

2．歯周病が中等度から重度の場合

歯周病が中等度から重度の場合、歯周基本治療のみでは治癒または病状安定に到達できない。よって、歯周基本治療終了後、歯周外科治療へと移行できるかを再評価で判断する。とくに根分岐部病変に対しては、再生療法やヘミセクションなど、どの外科処置を選択するかを決定するうえで、同部の検査は重要である。

歯周病が重度で、歯を支える歯周組織の破壊が著しい場合、通常の咬合力でも二次性咬合性外傷が起こりやすいことから、咬合の診査を行い、咬合調整後、暫間固定によって歯の安静を得るが、再評価の前に固定を除去して動揺度を測定し、改善がみられたかを評価する。再評価時の動揺度検査から、当該歯の保存、（永久）固定、抜歯の判断の参考にする。歯周基本治療後の再評価検査は、歯周治療計画を修正するうえで重要である。

歯周基本治療終了時以外の再評価検査

歯周外科治療終了後にも再評価を行い、メインテナンスまたはサポーティブペリオドンタルセラピー（SPT）に移行できるかを判断する。抜歯に伴う歯の欠損が生じ、その後、補綴治療などの口腔機能回復治療を行う場合、その終了後に再評価検査を行い、メインテナンスまたはSPTへの移行を判断する。

まず、プラークコントロールがPCR 20％以下に保たれ、禁煙し、動揺度およびX線写真所見から外傷を引き起こす咬合の問題が改善されていることが必要である。ここでの咬合性外傷の基準は、動揺度

が１度以上およびＸ線写真上で歯根膜腔の拡大、骨吸収が認められることである。

すべての歯周ポケットが４㎜未満に改善し、BOP が認められない場合、治癒と判定し、メインテナンスに移行する。４㎜程度の歯周ポケットが若干残存しているが、歯肉の炎症が消退し、BOP がいずれの歯でも認められないところまで改善した場合、病状安定と判断して SPT に移行する。メインテナンスでは、セルフケアとプロフェッショナルケアで歯周の健康を維持する。SPT では、プロフェッショナルケアに加えて、病状安定となった歯周ポケットの歯周病活動性が高まらないように、ルートプレーニングや LDDS（抗菌薬の局所投与）を行うことで、病状安定を維持する。

若年者の重度歯周病でとくに進行が速いと考えられる場合

このような場合、侵襲性歯周炎が疑われることから、短期間に急速な歯周組織破壊が起こる危険性がある。初診時および再評価時に、BOP に加えて臨床的アタッチメントレベルを検査して当該部位を判定し、できるだけ細菌検査も行って抗菌療法の併用の可否を検討する。このとき *Porphyromonas gingivalis* に代表されるレッドコンプレックス細菌を検出できる簡易細菌検査キットの使用も参考になる。侵襲性歯周炎が疑われる場合はできるだけ歯周病専門医に紹介し、専門的な治療を勧める。

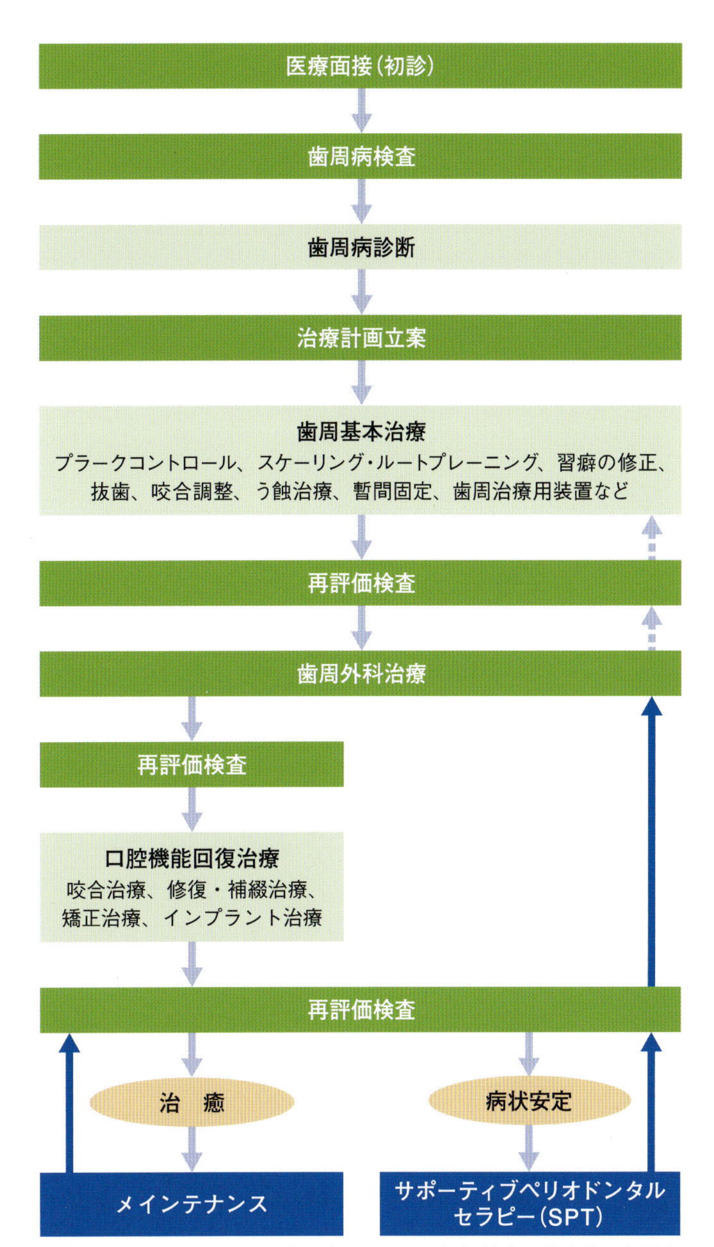

図❶　歯周治療の標準的な進め方における再評価検査。検査後に必要ない治療はスキップできる（参考文献[1]より引用改変）

とくに再評価によってわかること

歯周基本治療後の再評価の検査値と治療前の検査値を比較することで、歯周治療への反応性を判断できる。症例によっては、通常の歯周基本治療を行っても歯周組織破壊が改善しないものも認められる。再評価は、抗菌薬の併用や、フルマウスディスインフェクションなどの特別な治療法を選択するかを判断する一助にもなる。

【参考文献】
1）日本歯周病学会：歯周治療の指針 2015. 医歯薬出版，東京，2016：20.

57/100　4章　再評価

歯周基本治療後、再評価までどのくらいの期間を空けるべきか

大阪歯科大学　歯周病学講座　梅田 誠

侵襲を伴うSRP後の十分な治癒期間は約３ヵ月

歯周基本治療後、再評価までにどのくらいの期間を空けるべきかに関して、最後にSRPのような歯周ポケット内面の組織に侵襲を伴う処置を行った場合は、その部位が十分な治癒を得る期間を設けることが望ましい。歯周外科手術後、十分に治癒するまでには３ヵ月かかると考えられている。歯周ポケット掻爬術は、歯周外科手術として組織付着療法に分類されているが、歯周基本治療においても、歯周ポケット掻爬術が炎症に対する処置として分類されている。

歯周ポケット掻爬術において、歯周基本治療として行う場合も歯周外科手術として行う場合も、術式は同一である。したがって、処置後、再評価までに十分な治癒期間を考えると、３ヵ月は空けるべきであると思われる。SRPを行う場合も、深い歯周ポケットに対して、通常は局所麻酔を行い、根面の機械的清掃を行うが、歯周ポケット内面の歯肉上皮に対してまったく無傷というわけにはいかない。この観点から、SRP後の十分な治癒期間は、理想的には３ヵ月ということになる。SRP後、治癒が安定するまでにおおむね３ヵ月要することを示唆する報告もある。ところが、歯周ポケットが比較的浅く、内縁上皮への侵襲が大きくない場合、治癒期間はより短くなると考えられる。

SRP後に必要な治療項目

SRPによる侵襲が比較的大きくても、十分な治癒期間が３ヵ月であることを念頭に歯周基本治療を計画すれば、歯周基本治療後３ヵ月も空けずに、再評価を行うことができる。

重度の歯周病では、SRP終了後、咬合調整、咬合調整後の反応をみて抜歯、暫間固定などが必要になる場合がある。抜歯を行う症例では、暫間義歯の製作が必要な場合もある。また、ブラキシズムを伴う症例においては、オクルーザルスプリント（ナイトガード）の製作が必要になる。

これらの処置は、通常SRP終了後に行うことから、動揺などの改善を得て、結果的に歯周基本治療後１～２ヵ月程度で、SRP後の治癒の回復を十分に待って再評価を行うことになる。SRP後に空けるべき期間に関しては、再評価における治療計画をスムーズに立てれば、効率的に進めることができる。

また、重度の歯周炎に関して、積極的に炎症の除去に努める必要がある。SRP後、炎症の消退があまり認められない場合は、通常の1/3顎ごとのSRP実施の流れで、最終SRP時に最初に行った1/3顎の部位に対してさらに付加的に根面の清掃を行うこともできる。歯周病の程度が軽度なブロックからSRPを行うと、逆に重度なブロックから *Porphyromonas gingivalis* などの歯周病原細菌の口腔内伝播を招くおそれがある。このことから、1/3顎ごとのSRPを行う場合、より重度のブロックから行ったほうが効果的である。

58/100　4章　再評価

再評価時に変化がない場合、どう対応するか

大阪歯科大学　歯周病学講座　梅田 誠

再評価時にほとんど改善が認められない場合、その原因を再検討する必要がある。歯周治療の改善を妨げる要因として、喫煙、糖尿病、ブラキシズムなどがあり、また侵襲性歯周炎など、宿主の歯周病感受性の問題も考えられる。

喫煙者の場合

喫煙は歯周病のリスクファクターであり、歯周治療の効果を妨げる。喫煙者の場合は、改めて禁煙指導をしっかり行う。近年、無煙タバコもみられるが、そのなかにも有害物質なニコチンは含まれており、局所の毛細血管の収縮を招いて、歯周組織の栄養供給を妨げ、治癒の遅延に繋がることから、歯周病に対しても有害であると考えられる。

歯周治療において、禁煙指導は基本である。どうしても禁煙できない場合、喫煙者は通常の歯周治療の反応性は不良であるが、抗菌薬への反応性は不良ではない。やむを得ない場合は、抗菌薬の併用も検討すべきである。

糖尿病患者の場合

糖尿病患者の場合、歯周治療への反応は不良である。糖尿病の状態が悪い場合は、外科的侵襲を控える必要があり、抗菌薬を併用した歯周治療も考慮する。超高齢社会の日本において、高齢者の糖尿病罹患率は高い。また、肥満ではない糖尿病患者も多い。

歯周病は、糖尿病の第６番目の合併症といわれており、歯周病を治療することで糖尿病（２型）の数値（HbA1c）が改善することも報告されている。このことから、歯周病を有する糖尿病患者に対しては、歯周外科治療は術後感染合併症のリスクを考え、HbA1cが6.9％未満を基準として行う。HbA1cの値がそれ以上の場合は、外科的侵襲を伴う処置は慎重に行い、抗菌薬の術前投与や併用を検討すべきである。一方、血糖コントロールが良好な糖尿病患者においては、歯周外科手術も検討できる。

習癖による咬合性外傷（ブラキシズムなど）の場合

本人が自覚していなくてもブラキシズムがある場合、精査してその対応にあたる。早期接触などによる咬合性外傷の場合、X線写真上に局所的に歯根膜腔の拡大などの特徴的な所見が認められ、咬合調整によってその多くが改善する。一方、習癖による咬合性外傷の場合、習癖への対応が必要である。本人が気づいていないことも多いので、口腔内の所見から指摘して自覚を促し、習癖の改善を試みる。改善が認められない場合、オクルーザルスプリントのような治療装置などの導入も考える。

侵襲性歯周炎など、宿主に歯周病感受性の問題がある場合

侵襲性歯周炎は、1,000人に１人に認められる稀な疾患であり、通常の歯周基本治療では良好な反応はみられない。特定の歯周病原細菌への感染や、宿主の歯周病原細菌に対する抵抗力が劣ることが報告されており、積極的な歯周治療が必要である。歯周病の改善が認められず侵襲性歯周炎が疑われる場合、歯周病専門医に紹介して専門的な歯周治療を行ったほうがよい。

59/100

SRP後、歯周ポケットに改善がみられない場合、歯周外科に移行する基準

大阪歯科大学 歯周病学講座 梅田 誠

SRP 後、歯周外科を検討する基準

SRP 後、5㎜以上で BOP（+）の歯周ポケットが残存している場合、歯周外科を検討する。とくに深い歯周ポケットで垂直性（楔状）骨欠損を有する場合、SRP 後の歯周ポケットの改善は難しい。臨床パラメータのうち、歯周病活動性を最も反映するのは BOP の有無である。深い歯周ポケットで BOP（+）の部位は、歯周病破壊が進行状態である可能性が高く、*Porphyromonas gingivalis* を中心とした歯周病原細菌が積極的に歯周組織破壊に関与している可能性が高い。原因が特定の歯周病原細菌だからと、安易に抗菌療法に頼っても、プラークバイオフィルムに対する効果は確実ではなく、歯周外科による徹底的な機械的バイオフィルム除去のほうが確実である。

歯周外科を検討する全身状態と抗菌薬局所投与の検討

しかしながら、患者の全身状態も参考に、歯周外科手術に移行するかどうかを検討する必要性も増している。糖尿病患者の場合、糖尿病のコントロールが良好に行われているかどうかが重要である。歯周外科を行うかどうかは、HbA1c の値が6.9% 未満にコントロールされていることが目安になる。また、糖尿病による術後感染を防ぐため、抗菌薬の術前投与も検討すべきである。

全身疾患があり、歯周外科手術の侵襲をできるだけ小さくしたい場合は、外科手術前に深い歯周ポケットに抗菌薬を局所投与（LDDS）することも選択肢の1つである。抗菌薬の局所投与は服用の場合よりも局所濃度を高くでき、プラークバイオフィルムに対する効果も高い。投与総量も服用と比較して2桁以上少なくでき、薬剤による全身への負担も少なくて済む。とくに薬剤の代謝が劣る高齢者において、やさしい方法である。抗菌薬の局所投与によって歯周外科の範囲が小さくなり、より侵襲の少ない歯周外科のデザインが選べるとすれば、高齢者や全身疾患を有する場合など、多くの患者にとってメリットになる。

一方、抜歯も含めた外科侵襲を避けるべき全身疾患を有する患者の歯科治療には、とくに注意を要する。とくに閉経後の女性患者には、骨粗鬆症に関して改めて確認し、その治療中であれば担当医に対診する。顎骨壊死の副作用が報告されている骨粗鬆症治療薬が投与されている場合、歯周外科処置は避け、抗菌療法に切り替えるべきである。

歯周外科移行前の前処置の確認

歯周基本治療を終了し、歯周外科に移行できるかを判断するには、プラークコントロールが PCR20% 以下に良好に維持されているのか、喫煙者においては禁煙が守られているのかが重要な目安になる。また、歯周外科を予定する部位において、歯の動揺が認められる場合、咬合診査による早期接触などの咬合干渉部位を診断する。咬合調整を行ってもなお動揺が改善しない場合は、歯周外科手術前に暫間固定を行い、歯周外科時の偶発的な歯の脱臼を防止する。歯周外科手術前の再評価において、以上の事項について問題がないかを確認する。

5章

歯周外科

60/100 5章 歯周外科

歯周外科で何を治せるのか

明海大学歯学部 口腔生物再生医工学講座 歯周病学分野
申 基喆

表❶ 歯周外科で達成可能な項目

1．非外科的療法では除去できない病原因子や病変の除去
①歯周ポケットや骨欠損の切除
②失われた歯周組織の再生
2．生理的な歯周組織の形態や性状への回復
①口腔前庭の拡張
②小帯や筋の付着異常の改善
③非可動性角化粘膜の獲得
3．審美性の改善や向上
①露出歯根面の被覆
②欠損部歯槽堤の増大、形成
③補綴物やインプラントと調和した周囲組織の形成

歯周外科治療は、歯周基本治療では改善しない症状に対して、外科的手法によって歯周組織の治癒を促進させる治療法の総称である。そのおもな目的は、①非外科的療法では除去できない病原因子や病変の除去（図１：後述）、②生理的な歯周組織の形態や性状への回復（図２：後述）、③審美性の改善や向上（図３：後述）、などが挙げられる（**表１**）[1)]。

歯周外科というと、進行した歯周炎を治療するための外科術式で、いわゆるフラップ手術と同義語のように考えられがちであるが、前述のようにその適応範囲はさまざまである。したがって、この歯周外科のなかには、歯周炎を対象にしているものだけではなく、軟組織の形態や性状を生理的な状態に改善する術式、あるいは補綴処置の前処置として、さらにはインプラント治療に関連して用いられるなど、多岐にわたっている。

本項では、歯周外科で何を治せるのかということを、その目的別に分類して解説する。

非外科的療法では除去できない病原因子や病変の除去

歯周外科のなかで最も重要な処置は、一般にフラップ手術と呼ばれているものである。歯周基本治療後の再評価検査の結果、４㎜以上の歯周ポケットの残存、骨欠損、根分岐部病変が認められる場合などに適応される。外科的にフラップを剝離し、明視野と器具のアクセスを得ることで、骨欠損内部や根分岐部病変部の廓清、ルートプレーニングが可能となる（**図１ａ、ｂ**）。また、治癒形態の違いから、後述する組織付着療法、切除療法、歯周組織再生療法などに分類され、これらの術式が状況に応じて用いられている。

生理的な歯周組織の形態や性状への回復

歯周炎や歯列不正、あるいは先天異常などによって歯肉歯槽粘膜に解剖学的問題が生じると、プラークコントロールの困難な口腔内環境を呈する場合がある（**図２ａ**）。おもな歯肉歯槽粘膜の解剖学的問題としては、①口腔前庭の狭小、②小帯や筋の付着異常、③付着歯肉の不足や喪失に起因した問題、などが挙げられる。このような場合には、遊離歯肉移植術などの歯周形成手術によってこれらの問題を改善し、プラークコントロールの容易な口腔環境を再形成することができる（**図２ｂ**）。

審美性の改善や向上

辺縁歯肉の退縮が審美不良の原因となり、患者の精神的ストレスに繋がることがわかっている（**図３ａ**）。また、種々の要因による欠損部歯槽堤の陥凹は、その後の審美的な欠損補綴を困難にする。このような場合に、上皮下結合組織移植術などの歯周形成手術により、露出根面の被覆や欠損部歯槽堤の増大が行われる（**図３ｂ**）。

【参考文献】
1）吉江弘正，他：臨床歯周病学 第２版．医歯薬出版，東京，2013：82-97.

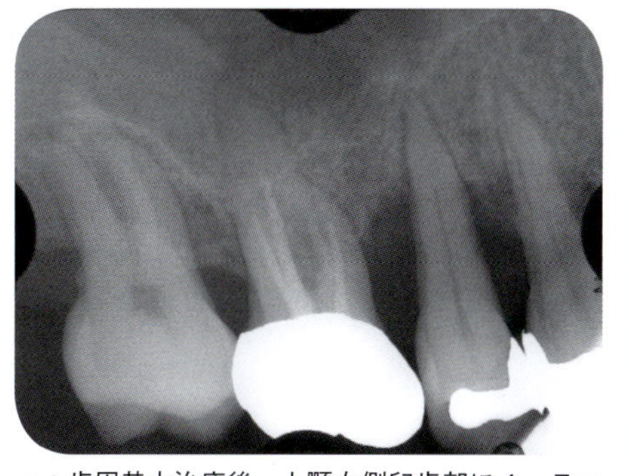

ａ：歯周基本治療後、上顎右側臼歯部に４～７㎜の歯周ポケットが残存。デンタルＸ線写真からは垂直性骨欠損が認められる

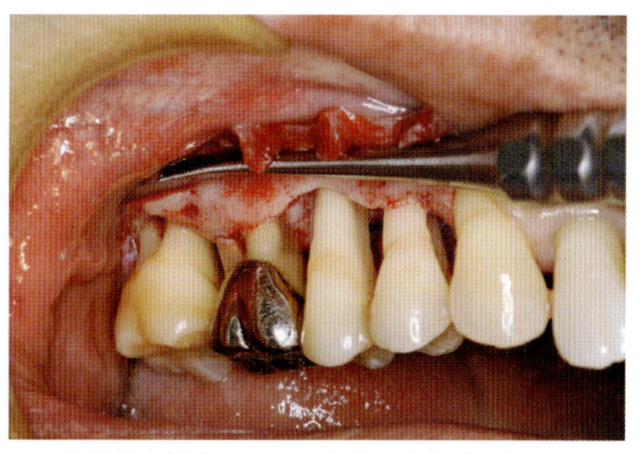

ｂ：外科的な対応により、病変の除去が可能となった

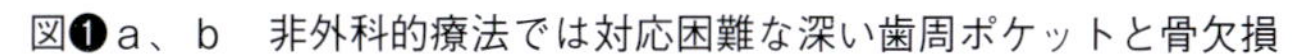

図❶ａ、ｂ　非外科的療法では対応困難な深い歯周ポケットと骨欠損

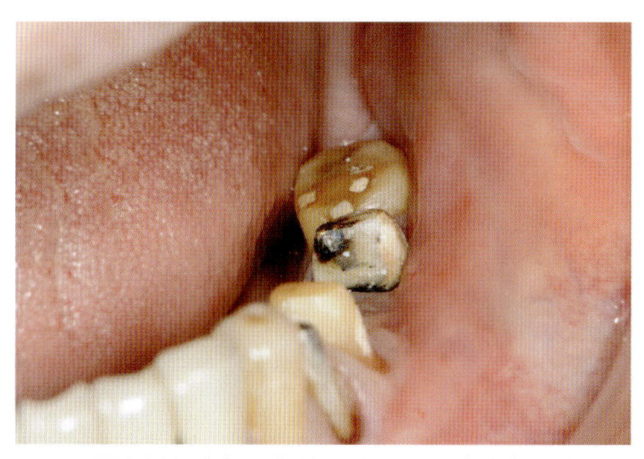

ａ：下顎左側臼歯部の術前の状態。口腔前庭が狭く、付着歯肉が喪失しているため、ブラッシングが困難な状態

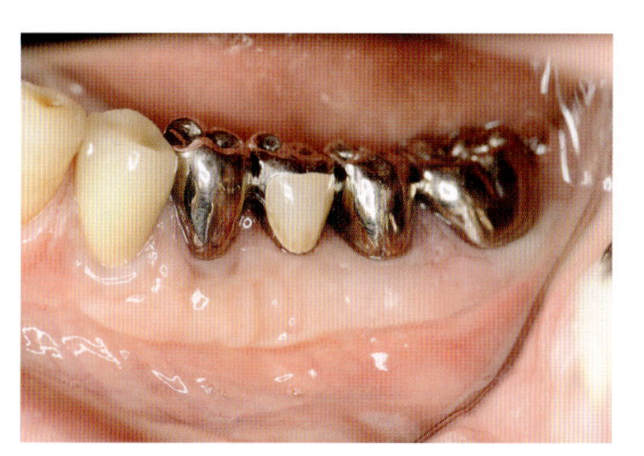

ｂ：補綴前処置として、口腔前庭拡張と遊離歯肉移植術を行い、口腔前庭の拡張と付着歯肉の獲得を行った結果、清掃性を改善できた

図❷ａ、ｂ　生理的な歯周組織の形態や性状への回復

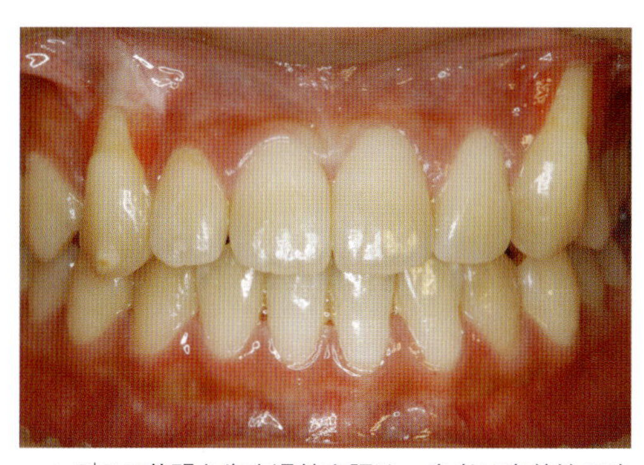

ａ：3|3に著明な歯肉退縮を認め、患者は審美性の改善を強く希望していた

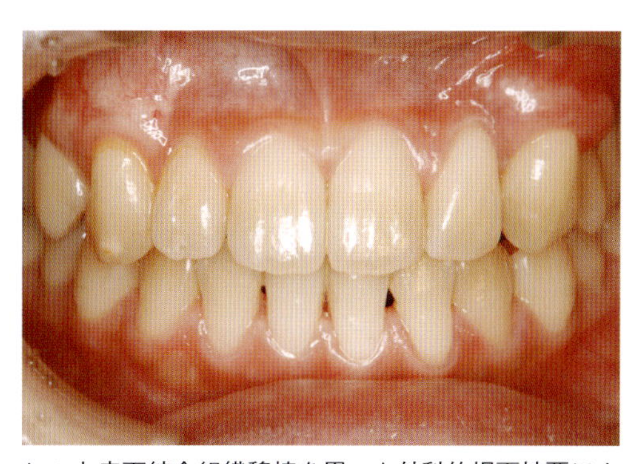

ｂ：上皮下結合組織移植を用いた外科的根面被覆により、審美改善が行われた

図❸ａ、ｂ　根面被覆術による審美改善

61/100 5章 歯周外科

歯周外科の基本

明海大学歯学部 口腔生物再生医工学講座 歯周病学分野
辰巳順一 申 基喆

歯周外科処置には、広義では歯周ポケットを減らすことを目的とした歯周外科処置、プラークコントロールがしやすい環境や審美的問題を改善するための歯周形成外科処置、ならびにインプラント外科処置が含まれる[1)]。そのなかで、本項では歯周ポケットを減らすことを目的としたフラップ手術（狭義の歯周外科処置）について述べる。この歯周ポケット除去療法としてのフラップ手術は、その治癒形態から、①切除的療法、②組織付着療法、そして③歯周組織再生療法の３つに大別される（**表１、２**）[2)]。

切除的療法

切除的療法として、切除型フラップ手術がある。切除的療法の長所は、外科的に歯周ポケットを形成している歯肉組織を切除し、フラップを剥離・翻転後、角化歯肉幅が不足している場合では、処置後に歯肉弁を根尖側へ移動させて縫合することから、確実に歯周ポケットを除去できる。また、適応症が広く、補綴前処置としても応用できる。なお、歯肉切除術は歯肉を外斜切開するものの、歯肉弁を剥離・翻転することがないため、本項では除外する。

一方で、切除的療法の短所として、処置後に歯根が露出するため、審美的な問題や知覚過敏、発音障害、根面う蝕などの問題が生じる場合が挙げられる。したがって、術後のプラークコントロールが重要である。

組織付着療法

組織付着療法には、①歯周ポケット掻爬術、②新付着術、③オープンフラップキュレッタージや改良型ウィドマンフラップ手術がある。

組織付着療法の長所として、切除療法と比較して外科的侵襲や歯肉退縮が少ないことが挙げられる。その結果として、審美領域や対象歯が生活歯である場合に適応しやすい。一方、その短所として、根面上の治癒形態が長い上皮性の付着であることから、術後のプラークコントロールが不良な場合には、歯周ポケットが再発することがある[3)]。

歯周組織再生療法

歯周組織再生療法には、①骨移植術（自家骨、他家骨、人工骨）、② GTR 法、③エナメルマトリックスデリバティブ（エムドゲインゲル®）やヒトリコンビナント塩基性線維芽細胞増殖因子（リグロス®）を用いた再生療法などがある。

歯周組織再生療法の長所として、新付着や骨再生が得られ、より理想的な治癒像が得られることが挙げられる。一方で、適応症が狭いことや、結果が術者の技術や経験に左右されやすいなどの点が挙げられる。

【参考文献】

1）Newman MG, Takei HH, Klokkevold PR, Carranza FA: Carranza's Clinical Periodontology Twelfth Edition. Regan Books, 2015.
2）日本歯周病学会(編)：歯周病の診断と治療の指針 2007．医歯薬出版，東京，2007.
3）申 基喆：PERIODONTAL FLAP フラップ手術 実践テクニック．デンタルダイヤモンド社，東京，2005.

表❶　歯周ポケットの除去を目的としたフラップ手術の分類とその特徴

分類	外科処置名	根面上の治癒形態	長所	短所
切除的療法	切除型フラップ手術 ・非移動型フラップ手術 ・歯肉弁根尖側移動術 ・歯槽骨外科手術	生物学的幅径の回復	確実に歯周ポケットを除去できる 適応症が広い	歯肉を切除あるいは根尖側移動した結果、歯根の露出部が大きく、審美的な問題や、発音障害、知覚過敏、根面う蝕などの問題が生じる場合がある
組織付着療法	歯周ポケット搔爬術 新付着術 改良型ウィドマンフラップ手術	長い上皮性付着	外科的侵襲が少ない 歯肉退縮が少ない 審美領域や、対象歯が生活歯である場合に適応しやすい	術後のプラークコントロールが不良な場合には、歯周ポケットが再発しやすい
歯周組織再生療法	骨移植術（自家骨、他家骨、人工骨） GTR 法 エナメルマトリックスデリバティブ（エムドゲインゲル®） ヒトリコンビナント塩基性線維芽細胞増殖因子（リグロス®）	新付着（垂直性骨欠損部の骨再生）	理想的な治癒像	適応症が狭い 結果が術者の技術や経験に左右されやすい

表❷　歯周ポケットの除去を目的としたフラップ手術とその治癒形態

	切除的療法	組織付着療法	歯周組織再生療法
歯周外科処置の種類	切除型フラップ手術 ・非移動型フラップ手術 ・歯肉弁根尖側移動術 ・歯槽骨外科手術	・歯周ポケット搔爬術 ・新付着術（ENAP） ・改良型ウィドマンフラップ手術	・GTR 法 ・エムドゲインゲル® の応用 ・リグロス® の応用 ・骨移植術
治癒形態	生物学的幅径の回復	長い上皮性付着	新付着 （垂直性骨欠損部の骨再生）

62/100　5章　歯周外科

切除療法の定義と種類

明海大学歯学部　口腔生物再生医工学講座　歯周病学分野
林 丈一朗　申 基喆

定義

切除療法（resective therapy）とは、歯周ポケットを構成する組織を切除することにより、歯周ポケットの除去または減少を図る歯周外科治療の総称である。歯肉切除術、歯肉弁根尖側移動術（後述）、非移動型フラップ手術、骨整形（後述）・骨切除などが含まれる。

歯肉切除術

適応症は歯肉増殖症のように仮性ポケットが形成され、付着歯肉幅が十分にあるケースである。歯周ポケット底に向けて外斜切開を加え、上皮と結合組織を切除することによってポケットを除去する。

非移動型フラップ手術（undisplaced flap）[1]

いわゆる切除型フラップ手術である。歯槽骨吸収があり、厚い結合組織によって歯周ポケットが形成されており、さらに付着歯肉が十分に存在するケースが適応症である。歯肉辺縁の上皮と結合組織、歯肉弁内面の結合組織を切除することにより、歯周ポケットを浅くする（**図１**）。

【参考文献】

1）Takei HH, Carranza FA, and Shin K: The Flap Technique for Pocket Therapy. Carranza's Clinical Periodontology 12th ed, St. Louis, Elsevier Inc., 2014: 593-603.

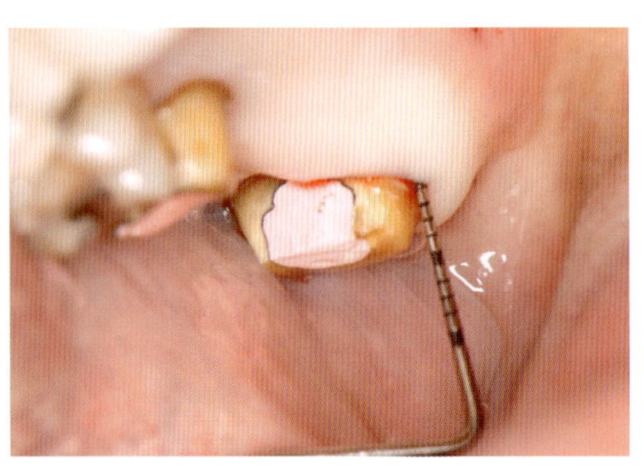

a：7|に５㎜の歯周ポケットが存在していた

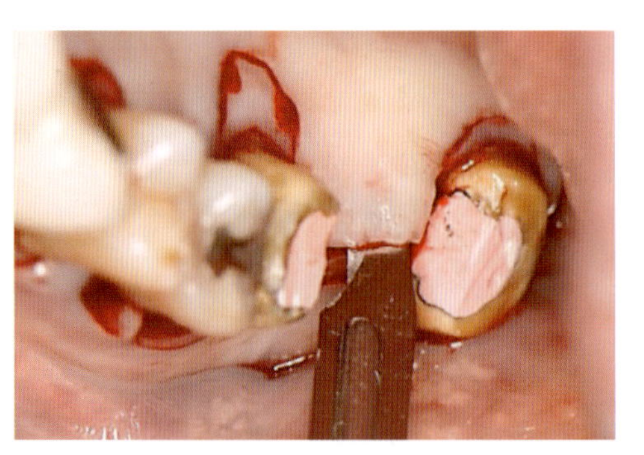

b：全層歯肉弁の内面に切開を加え、薄く均一の厚みにした

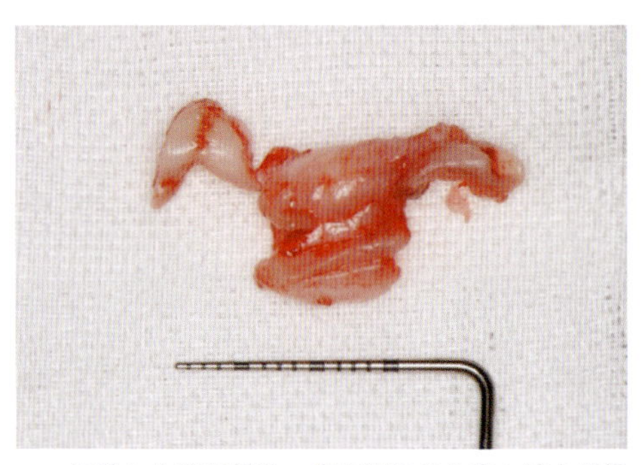

c：切除した軟組織片。歯肉辺縁の上皮と結合組織、歯肉弁内面の結合組織を除去した

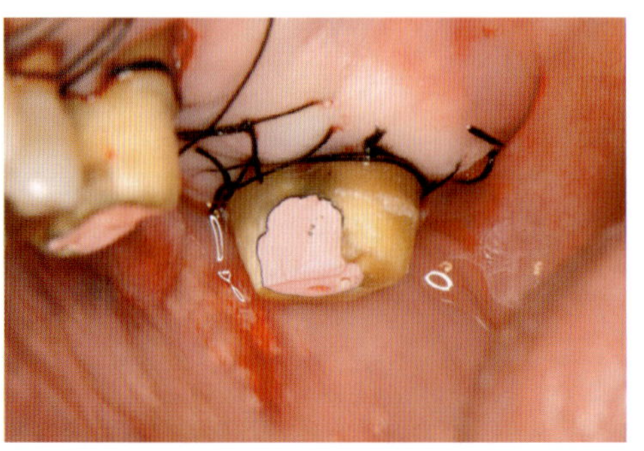

d：歯肉弁を縫合した直後の状態。歯肉辺縁が根尖側に移動したことにより、歯周ポケットは除去された

図❶a～d　非移動型フラップ手術

63/100　5章　歯周外科

フラップキュレッタージの術式と特徴

明海大学歯学部　口腔生物再生医工学講座　歯周病学分野
辰巳順一　申 基喆

フラップキュレッタージは、非外科的療法では除去できない病原因子や病変の除去を目的としている外科処置である。本法は、スケーリング、ルートプレーニング時において、器具の根面への到達性を良好にするために、全層弁でフラップを剝離翻転する方法であり、1989年の米国歯周病学会の歯周外科処置のなかで、組織付着療法の１つに分類されている。

まず歯肉溝内切開を行い、縦切開は必要に応じて行い、全層弁を形成する。歯根表面のデブライドメントを徹底的に行った後、骨面への処置はせずに、剝離した歯肉弁を閉鎖、縫合する。これは、歯周支持組織への侵襲を最小にし、歯周ポケットの減少や除去を目的としている。

適応症例としては、歯周ポケット底部の位置と歯肉歯槽粘膜境の位置に関係なく、骨内欠損が存在しない審美性が要求される部位に対して行われる外科処置である。術後の治癒形態は長い上皮性の付着によることから、組織付着療法に分類されている[1)]。最後に症例を供覧する（図１～８）。

【参考文献】
1）Cohen ES：コーエン 審美再建歯周外科カラーアトラス 第３版．鴨井久一（監訳），西村書店，新潟，2009.

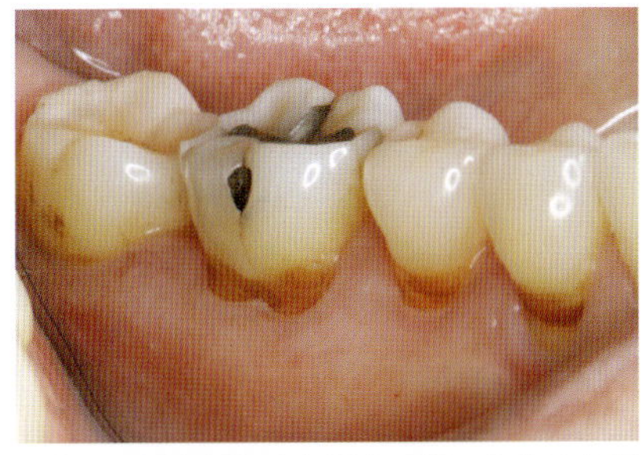
図❶　下顎右側臼歯部側方面観。角化歯肉幅は十分に存在する

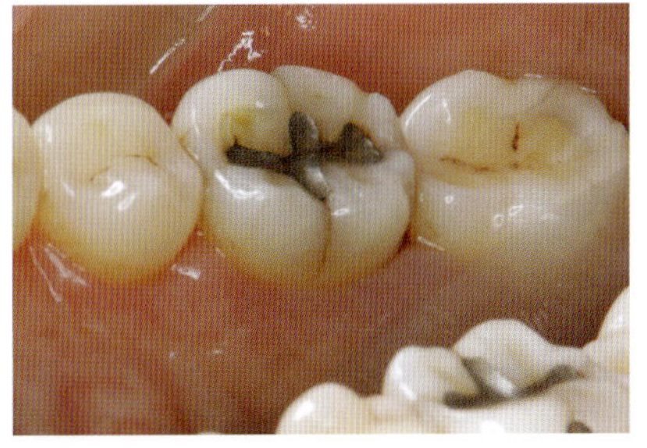
図❷　同、舌側。76|の歯肉にわずかな発赤を認める

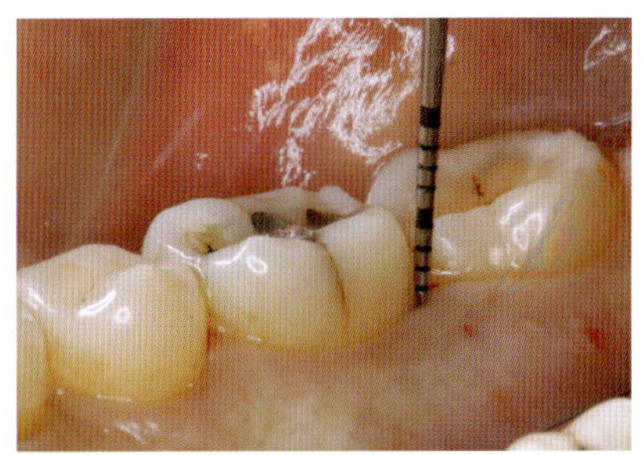
図❸　6|舌側遠心部に５㎜の歯周ポケットを認める

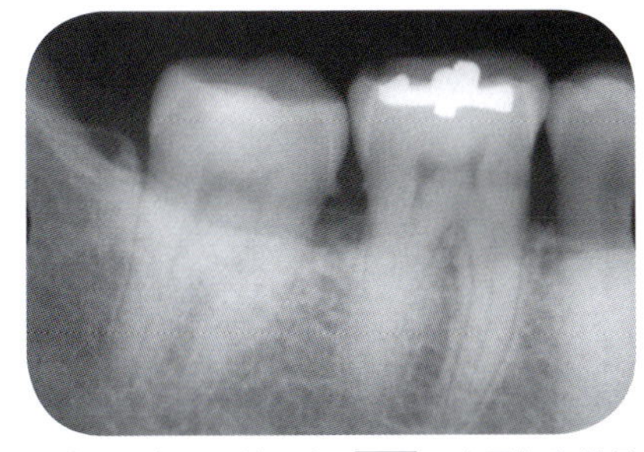
図❹　同部のＸ線写真。76|の歯冠部歯槽骨に水平性吸収を認め、歯根表面には歯石様不透過像を認める

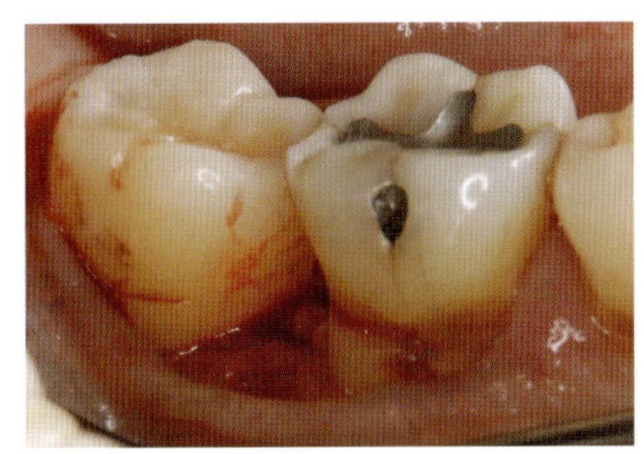
図❺　歯肉弁を剝離翻転後、肉芽組織と歯石を除去

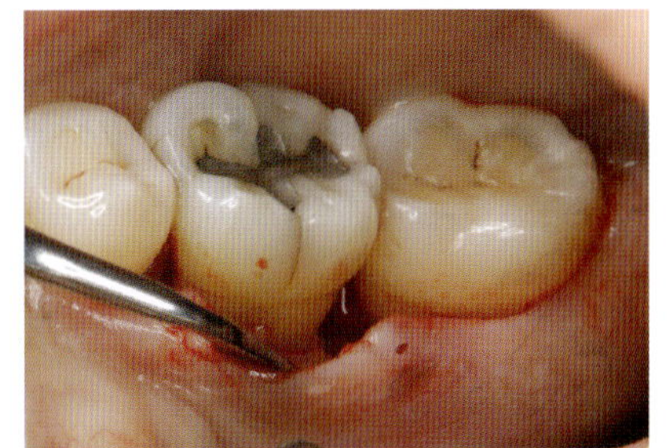
図❻　同、舌側面観

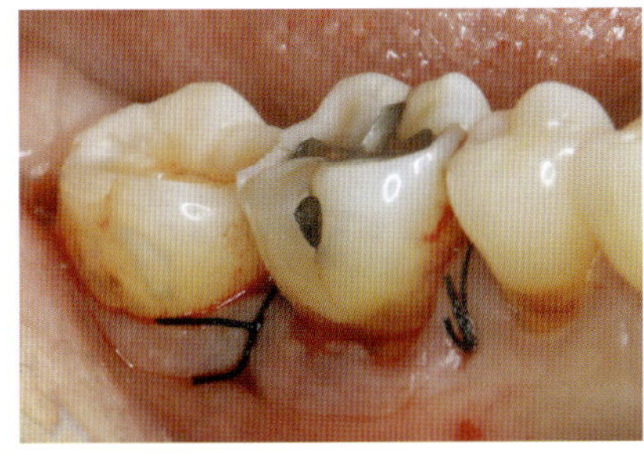
図❼　6|近遠心部を単純縫合し、創面を閉鎖した

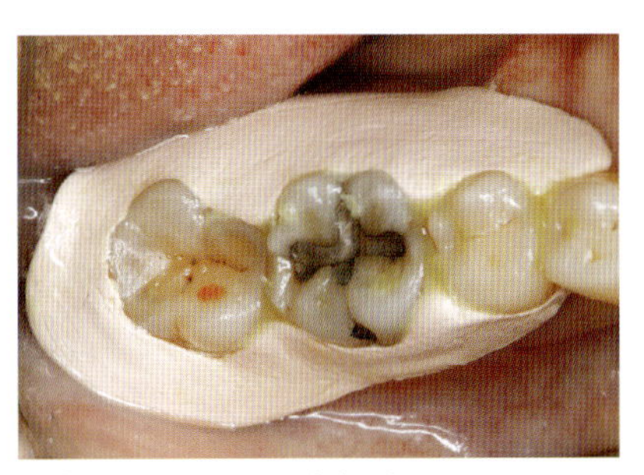
図❽　歯周包帯後の咬合面観

64/100　5章　歯周外科

歯肉弁根尖側移動術

東京都・酒井歯科クリニック　酒井和人

歯肉弁根尖側移動術（Apically Positioned Flap：APF）も含め、歯周外科治療に移行するまでに、歯周基本治療を徹底的に行うことが最も大切である。そして、その後に残存する問題に対し、適切な術式を選択する。本項では、APF における「切開」、「剥離」、「縫合」を中心に解説したい。

1．切開

可能なかぎり角化歯肉を保存し、付着歯肉を獲得するために、頬側は歯肉溝内切開または歯肉辺縁切開で行う。切開にはおもに№15のメスを使用し、一度に歯槽骨まで到達させるのではなく、ライニングしてからディープニングを重ねていくと、歯肉弁のパーフォレーションを起こしにくい（図１ａ～ｃ）。

2．剥離

頬側は部分層弁剥離、舌・口蓋側は全層弁剥離とする。部分層弁剥離には切開と同様、№15のメスを用いる。歯槽骨上に骨膜を残して剥離するために、メスを歯肉の角度とほぼ平行にし、メスの刃を骨面に当てないように、歯肉歯槽粘膜境（MGJ）の歯冠側１mm程度までディープニングを行う。その後、メスの刃先を歯冠側方向へ変え、縦切開部分の MGJ より根尖側から歯冠側へメスを動かし、MGJ を十分に越えた剥離を行う（図２ａ、ｂ）。

3．縫合

頬側の歯肉弁を歯槽骨頂に固定するため、骨膜縫合を行う。頬側の歯肉弁に針を通し、骨膜を拾ってから舌・口蓋側の歯肉弁と縫合する。このとき、歯肉弁が動いて歯根面に重ならないように、左手人差し指で歯肉弁を固定しながら縫合する（図３ａ～ｃ）。

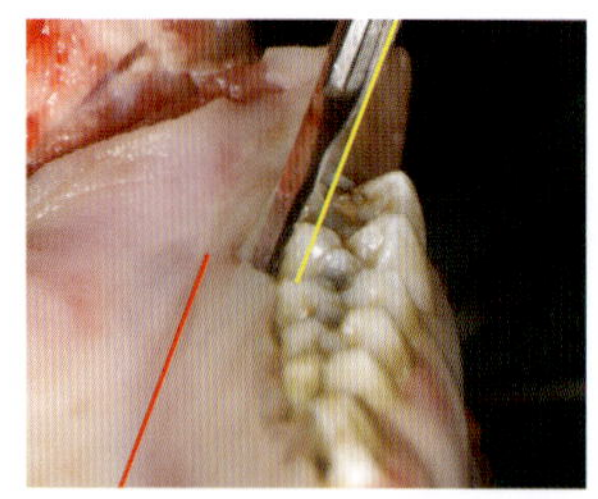

図❶ａ　切開・部分層弁剥離時のメスの角度（黄色）と歯肉の角度（赤）［ブタ使用］

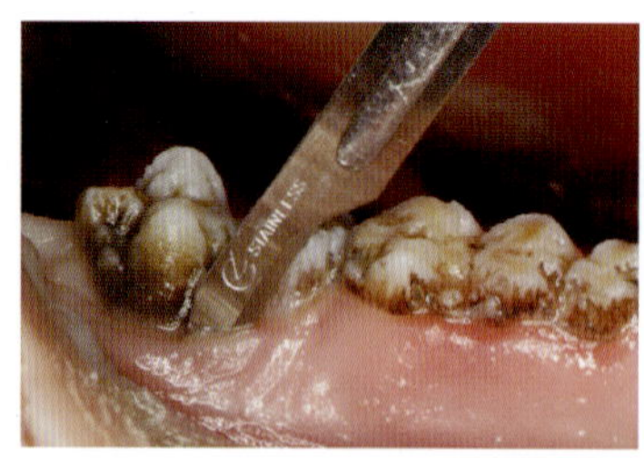

図❶ｂ　ライニング時、№15のメスを用いて、引く動作で切開を行う

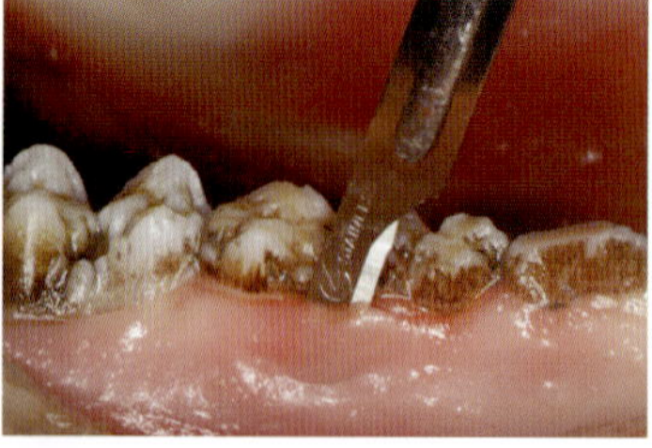

図❶ｃ　ライニングの線に沿ってディープニングする。このときはまだ MGJ を越えない

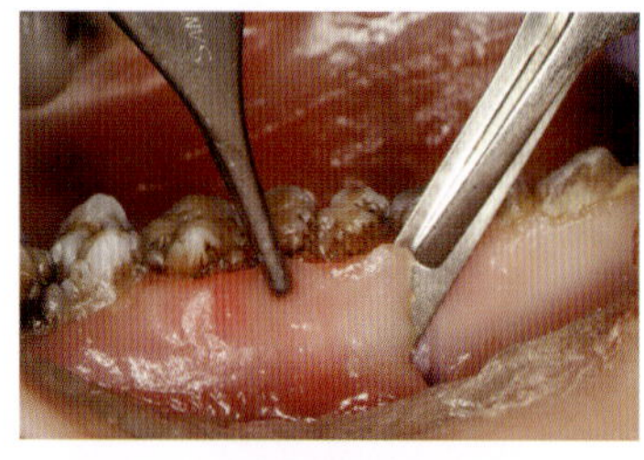

図❷ａ　MGJ よりも根尖側から歯冠側へメスを掻き上げ、部分層弁を広げる

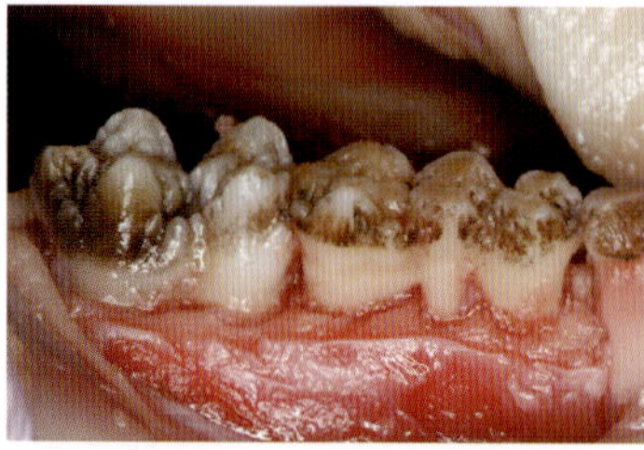

図❷ｂ　部分層弁剥離が終了した状態

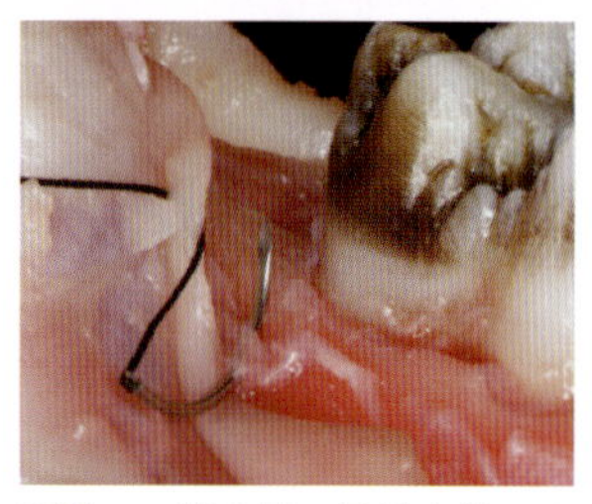

図❸ａ　縫合針で骨膜を拾った状態

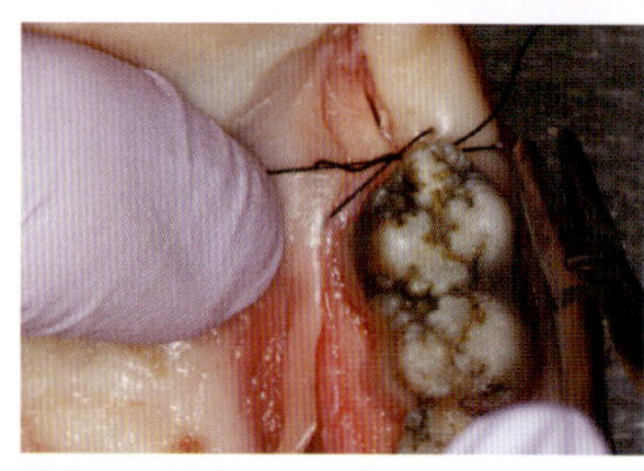

図❸ｂ　縫合時は、左手人差し指で歯肉弁を固定する

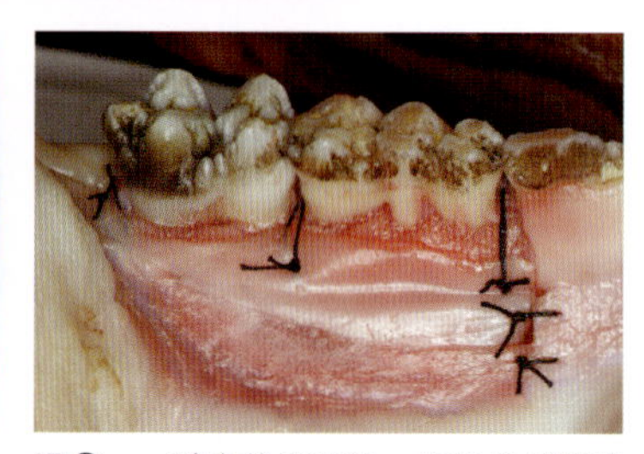

図❸ｃ　縫合後の状態。歯肉弁が歯槽骨頂に位置づけられている

65/100

5章　歯周外科

骨整形と骨切除

東京都・酒井歯科クリニック　酒井和人

歯周病の進行によって歯槽骨に不整形が生じると、将来的に歯を失う可能性が高くなるといわれている。歯周病治療によって、生理的な骨形態を獲得することにより、プラークコントロールを行いやすい口腔内環境に整えることで、治療後の歯周病再発のリスクを軽減できる。生理的な骨形態を獲得する方法としては、「骨外科処置」、「再生治療」、「歯の挺出」、「抜歯」が挙げられる。本項では、「骨外科処置」である歯槽骨整形術と歯槽骨切除術について述べる。

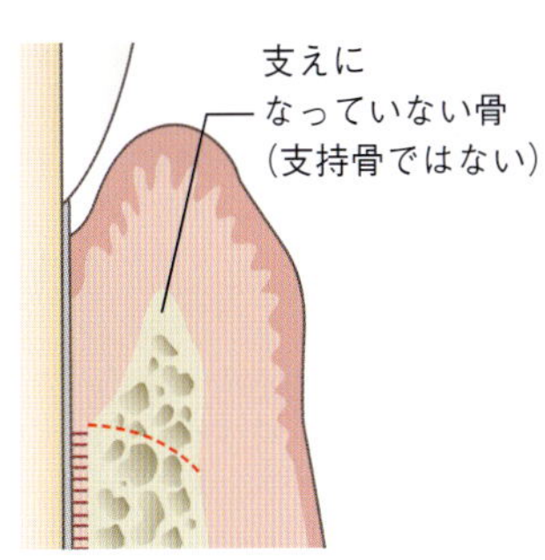

図❶　歯槽骨整形術

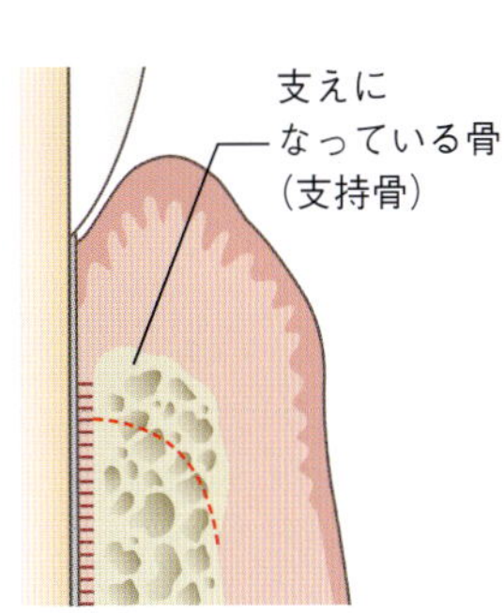

図❷　歯槽骨切除術

歯槽骨整形術と歯槽骨切除術

歯槽骨整形術（osteoplasty：**図１**）と歯槽骨切除術（ostectomy：**図２**）について、「歯周病専門用語集」[1]では下記のように記述されている。

1．歯槽骨整形術

歯を支持している固有歯槽骨を除去することなく、歯槽骨の形態を生理的な形態に整える手術法。固有歯槽骨が除去されないため歯槽骨の高さに変化を生じない。厚い棚状の歯槽骨辺縁や外骨症などが適応となる。

2．歯槽骨切除術

歯を支持している部の骨を固有歯槽骨を含めて除去することにより、歯槽骨の形態を生理的な形態に近づける手術法。歯間部のクレーターや骨縁下ポケットを除去する場合に用いられる。歯槽骨の高さが減少し、この結果、歯冠－歯根－歯槽骨の関係が変化する。根分岐部、歯根などを露出させる結果を招くこともある。

生理的な骨形態

生理的な骨形態とは、唇・頬側ではセメントエナメル境（CEJ）よりもやや緩やかなスキャロップ状（**図３**）、歯間部では歯冠側に向かって凸の形態を呈している（**図４**）。実際の臨床では、歯槽骨整形術と歯槽骨切除術を併用して、不整な骨形態を生理的な骨形態へと近づける（**図５～７**）。

【参考文献】

1）日本歯周病学会（編）：歯周病学用語集 第２版．医歯薬出版，東京，2013.

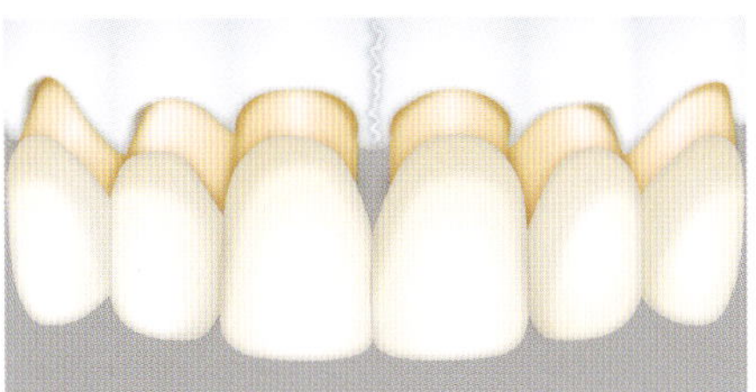

図❸　唇側の生理的な骨形態

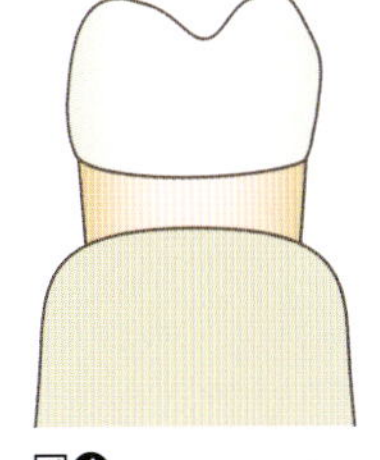

図❹

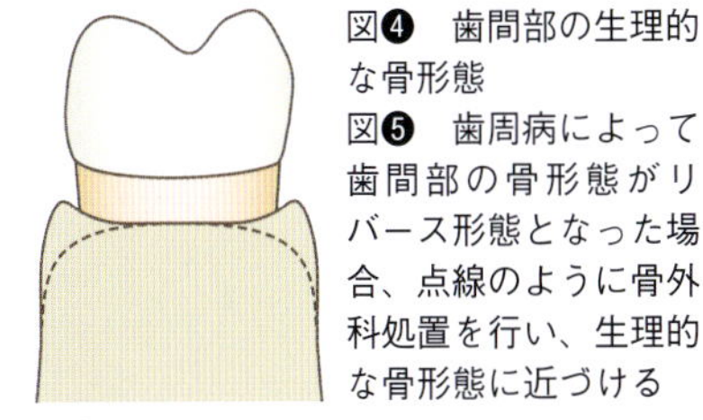

図❺

図❹　歯間部の生理的な骨形態

図❺　歯周病によって歯間部の骨形態がリバース形態となった場合、点線のように骨外科処置を行い、生理的な骨形態に近づける

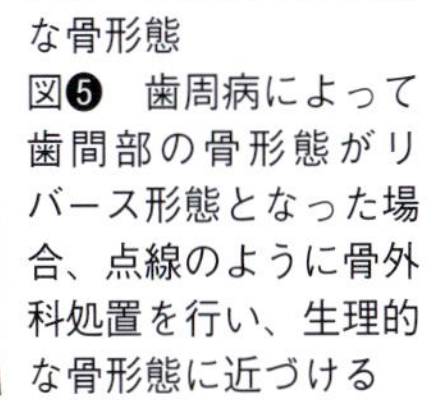

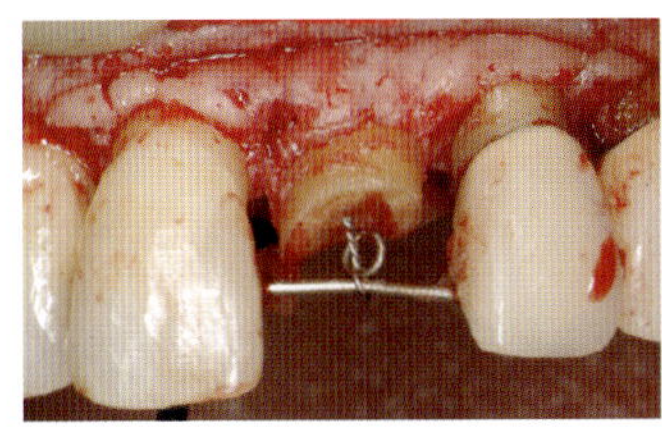

図❻　骨外科処置前の状態

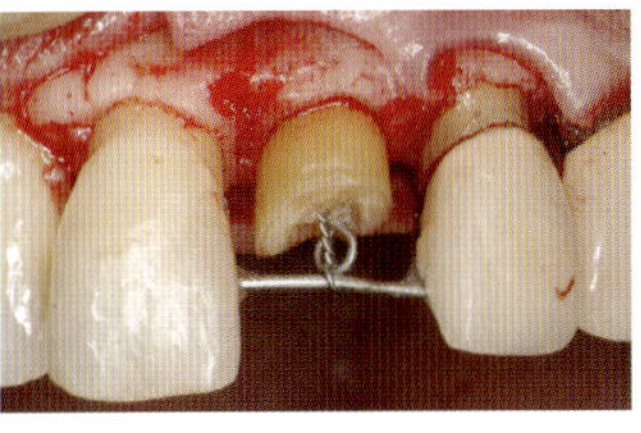

図❼　骨外科処置後の状態。左右の対称性を考慮に入れつつ、生理的な骨形態を獲得する

66/100 5章 歯周外科

GTRとEMDを使用した再生療法の治療成績

東京歯科大学 歯周病学講座 富田幸代 齋藤 淳

GTR法の治療成績

垂直性骨欠損に対する治療成績に関しては、Needlemanら[1]が17論文のレビューを行い、GTR法はフラップ手術と比較し、術後1年経過時のプロービングデプス（PD）の減少は平均1.21㎜、アタッチメントゲイン（CAL gain）は平均1.22㎜の統計学的な有意差があったと報告している。Laurellら[2]の報告では、GTR法は骨縁下欠損の深さが4㎜以上のケースで最も治療効果があるとしている。

また、大臼歯Ⅱ度の根分岐部病変に対する治療効果に関する13論文のレビューでは、GTR法（非吸収性・吸収性膜使用）は、フラップ手術と比較して術後6～12ヵ月経過時において、水平および垂直的骨形成量が有意に増加したと報告されている[3]。

EMDを用いる方法の治療成績

Froumら[4]は垂直性骨欠損を有する23名に対してEMDを応用した場合、フラップ手術と比較し、術後1年経過時、平均でPD減少は2.7㎜、CAL gainは1.5㎜、骨欠損充塞は2.4㎜大きかったと報告している。また、われわれの研究では、42部位に対するEMD単独応用でベースラインと比較し、2年後のCAL gainは3.1㎜と良好な結果が得られた[5]。

垂直性骨吸収に対するGTR法とEMDを用いる方法の治療成績（表1）

Sculeanら[6]はGTR法、EMD、あるいは両者を併用した場合でも、10年後の臨床パラメーターに差はないと報告している。

歯周組織再生療法の治療成績に影響を及ぼす因子

図1に歯周組織再生療法の治療成績に影響を及ぼす因子[2,7]を示す。これらの因子を考慮して治療計画を立て、適切な治療法を選択することが治療成績の向上に繋がる。

【参考文献】

1）Needleman I, Tucker R, Giedrys-Leeper E, Worthington H: Guided tissue regeneration for periodontal intrabony defects – a Cochrane Systematic Review. Periodontol 2000, 37: 106-123, 2005.
2）Laurell L, Gottlow J, Zybutz M, Persson R: Treatment of intrabony defects by different surgical procedures. A literature review. J Periodontol, 69: 303-313, 1998.
3）Kinaia BM, Steiger J, Neely AL, Shah M, Bhola M: Treatment of Class Ⅱ molar furcation involvement: meta-analyses of reentry results. J Periodontol, 82: 413-428, 2011.
4）Froum SJ, Weinberg MA, Rosenberg E, Tarnow D: A comparative study utilizing open flap debridement with and without enamel matrix derivative in the treatment of periodontal intrabony defects: a 12-month re-entry study. J Periodontol, 72: 25-34, 2001.
5）Seshima F, Aoki H, Takeuchi T, Suzuki E, Irokawa D, Makino-Oi A, Sugito H, Tomita S, Saito A: Periodontal regenerative therapy with enamel matrix derivative in the treatment of intrabony defects: a prospective 2-year study. BMC Res Notes, 10: 256, 2017.
6）Sculean A, Kiss A, Miliauskaite A, Schwarz F, Arweiler NB, Hannig M: Ten-year results following treatment of intrabony defects with enamel matrix proteins and guided tissue regeneration. J Clin Periodontol, 35: 817-824, 2008.
7）Cortellini P, Paolo G, Prato P, Tonetti MS: Long-term stability of clinical attachment following guided tissue regeneration and conventional therapy. J Clin Periodontol, 23: 106-111, 1996.

表❶ 垂直性骨吸収部位（n＝38）に対するGTR法とEMDを用いる方法の治療成績（参考文献[6]引用改変）

	PPD（㎜）		GR（㎜）		CAL gain（㎜）	CAL gain 0～2㎜の部位数	CAL gain ≧3㎜の部位数
	BL	10年後	BL	10年後			
EMD	8.4	4.8	2.0	2.7	2.9（1.7～4.0）	4	6
GTR	8.4	5.0	1.9	2.5	2.8（1.9～3.8）	4	6
EMD＋GTR	8.6	5.1	1.6	2.2	2.9（1.8～3.7）	4	5
OFD	8.6	5.1	1.8	3.5	1.8（0.8～2.4）	8	1

EMD：enamel matrix protein derivative、GTR：guided tissue regeneration、OFD：open flap debridement、PPD：probing pocket depth、GR：gingival recession、CAL gain：clinical attachment level gain、BL：base line

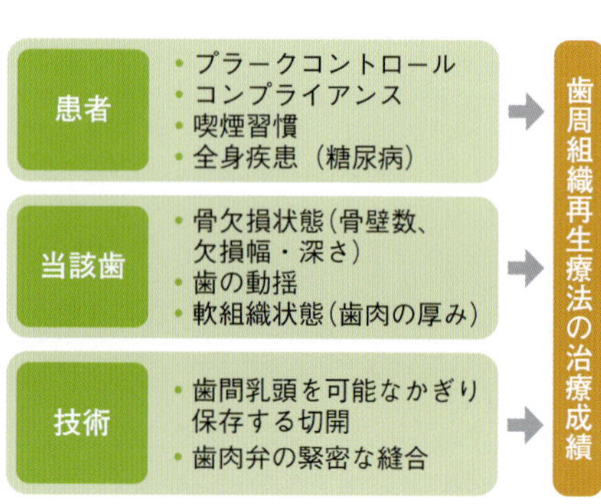

図❶ 歯周組織再生療法の治療成績に影響を及ぼす因子（参考文献[2,7]より引用改変）

column 03 歯周病との長い戦い

「全世界で最も蔓延している病気は歯周病である」と2001年にギネスブックにも記載されるほど、歯周病は人類に広く蔓延する細菌感染症として認識されている。最近では、30歳以上の国民の８割が歯周病に罹患していると耳にすることもあり、この強大な疾患に挑むわれわれ臨床家の責務はとても重要であると思われる。

◆

では、この歯周病、果たしていつの時代から人類を苦しめているのであろうか？

2013年にスペインの研究チームがバレンシアの遺跡で発掘したネアンデルタール人の頭蓋骨には、化石化した歯が残存しており、５万～15万年前の旧石器時代のものと推定されている。この顎骨には、重度の歯周病と思われる顎骨の吸収が存在しており、驚くべきことに、歯間部には楊枝のようなもので削られた摩耗痕も認められた。

また、オーストラリアの研究チームは、4,000～7,000年前の新石器時代の化石の歯に付着した歯石から、*P.g.*菌を検出している。

これらのことからも、歯周病とは相当長い付き合いが続いており、さらには少なくとも数千年も前から、人類は現在と同じ菌に苦しめられていることがわかる。当時のわれわれの祖先も、歯間ブラシならぬその代用物を用いて、歯肉の腫れと戦っていたのかもしれない。

◆

なかなか撲滅できない歯周病であるが、一人でも多くの方の口腔を健康に導くために、われわれの戦いはこれからも続く。

［稲垣伸彦］

【参考文献】

1）Lozano M, et al.: Toothpicking and Periodontal Disease in a Neanderthal Specimen from Cova Foradà Site. Valencia, Spain, October 16, 2013.

2）Adler CJ, et al.: Sequencing ancient calcified dental plaque shows changes in oral microbiota with dietary shifts of the Neolithic and Industrial revolutions. Nature Genetics, 45: 450-455, 2013.

67/100 5章 歯周外科

再生療法の種類と特徴、適応症

東京歯科大学 歯周病学講座 色川大輔 齋藤 淳

今日、歯周組織の再生は夢ではなく、臨床における現実となっている。よりよい状態で1本でも多くの歯を保存するためには、歯周組織再生療法を正しく理解し、適切に実施する必要がある。

歯周組織再生療法の種類と特徴

現在、わが国で承認され、臨床応用されている再生療法を**表1**に示す。

1．組織再生誘導（GTR）法

GTR膜（遮断膜、保護膜、メンブレン）を用いて上皮細胞の侵襲を阻止し、歯根膜由来細胞を誘導して選択的に歯周組織の創傷治癒を促し、新付着を伴う再生を目的とする。

◉おもなGTR膜の種類

1）コラーゲン膜（Bio-Gide®：図1）

ウシ、ブタなどを由来とするコラーゲンを主成分とする。生体吸収性。種類により吸収期間が異なる。

2）合成高分子膜

乳酸－グリコール酸共重合体などを主成分とする。生体吸収性。

前述以外にも、国内で流通していないが、非吸収性であるe-PTFE膜、d-PTFE膜、それらをチタンで強化したものや、ヒト真皮由来のものもある。

2．エナメルマトリックスタンパク質（EMD）を用いる方法（エムドゲイン®ゲル：図2）

1990年代後半に、歯周組織再生療法の第2世代、増殖因子を用いた治療として誕生した。主要成分であるアメロジェニンなどが、①上皮細胞への抑制作用、②歯肉線維芽細胞・歯根膜細胞への促進作用、③骨芽細胞への促進作用として、歯周組織に作用すると考えられている。

3．塩基性線維芽細胞増殖因子（bFGF、FGF-2）を用いる方法（リグロス®歯科用液キット：図3）

2016年に世界初の歯周組織再生医薬品として、国内製造販売承認を取得した。褥瘡・皮膚潰瘍治療剤として用いられていたFGF-2は、皮膚や血管、骨、軟骨といったさまざまな組織の形成に強く関与している成長因子の一つである。種々の細胞の増殖作用および血管新生作用をもつことから、歯周組織再生においても成果が示されている。

4．骨移植材を用いる方法

1）自家骨

骨誘導能および骨伝導能を有し、移植骨そのものも生着する。患者本人の体から採取するため、感染症やアレルギー、拒絶反応などのリスクがないことが長所である。短所として、供給側への侵襲や欠損形態の変化、痛み、出血などの問題などがある。

2）他家骨

①**同種骨**：ヒトから採取された骨のことであり、一般には献体された骨から作製された移植材である。凍結脱灰乾燥骨や凍結乾燥骨などがある。

②**異種骨**：動物の骨を用いた移植材で、ウシ由来の

表❶ わが国で行われている歯周組織再生療法（2017年現在）

治療法	使用材料・薬剤	治療の概念
組織再生誘導（GTR）法	非吸収性、吸収性の保護膜（遮蔽膜、GTR膜、メンブレン）	歯肉上皮や結合組織を保護膜でブロックし、歯根膜組織の新生・増殖を誘導する
エナメルマトリックスタンパク質（EMD）を用いる方法	エムドゲイン®ゲル	幼若ブタ由来のタンパク質中に含まれる生理活性物質が歯周組織の再生を促す
塩基性線維芽細胞増殖因子（bFGF、FGF-2）を用いる方法	リグロス®歯科用液キット［トラフェルミン（遺伝子組換え）］	成長因子FGF-2が、歯周組織の細胞の増殖および血管新生を促す

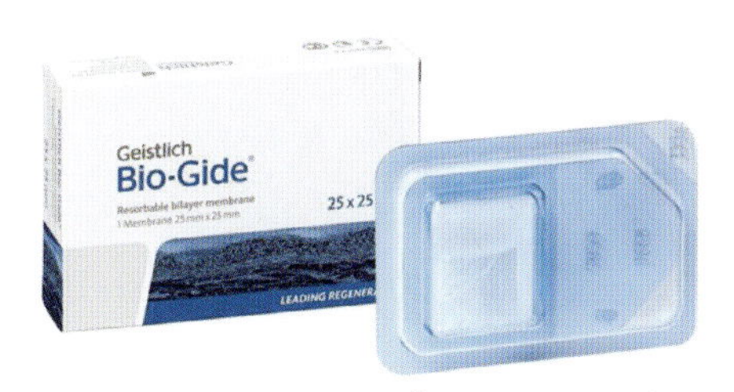

図❶　Geistlich Bio-Gide®（デンタリード）。GTR 法に使用するメンブレン（遮断膜・保護膜・GTR 膜）

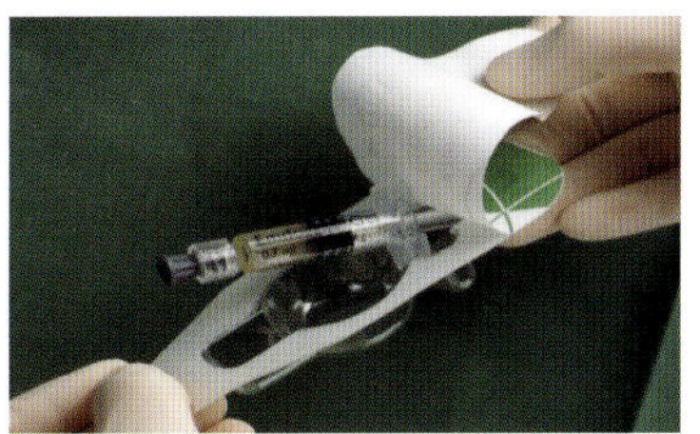

図❷　エムドゲイン® ゲル（ストローマン・ジャパン）。EMD

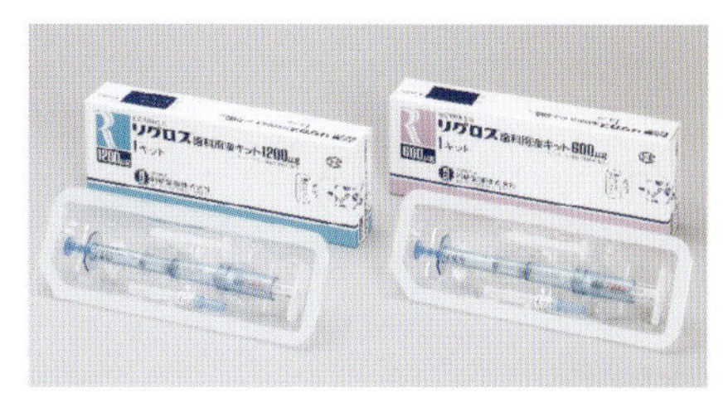

図❸　リグロス® 歯科用液キット（科研製薬）。FGF-2製剤

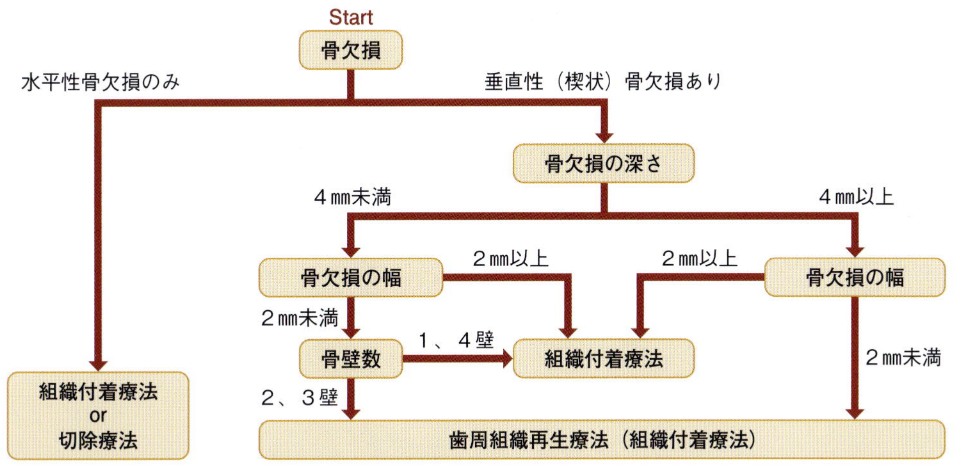

図❹　骨欠損の状態による歯周外科手術の選択基準（参考文献[1]より引用改変）

表❷　歯周組織再生療法の適応症と禁忌症

治療法	適応症	禁忌症（または効果が期待できない症例）
GTR 法	• 垂直性骨欠損：2ないし3壁性 • 根分岐部病変：Lindhe 1度ないし2度 • 手術部位に十分な幅の角化歯肉が存在	• 一般的な外科治療が行えない全身状態 • Lindhe 3度 • 水平性骨欠損 • GTR 膜を十分に歯肉弁で被覆できない（著しい歯肉退縮など） • 残存歯根膜組織の著しい減少を伴う重度の病変
EMD を用いる方法	• 基本的には GTR 法に準ずる • 歯周ポケットの深さが6㎜以上、X線写真上で深さ4㎜以上、幅2㎜以上の垂直性骨欠損	• 上記にほぼ準ずる • 成分に対して過敏症の既往がある （わが国では）根分岐部病変は適応外
FGF-2を用いる方法	• 歯周ポケットの深さが4㎜以上、骨欠損の深さが3㎜以上の垂直性骨欠損	• 成分に対して過敏症の既往がある • 口腔内に悪性腫瘍がある、またはその既往がある

ものがある。硬いために形態保持能をある程度有し、骨形成能もあると報告されているが、吸収が遅いため、自家骨などと混和して用いることがある。

3）人工骨

化学的に合成されたハイドロキシアパタイト、リン酸三カルシウムなどがある。ハイドロキシアパタイトは骨伝導能を有するが、骨誘導能は否定されている。吸収されないため、長期に形態保持することが可能であるが、骨に置換されず、感染したときは除去しなければならない。リン酸三カルシウムの1つの型である β-TCP は骨伝導能をもち、比較的吸収が早く骨に置換される。

適応症

歯周基本治療後の再評価の結果、深い歯周ポケットが残るなど、歯周外科治療が必要と判断される場合、歯周再生療法も検討する（**図4**）[1]。各種歯周再生療法の適応症と禁忌症を**表2**に示す。

【参考文献】

1）日本歯周病学会（編）：歯周治療の指針2015. 医歯薬出版, 東京, 2016.

おもな国内未承認材料の種類と特徴

東京歯科大学 歯周病学講座 鈴木瑛一 齋藤 淳

歯周組織再生療法に使用する材料のうち、国内未承認でも海外ですでに使用され、良好な成績を残しているものが存在する。おもな製品を**表1**に示し、以下に概説する。

骨移植材

ヒト凍結脱灰乾燥骨（Decalcified Freeze Dried Bone Allograft：DFDBA）とヒト凍結乾燥骨（Freeze Dried Bone Allograft：FDBA）は、屍体から採取した骨を凍結乾燥した材料である。骨内欠損へのDFDBA、FDBAの応用により、6ヵ月後のプロービングデプス、骨充填率などに有意な改善が報告されている[1)]。

OsteoGraf® とPepgenP-15® はウシ焼成骨である。PepgenP-15® は骨表面に細胞結合ペプチド（P-15）がコートされており、骨再生誘導（guided bone regeneration：GBR）法や骨内欠損部への応用で良好な成績を収めている[2)]。同じくウシ骨由来であるBio-Oss® 顆粒に、ブタ由来コラーゲンを加えたBio-Oss® Collagenも歯周組織再生療法で使用されている（**図1**）。

Infuse® Bone Graftは骨形成タンパク（recombinant human bone morphogenetic protein-2：rhBMP2）と吸収性コラーゲンスポンジを組み合わせた骨移植材であり、おもにGBR法で応用されている。

メンブレン

非吸収性のd-PTFEメンブレンは、国内承認されていたGORE-TEX® がおもに使われてきたが、発売中止となった。現在では国内未承認のものとしてCYTOPLAST™ があり、GBR法やソケットプリザベーションにおもに応用されている。

成長因子

GEM21S® はβ-TCPを基質とし、血小板増殖因子（Platelet-Drive Growth Factor：PDGF）が数日

表❶ 海外で使用されているおもな日本国内未承認材料（2017年9月現在）

歯科材料			内容・ソース	機 序
骨移植材	他家骨（同種骨）	DFDBA、FDBA	ヒト屍体長管骨	骨伝導能による足場提供ならびに、骨誘導能（DFDBA）による新生骨形成促進を図る
	異種骨	OsteoGraf®	ウシ焼成骨	骨伝導能を有し、新生骨形成の足場となる
		PepgenP-15®	ウシ焼成骨＋細胞結合ペプチド（P-15）	細胞結合タンパクが、骨芽細胞の増殖・分化を促進させる
		Bio-Oss® Collagen	ウシ焼成骨＋ブタコラーゲン	コラーゲンが、Bio-Oss® 顆粒の操作性と応用部位での安定性を向上させる（Bio-Oss® 自体は日本で承認済み）
	その他	Infuse® Bone Graft	rhBMP2＋吸収性コラーゲンスポンジ	骨形成タンパクBMP2が、骨髄間質細胞、間葉系幹細胞の骨芽細胞への分化を促進させる
メンブレン	CYTOPLAST™		非吸収性フッ素樹脂（d-PTFE）	上皮の侵入を阻止し、骨再生のためのスペースを確保する
成長因子	GEM21S®		rhPDGF-BB＋β-TCP	rhPDGF-BBの初期の急速な放出と、その後の持続的放出により、創傷治癒のカスケードを活性化する
	Osteogain®		ブタ歯胚	液状化することで移植材へのエナメルタンパク質の吸着率を高め、組織再生を促進させる

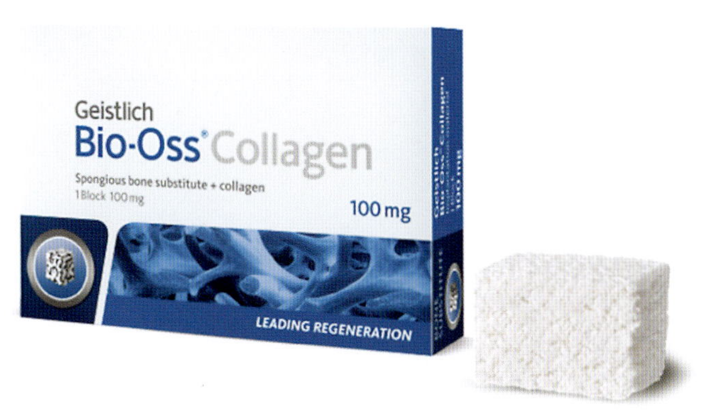

図❶ Bio-Oss® Collagen（Geistlich）。国内未承認

間にわたり持続的に放出される。180名を対象としたランダム化比較試験では、β-TCP 単独群に比べ、GEM21S® 応用群で歯槽骨欠損部における６ヵ月後の骨充填率の有意な改善が認められている[3]。

Osteogain® は液状のエナメルマトリックスタンパク質（EMD）であり、ゲル状のもの（エムドゲイン®）と比較し、EMD をより長期間移植材表面に維持させることができる[4]。欧州で2018年末に発売予定である。

近年、薬事法は再生医療等製品のより早期の実用化に向けた承認制度へと改正された[5]。しかしながら、いまだ海外で使用されている材料で国内未承認なものは多い。国内未承認材料などの使用にあたっては、患者への十分な説明のうえで同意を得るだけではなく、高い倫理性と安全性が担保されたうえで、慎重に行われるべきであろう。

【参考文献】

1）Reynolds MA, Aichelmann-Reidy ME, et al.: The efficacy of bone replacement grafts in the treatment of periodontal osseous defects. A systematic review. Ann Periodontol, 8(1): 227-265, 2003.
2）Yuan K, Huang JS, et al.: A mineralization-associated membrane protein plays a role in the biological functions of the peptide-coated bovine hydroxyapatite. J Periodontal Res, 42(5): 420-428, 2007.
3）Nevins M, Giannobile WV, et al.: Platelet-derived growth factor stimulates bone fill and rate of attachment level gain: results of a large multicenter randomized controlled trial. J Periodontol, 76(12): 2205-2215, 2005.
4）Miron RJ, Bosshardt DD, et al.: Comparison of the capacity of enamel matrix derivative gel and enamel matrix derivative in liquid formulation to adsorb to bone grafting materials. J Periodontol, 86(4): 578-587, 2015.
5）独立行政法人医薬品医療機器総合機構：薬事法等の一部を改正する法律の概要. Available from: http://www.pmda.go.jp/files/000154010.pdf [Accessed 2017 Aug 15].

69/100　5章　歯周外科

FGGの術式と特徴

明海大学歯学部　口腔生物再生医工学講座　歯周病学分野
林 丈一朗　申 基喆

定義と適応症

遊離歯肉移植術（FGG：free gingival graft）は、おもに口蓋部より採取した上皮と結合組織を含んだ移植片を、天然歯周囲へ移植する外科術式として、1963年にBjornによって初めて発表され、1970年ごろから行われるようになったとされている。当初は、天然歯周囲の付着歯肉幅の増大（**図1**）、口腔前庭の拡張、露出根面の被覆、歯槽堤増大などを目的として行われていた。近年は、インプラント周囲の角化粘膜の増大（**図2**）にも用いられる。

術式

1．受容側の形成

上皮および下層から成る部分層弁を形成し、十分な口腔前庭が得られるところまで根尖側へ移動させ、骨膜に縫合固定する。

2．移植片の採取

必要な大きさの遊離歯肉移植片を採取する（図1b）。一般的には口蓋から採取されるが、上顎結節など他の部位が用いられることもある。上皮およびその下の結合組織層を含む厚さ1～1.5㎜の移植片を採取する。

3．移植片の固定

移植片を移植床に骨膜縫合などを用いて固定する（図1c、図2b）。移植床および採取部位は歯周

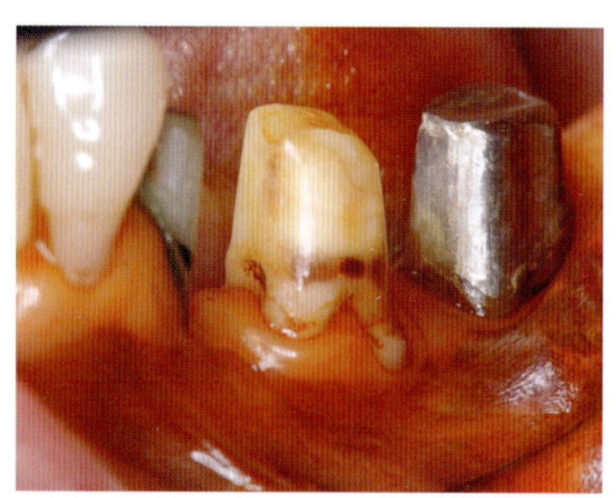

a：下顎左側臼歯部は口腔前庭が浅く、角化歯肉が不足しているため、ブラッシング時に疼痛があった

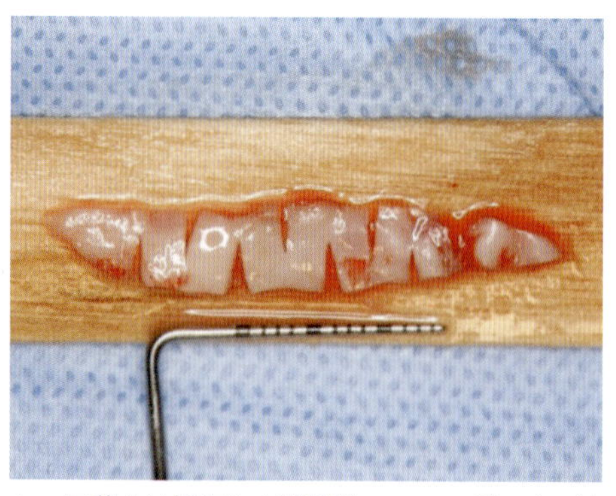

b：口蓋より採取した移植片。アコーディオン法により、移植片を近遠心的に伸張させた

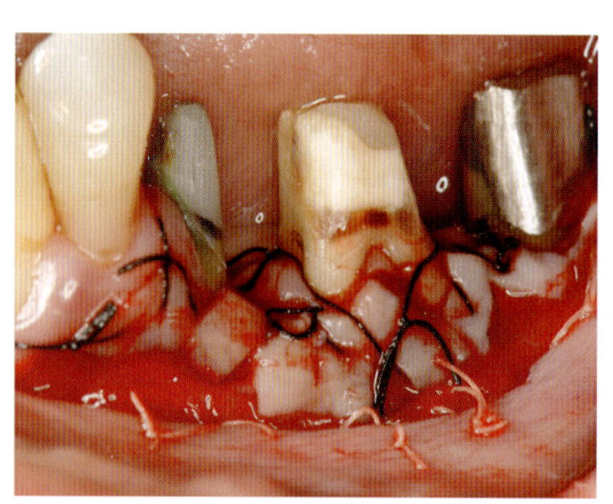

c：移植片を移植床に縫合固定した

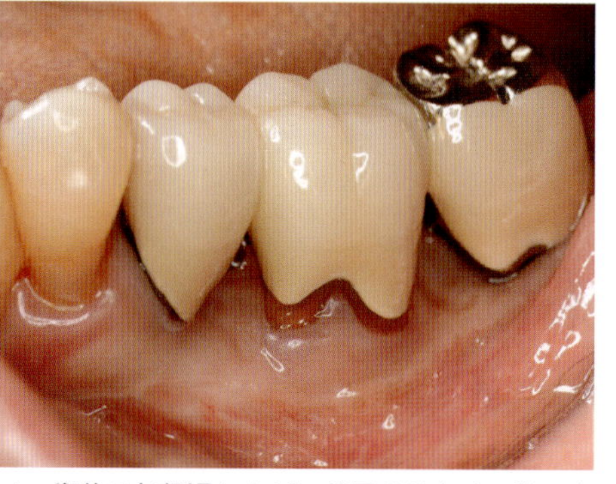

d：術後5年経過したが、後戻りはなく、第1大臼歯の遠心根の一部は被覆されている

図❶a～d　天然歯周囲へのFGG

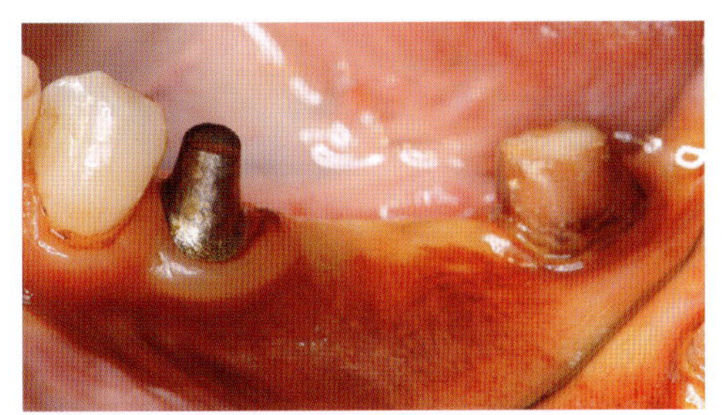

a：インプラント埋入部位および|7頬側の角化歯肉（粘膜）が不足していた

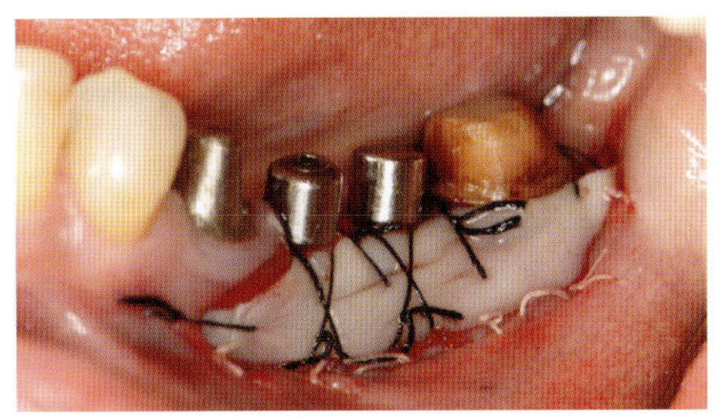

b：移植片を移植床に縫合固定した

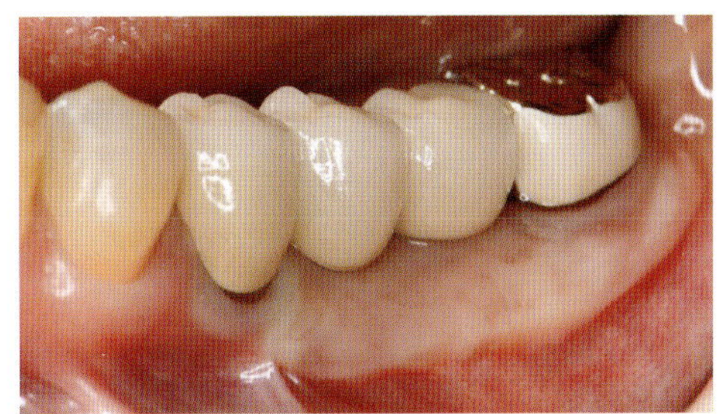

c：インプラントおよび天然歯周囲に角化歯肉（粘膜）が増大された

図❷a～c　インプラント周囲へのFGG

表❶　FGGと歯肉弁根尖側移動術（APF）の比較

	FGG	APF
移植形式	遊離弁移植	有茎弁移植
血液供給路	受容側の結合組織から	受容側の結合組織と、歯肉弁の頸部から
移植後の状態	厚い角化組織、ケロイド形成	厚さは周囲の角化歯肉と同程度。色調は周囲組織と調和
手術部位	受容側と供給側の２ヵ所	１ヵ所
術式の難易度	やや高い	FGGよりはやや低い
特徴	物理的強度の高い確実な歯肉増大が可能。審美領域での使用は考慮すべき	血液供給が優れており、生着が良好。歯根が露出するため審美領域での使用は考慮すべき。採取できる移植弁は手術部位に依存しており、制限がある
おもな適応	角化歯肉（粘膜）幅の増大 欠損部歯槽堤の増大 根面被覆（審美的配慮の不要な部位） 抜歯窩の閉鎖	角化歯肉（粘膜）幅の増大 歯周ポケットの除去 歯冠長延長

パックで１週間前後覆い、創面を保護する。必要に応じて、口蓋部に止血シーネを装着しておく。

利点と欠点

FGGは歯肉弁根尖側移動術（APF）と比較して、より厚く強固な角化歯肉（粘膜）を増大できるが、手術部位が２ヵ所になり、侵襲は大きい（**表１**）。

また、上皮下結合組織移植術と比較すると、より確実に角化歯肉（粘膜）幅を増大できるが、移植した部位は瘢痕状に治癒し、周囲組織と明瞭に区別されるため、審美領域ではほとんど用いられない。

70/100

5章　歯周外科

CTGの術式と特徴

明海大学歯学部　口腔生物再生医工学講座　歯周病学分野
申 基喆

結合組織移植術（CTG：connective tissue graft）は、歯周形成手術（periodontal plastic surgery）のなかで、遊離歯肉移植術（FGG）と並んで多く用いられる遊離軟組織移植術である。CTGはFGGと比較して血液供給の面で優れており、さらに移植後の色調や性状が受容側とよく調和することから、現在では審美領域における軟組織の増大、形成術には欠かせない術式である。

CTGはおもに口蓋部の上皮下から、上皮を含まない結合組織のみの移植片を採取し（**図1**）、受容側に移植することにより、軟組織の増大を図る術式である。移植片採取に際しては、大口蓋動脈やその主枝に損傷を与えないよう、細心の注意が必要である。また、良好な治療結果を得るためには、移植片と受容床との緊密な接触が不可欠である（**表1**）。

CTGは従来、固定性ブリッジ作製の術前処置であり、欠損部歯槽堤の増大法として多く用いられていた（**図2**）[1]。移植片の高い生着率から、次第に予知性と審美性に優れた根面被覆法として応用されるようになった（**図3**）[2]。そのため、CTGによる根面被覆は、現在では根面被覆の第一選択肢として用いられ、さまざまな改良法や再生療法との併用法などが報告されている。

CTG応用の利点

CTGはFGGと比較して、予知性、適応症、審美性、および術後の患者への不快症状などの面で、多くの臨床上の利点を有している。とくに移植片が受容床および剝離したフラップの両方から血液供給が得られることは、移植片の生着に非常に有利な条件となる。これが、上皮下結合組織移植の最も重要な特徴であるといえる（**表2**）。

【参考文献】

1）Langer B, Calagna L: The subepithelial connective tissue graft. J prosthet Dent, 44: 363-367, 1980.
2）Langer B, Langer L: Subepithelial connective tissue graft technique for root coverage. J Periodontol 56: 715-720, 1985.

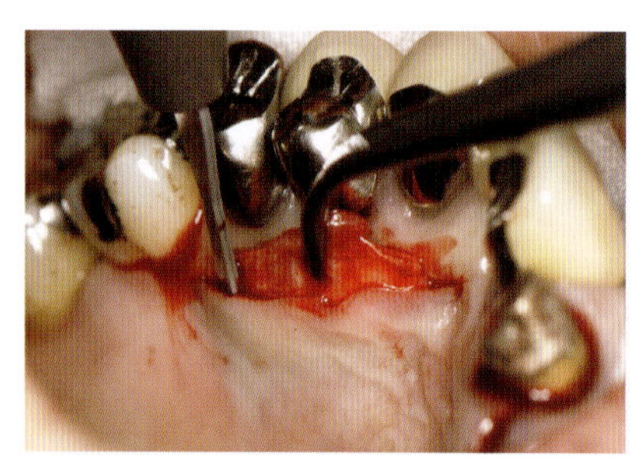

a：口蓋部の部分層弁直下から、結合組織移植片を採取。口蓋部粘膜下層の神経、血管系への損傷に注意する

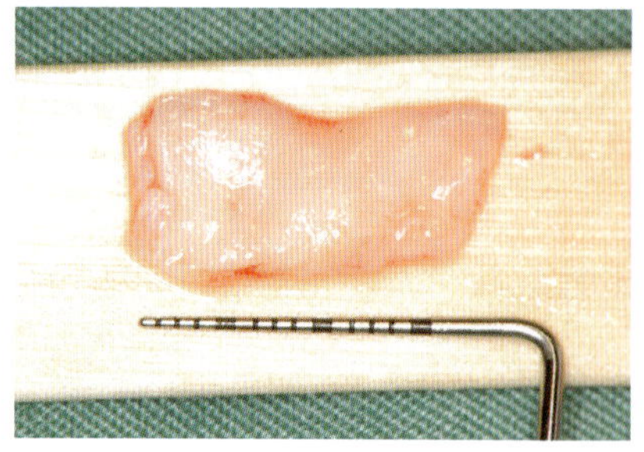

b：採取した結合組織移植片は、移植に先立ち口腔外で形態、大きさのトリミングをしておく

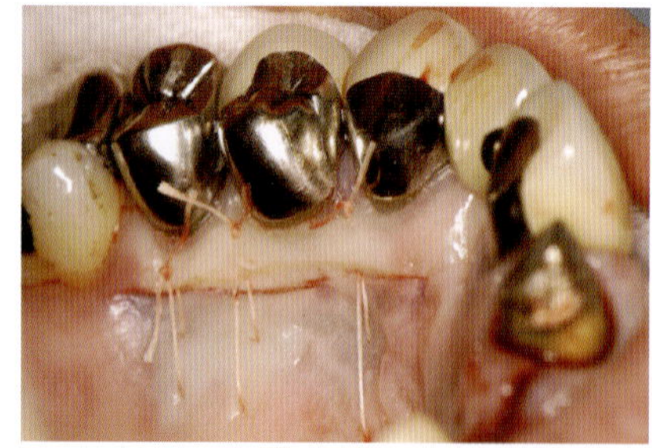

c：CTGでは、移植片採取後の供給側を縫合閉鎖できるため、術後の患者への侵襲が軽減できる

図❶a～c　口蓋部上皮下からの結合組織移植片の採取

表❶　CTG成功の条件

- 血行に富んだ受容床の形成
- 供給側の脈管系を損傷しない範囲での必要十分な移植片の採取と供給側の縫合閉鎖
- 移植片と受容床の緊密で広範囲の接触
- 移植片生着までの術部の安静

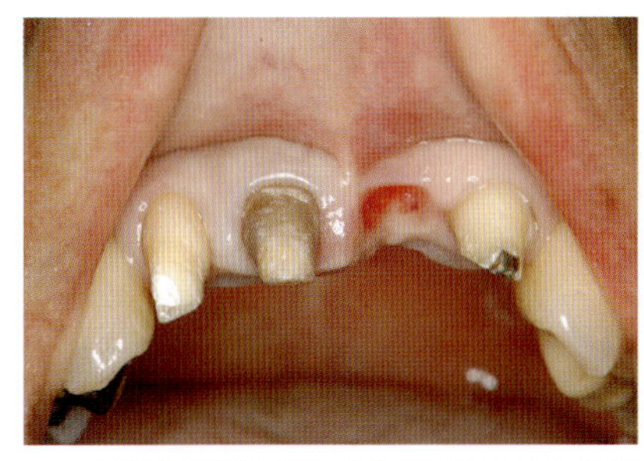

a：上顎前歯部固定性ブリッジによる欠損補綴前の状態。|1欠損部歯槽堤の水平および垂直的な陥凹により、審美補綴が困難な状態

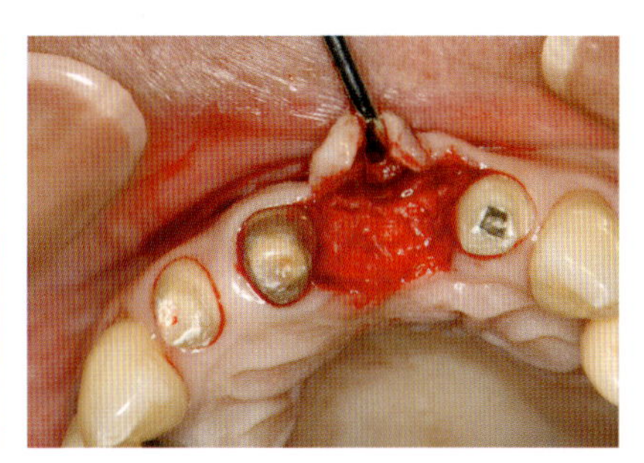

b：上唇小帯切除とともに、欠損部歯槽堤の増大を行う。写真は CTG 移植前の受容床

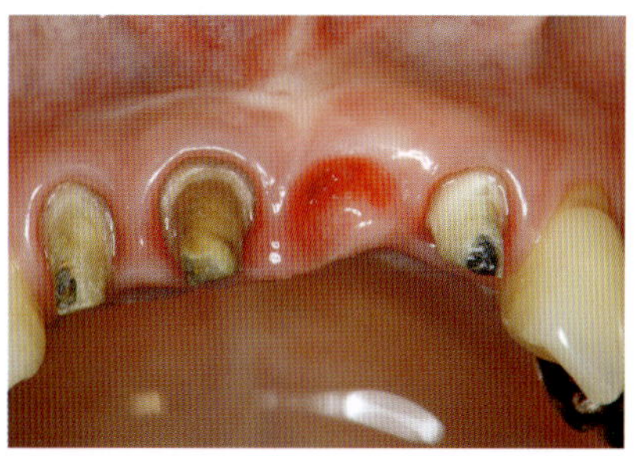

c：術後、ブリッジ装着前の状態。欠損部歯槽堤の水平、垂直的増大ができている

図❷ a～c　CTG による欠損部歯槽堤の増大

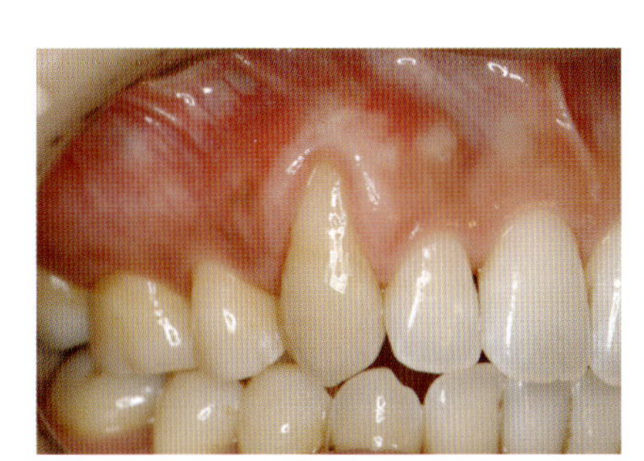

a：3|部の歯肉退縮。垂直的歯肉退縮量は6㎜で、審美改善を目的に CTG による根面被覆を行うこととした

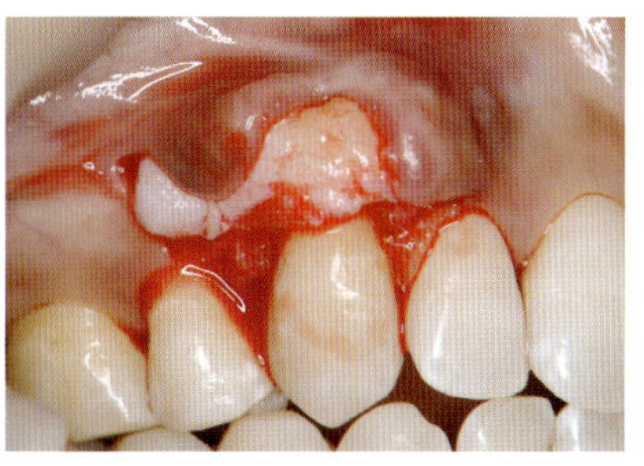

b：部分層弁による受容床を形成後、口蓋部上皮下から移植片を採取し、露出根面上に固定。審美的配慮により、縦切開は遠心側にのみ形成

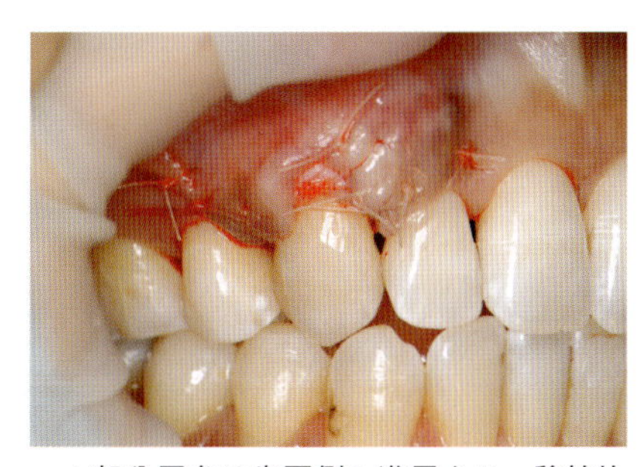

c：部分層弁は歯冠側へ進展させ、移植片をほぼ被覆した状態で縫合

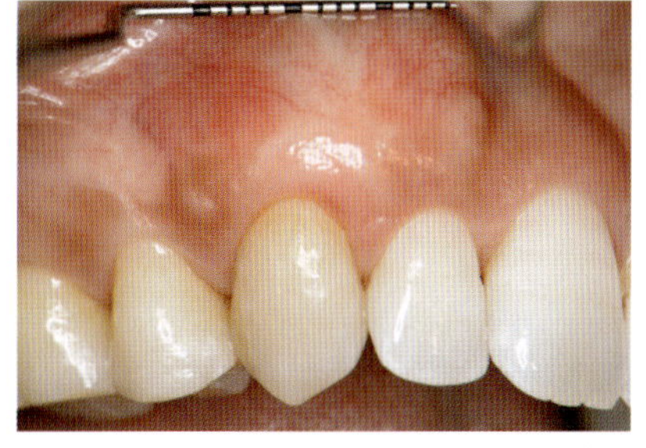

d：術後２年の状態。ほぼ完全な根面被覆が達成され、審美性の改善ができた

図❸ a～d　CTG による露出根面の被覆

表❷　CTG と FGG の比較

	CTG	FGG
移植組織	結合組織	上皮を含んだ結合組織
血液供給路	移植片全周の結合組織から	受容側の結合組織から
移植後の状態	色調や性状が周囲組織と調和	厚い角化組織、ケロイド形成
移植片採取後の供給側	閉鎖創	開放創
術式の難易度	高い	やや高い
特徴	血液供給が非常に優れるため、移植床への生着が良好。とくに審美領域での使用に適する	物理的強度の高い確実な歯肉増大が可能。審美領域での使用に考慮すべき
おもな適応	根面被覆（審美領域） 欠損部歯槽堤の増大 抜歯窩の閉鎖 歯間乳頭の再建	角化歯肉幅の増大 欠損部歯槽堤の増大 根面被覆（審美的配慮の不要な部位）

根面被覆

千葉県・つだぬまオリーブ歯科クリニック 石川 聡

ヒトの歯槽骨内における歯根の位置を、コーンビームCTのデータを用いて解析した結果、歯根の頬側骨の約25.7%が裂開しているとの報告がある[1)]。歯槽骨のハウジングから逸脱した歯根面は軟組織のみで覆われており、歯根の豊隆形態が歯肉の形態となることも多く認められる。そして、物理的刺激や外傷、炎症の結果として歯肉が退縮すると、根面が露出する。

Millarは1985年に歯肉退縮の分類[2)]を提唱した。根面被覆を行うに際し、術前の診査・診断は極めて重要であり、この分類により術前に歯肉退縮の状態を正確に把握することで、術式や予後の判定に応用できる。

Millarの歯肉退縮の分類

- **クラス1**：歯間部の骨または軟組織の喪失がなく、かつ歯肉退縮がMGJ（歯肉歯槽粘膜境）を越えない
- **クラス2**：歯間部の骨または軟組織の喪失がなく、かつ歯肉退縮がMGJに達するか越える
- **クラス3**：歯間部の骨または軟組織がCEJ（セメントエナメル境）より根尖側にあるが、退縮した辺縁歯肉までは達しておらず、歯肉退縮はMGJに達するか越えている
- **クラス4**：歯間部の骨の位置が退縮した辺縁歯肉のレベルまで喪失しており、歯肉退縮がMGJに達するか越えている

根面被覆の術式

Langer法[3)]やModified Langer法[4)]、トンネリングテクニックは、いずれも結合組織移植片を受容側の歯肉弁で覆い、骨膜側と歯肉側の両方から血液供給を受けることができる。

また、歯肉弁歯冠側移動術および歯肉弁側方移動術は、既存の歯肉を移動させて縫合するものである。

そして、遊離歯肉移植術は、上皮付きの結合組織片を緊密に縫合することで、骨膜側からの血液供給を促す方法である。

2015年のアメリカ歯周病学会のシステマティックレビュー[5)]では、以下のように述べられている。

「結論：Millarのクラス1とクラス2の条件では、すべての根面被覆の術式において、有意にクリニカルアタッチメントレベルの回復と根面の被覆が認められた。

平均根面被覆率と有意な付着歯肉の増加などの臨床成績から鑑みて、上皮下結合組織移植に基づいた術式が最高の結果を示した」。

つまり、両隣在歯の歯肉および骨レベルが高ければ、退縮部位への血液供給が行きわたりやすく、成功裏に終えることができる一方、周囲からの血流が乏しい状況下で垂直的に軟組織を増大することは、非常に困難ということであろう。

最後に、根面被覆を行った症例を供覧する（図1～3）。

【参考文献】

1）Braut V, et al: Thickness of the anterior maxillary facial bone wall-a retrospective radiologic study using cone beam computed tomogramphy. Int J Periodontics Restorative Dent, 31(2): 125-31, 2011.
2）Millar PD Jr: A classification of marginal tissue recession. Int J Perio Rest Dent, 5(2): 9-13, 1985.
3）B Langer, L Langer: Subepithelial Connective tissue graft technique for root coverage. J Periodontol, 56(12): 715-20, 1985.
4）Bruno JF: Connective tissue graft technique assuring wide root coverage. Int J Periodontics Restorative Dent, 14(2): 126-37, 1994.
5）Chambrone L1, Tatakis DN: Periodontal soft tissue root coverage procedures: a systematic review from the AAP Regeneration Workshop. J Periodontol, 86(2): S8-51, 2015.

症例１

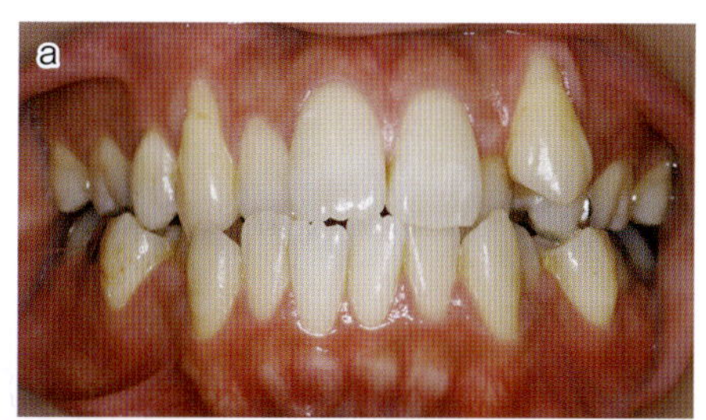

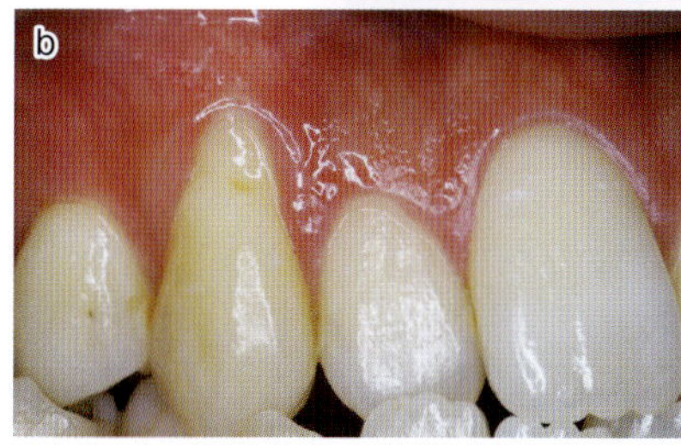

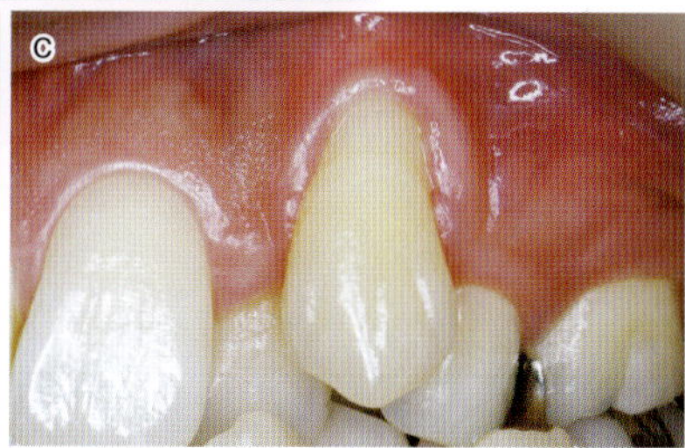

図❶ａ～ｃ　30代、男性。矯正治療開始前に、歯肉退縮によって露出した歯根を被覆する目的で、紹介により来院。3|3にあきらかな歯肉の退縮が認められる。犬歯は豊隆が大きいうえ、本症例では歯槽骨のボーンハウジングからの逸脱が認められるため、やや難易度の高いケースといえる

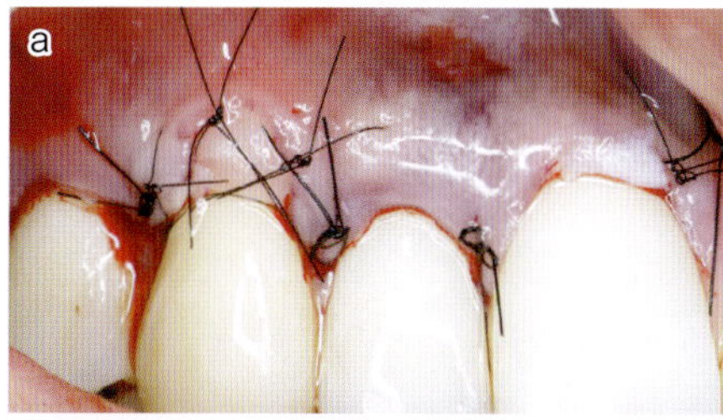

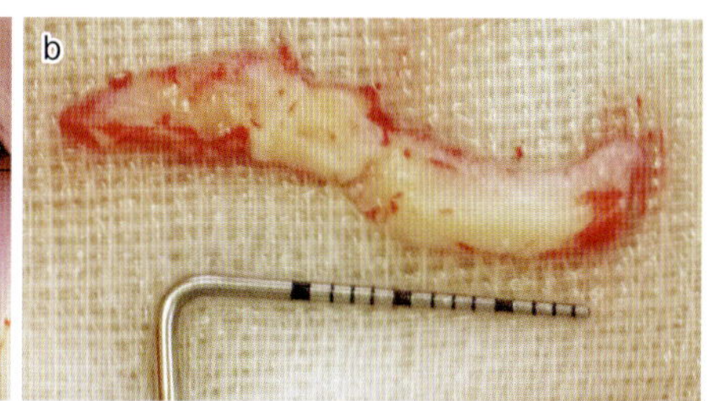

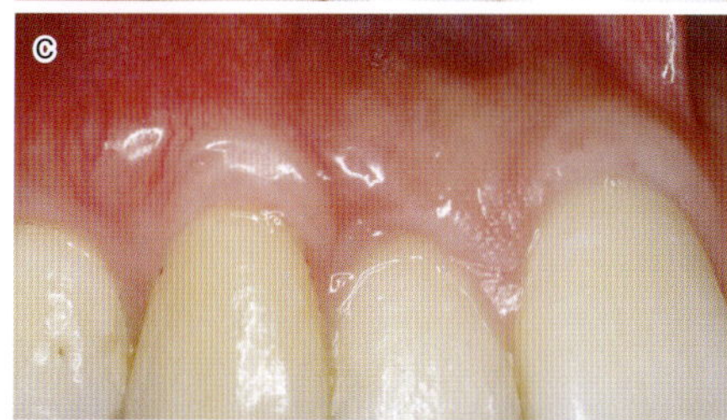

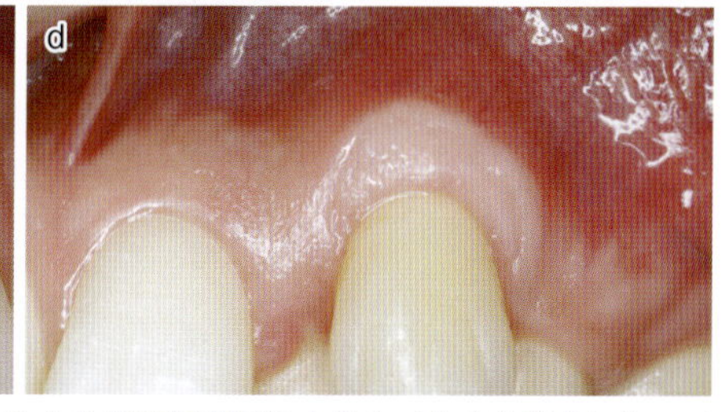

図❷　ａ：移植片に十分な血液供給が行きわたるよう当該歯周囲に十分なパウチを形成した。パウチ内に移植片を滑り込ませたうえで、移植片が軟組織内で安定するよう縫合を行った。懸垂縫合と部分的に骨膜縫合を併用することで、極力移植片の動きを抑制するように留意した。移植片の血流の回復を妨げるほど強く縫合してしまうと、時として移植片の壊死を招くことがあるので留意する。ｂ：口蓋から十分な大きさの移植片を採取。ｃ、ｄ：術後６ヵ月

症例２

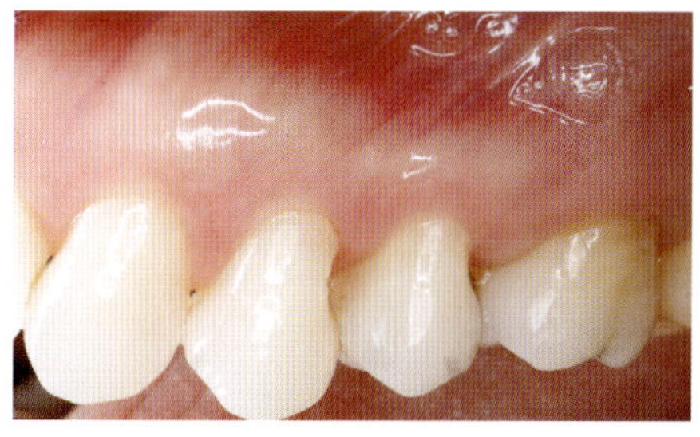

図❸ａ　30代、女性。|４５および他部位への歯肉移植を希望し、紹介により来院

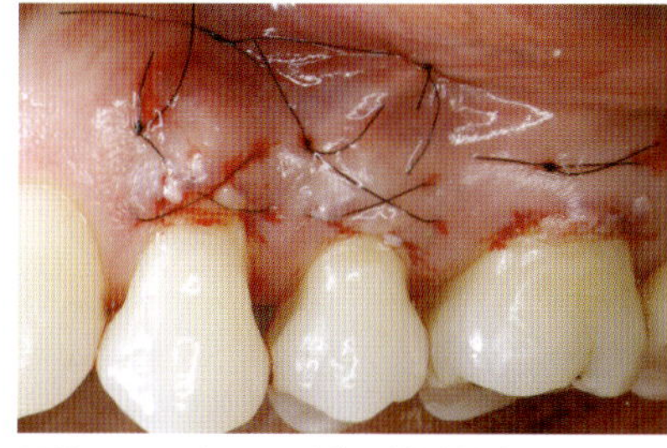

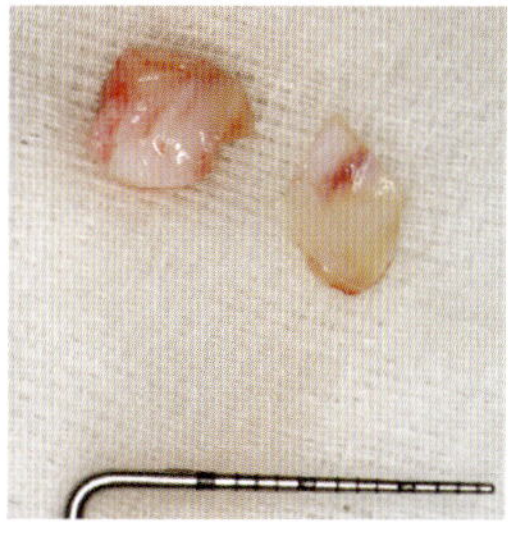

図❸ｂ：パウチを形成。比較的小さな結合組織を採取し、パウチ内で固定するよう縫合した

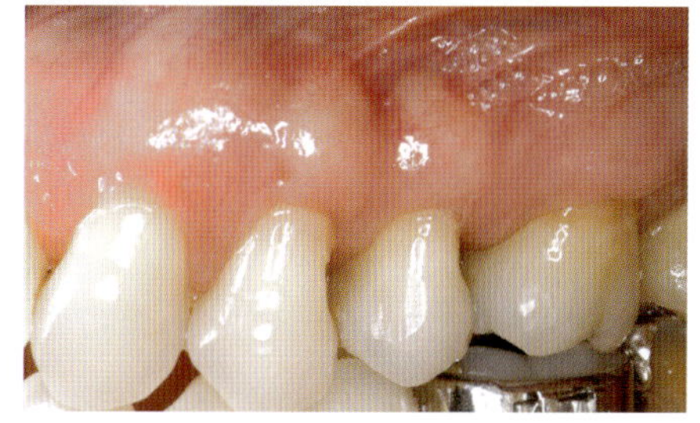

図❸ｄ　術後３ヵ月

72/100　5章　歯周外科

インプラント周囲疾患

東京医科歯科大学　大学院医歯学総合研究科　歯周病学分野
芝 多佳彦

咀嚼機能をはじめ、歯を失ったヒトのQOLの向上に、デンタルインプラントの果たす役割は大きく、強いては健康寿命の延伸を目的とする医療の一翼を担っているといっても過言ではない。しかしながら、問題もある。歯の欠損を補うインプラント治療は、非常に成功率が高いとされているが、一方でインプラント周囲疾患（インプラント周囲粘膜炎およびインプラント周囲炎）をはじめとするインプラント治療後の合併症も存在する。本項では、これらインプラント周囲疾患をはじめとするインプラント治療後の合併症について解説したい。

インプラント治療における失敗の分類

インプラント治療における失敗の原因は、生物学的失敗、機械的失敗、医原性の偶発症、そして患者の不十分な許容による失敗の4つに分類できる[1,2]。このうち、生物学的失敗は、さらにオッセオインテグレーション獲得における失敗（early failure）とオッセオインテグレーションの喪失（late failure）による失敗の2つに分類される。インプラント周囲粘膜炎およびインプラント周囲炎は後者に位置づけられる（**図1**）。

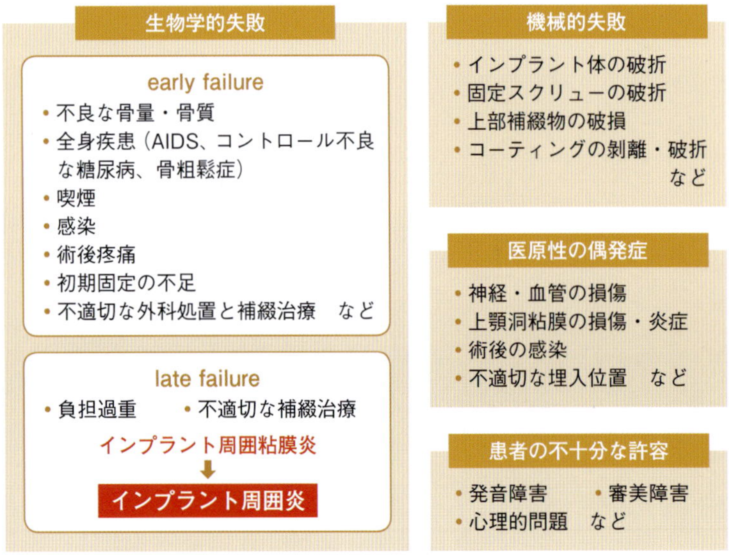

生物学的失敗

early failure
- 不良な骨量・骨質
- 全身疾患（AIDS、コントロール不良な糖尿病、骨粗鬆症）
- 喫煙
- 感染
- 術後疼痛
- 初期固定の不足
- 不適切な外科処置と補綴治療　など

late failure
- 負担過重
- 不適切な補綴治療

インプラント周囲粘膜炎
↓
インプラント周囲炎

機械的失敗
- インプラント体の破折
- 固定スクリューの破折
- 上部補綴物の破損
- コーティングの剝離・破折
など

医原性の偶発症
- 神経・血管の損傷
- 上顎洞粘膜の損傷・炎症
- 術後の感染
- 不適切な埋入位置　など

患者の不十分な許容
- 発音障害
- 審美障害
- 心理的問題　など

図❶　インプラント治療の失敗のおもな原因（参考文献[1,2]より引用改変）

インプラント周囲疾患

1．インプラント周囲粘膜炎およびインプラント周囲炎の定義

インプラント周囲粘膜炎は、炎症が周囲粘膜に限局している可逆性の疾患であるが、一方でインプラント周囲炎は炎症が周囲骨に及び、その喪失が生じる不可逆性の疾患である（**表1、図2**）[3,4]。インプラント周囲粘膜炎では、口腔衛生指導の強化やインプラント周囲粘膜溝内の汚染物質の除去と洗浄などを実施することで、症状の改善を期待できる[5]。また、インプラント周囲粘膜炎が適切に処置されず、インプラント周囲炎にまで発展してしまった場合は、外科的アプローチを行っても奏効しないことが多く[6]、場合によってはインプラントの脱落を引き起こすことさえある。

2．インプラント周囲粘膜炎およびインプラント周囲炎の発症頻度

両疾患について、第11回European Workshop on Periodontologyにおいて、患者あたりの罹患率は、インプラント周囲粘膜炎42.9％、インプラント周囲炎21.7％と報告されている[7]。わが国における両疾患の患者あたりの罹患率は、それぞれ33.3％、9.7％と前述の報告よりともに低値であるものの、相応の割合でそれらの患者が存在していることがあきらかになっている[8]。

インプラント周囲疾患のリスク因子と原因

1．インプラント周囲疾患にかかわるリスク因子

インプラント周囲疾患では、歯周炎と同様に全身疾患や喫煙、肥満などの

表❶　インプラント周囲粘膜炎とインプラント周囲炎の比較（参考文献[3]より引用改変）

臨床パラメータ	インプラント周囲粘膜炎	インプラント周囲炎
プロービングの深さ	ベースライン時と比較して 変化が少ない（4～5㎜以内）	ベースライン時と比較して 著しく深い（6㎜以上）
BOP	＋	＋
排膿	±	＋＋
動揺	－	－ 歯槽骨の破壊が進行したものでは（＋）
X線所見	インプラント周囲の歯槽骨の吸収や変化はほとんど観察されない	インプラント周囲の歯槽骨にあきらかな吸収や変化があり、進行程度によってさまざまな破壊程度がある（2～3㎜以上）

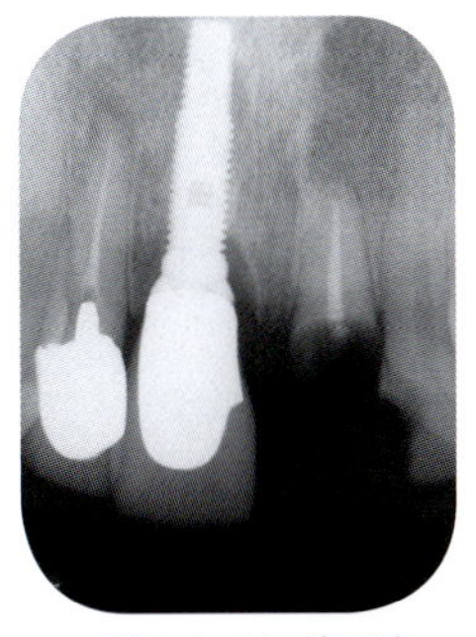

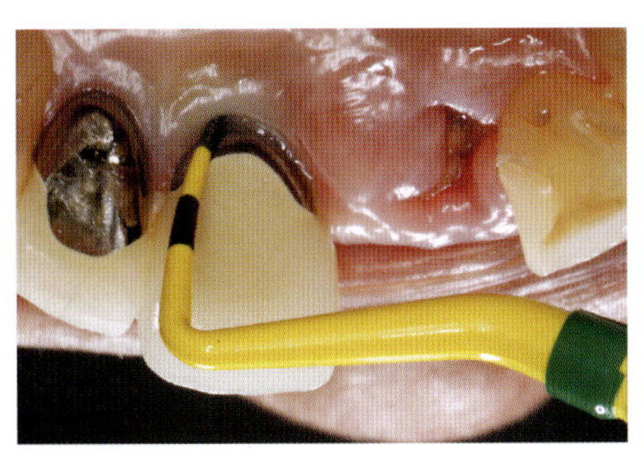

a：デンタルX線写真　　b：口腔内写真（口蓋側面観、ミラー像）

図❷　インプラント周囲炎の臨床所見。a：1|部のインプラント周囲に骨吸収像を認め、インプラント周囲炎と診断。b：深いプロービングデプスと排膿を認める

Strong

口腔清掃不良　喫煙　歯周炎の既往

糖尿病　アルコール摂取

遺伝的形質　インプラント表面性状

Limited

図❸　インプラント周囲疾患のリスク因子（参考文献[9]より引用改変）

複数がリスク因子として存在する。そのなかでも、とくに喫煙や歯周炎の既往、口腔清掃の不良は、インプラント周囲疾患の発症にかかわると考えられる（図3）[9]。

2．インプラント周囲疾患の原因

Langらはサルを用い、インプラント埋入部位にプラークを蓄積させたところ、インプラント周囲炎が生じ、歯周炎と類似した臨床症状を呈することを報告した[10]。この事実は、インプラント周囲疾患は歯周炎と同様、プラーク内に存在する細菌が原因であることを示唆している。

歯周病原細菌としては、Socranskyらが提唱した*Porphyromonas gingivalis*、*Treponema denticola*、*Tannerella forsythia*から成るRed complexや、これに類するOrange complexと呼ばれる細菌群が考えられている[11]。インプラント周囲炎罹患部位においても、健常部位と比較して、これらの細菌が高い割合で検出されるとする報告は多く[12, 13]、また歯周炎の既往そのものがインプラント周囲炎のリスク因子とされていることから考えても、歯周炎と類似した細菌が原因であることは、十分に推察される。

インプラント周囲炎は歯周炎と比較して骨破壊を伴う感染の進行が早く、それが骨髄に達するという報告がある[14]。これらの差異の原因としては、解剖学的構造の違いなどが考えられているが、一方で炎症のトリガーとなる感染細菌種の違いを指摘する報告もある[15]。一刻も早いインプラント周囲疾患の原因菌の特定が必要である。

インプラント周囲疾患への対応

1．インプラント周囲疾患の診査項目

インプラント周囲疾患のスクリーニングでおもに用いられる臨床パラメータは、清掃状態の評価（modified Plaque Index：mPlI）と周囲粘膜の炎症状態（modified Sulcus Bleeding Index：mBI、**表2**）、プーロビング深さとプロービング時の出血、排膿の有無である。インプラント周囲炎が疑われる場合は、X線診査などを追加して精査する。

2．インプラント周囲疾患の治療方法

インプラント周囲疾患と診断された場合は、累積的防御療法（cumulative interceptive supportive therapy：CIST）に準じた治療が行われることが推

表❷　清掃状態の評価（mPII）と周囲粘膜の炎症状態（mBI）［参考文献[3]より引用改変］

スコア	mPII	mBI
0	プラークが認められない	インプラント周囲粘膜に沿ってプロービングした際に、出血がない
1	インプラント周囲へのプローブを用いた擦過時に検知されるわずかなプラーク	孤立した出血点がみられる
2	肉眼的に確認されるプラーク	インプラント周囲粘膜に沿った線状の出血
3	多量の軟性物質	著明な出血

PPD*1≦3㎜
プラーク(－) BOP*2(－) → 治療不要
プラーク(＋) BOP(＋) → Ⓐ 機械的清掃・研磨：口腔衛生指導に加え、インプラント専用のプラスチックスケーラーやチップにより、機械的な清掃と研磨を行う

PPD 4～5㎜ → Ⓑ 殺菌的治療：Ⓐに加え、0.1～0.2%のグルコン酸クロルヘキシジンを用いた化学的プラークコントロールが推奨されている。わが国では使用が承認されていないため、筆者は塩化ベンゼトニウム（ネオステリングリーン）を代用

X線写真撮影
PPD＞5㎜
BOP(＋) 骨吸収なし → Ⓑ 殺菌的治療
プラーク(＋) 骨吸収≦2㎜ → Ⓒ 全身的／局地的な抗菌治療：Ⓐ、Ⓑに加え、全身的または局所的な抗菌療法を併用する。全身的な抗菌薬はオルニダゾールやメトロニダゾールなどが推奨されているが、保険診療内では歯科非適応のため、アジスロマイシンで代用されていることが多い
プラーク(＋) 骨吸収＞2㎜ → Ⓓ 外科的治療（切除・再生療法）：Ⓐ、Ⓑ、Ⓒに加え、切除療法や再生療法を併用する

＊1　PPD：probing pocket depth
＊2　BOP：bleeding on probing

図❹　インプラント周囲疾患の治療プロトコール。累積的防御療法（cumulative interceptive supportive therapy：CIST）。これらの治療が奏効しない場合は、インプラント体の除去が推奨される（参考文献[16, 17]より引用改変）

奨される（**図4**）[16, 17]。このプロトコールでは、A～Dの4つの治療カテゴリーが系統化されており、重症度に合わせて治療を累積的に行う。しかしながら、インプラント周囲炎の治療効果に対する科学的根拠は依然として不足しており、今後のデータの蓄積が期待される。

現在、インプラント周囲炎に対する予知性の高い治療が確立されているとは、残念ながらいい難い。第一に発症予防に努めるべきであるが、仮にインプラント周囲疾患に罹患しても、早期に発見・治療を行うことで、インプラント周囲組織を健康に維持できる。

【参考文献】

1）Esposito M, Hirsch JM, et al.: Biological factors contributing to failures of osseointegrated oral implants(I). Success criteria and epidemiology. Eur J Oral Sci, 106(1): 527-551, 1998.
2）Sakka S, Baroudi K, et al.: Factors associated with early and late failure of dental implants. J Investig Clin Dent, 3(4): 258-261, 2012.
3）日本歯周病学会：歯周病患者におけるインプラント治療の指針 2008．医歯薬出版，東京，2008.
4）Lindhe J, Meyle J: Group D of European Workshop on Periodontology: Peri-implant diseases: Consensus Report of the Sixth European Workshop on Periodontology. J Clin Periodontol, 35(8): 282-285, 2008.
5）Salvi GE, Aglietta M, et al.: Reversibility of experimental peri-implant mucositis compared with experimental gingivitis in humans. Clin Oral Implants Res, 23(2): 182-190, 2012.
6）de Waal YC, Raghoebar GM, et al.: Prognostic indicators for surgical peri-implantitis treatment. Clin Oral Implants Res, 27(12): 1485-1491, 2016.
7）Derks J, Tomasi C: Peri-implant health and disease. A systematic review of current epidemiology. J Clin Periodontol, 42(16): S158-171, 2015.
8）Ogata Y, Nakayama Y, et al.: Prevalence and risk factors for peri-implant diseases in Japanese adult dental patients. J Oral Sci, 59(1): 1-11, 2017.
9）Heitz-Mayfield LJ. Peri-implant diseases: diagnosis and risk indicators. J Clin Periodontol, 35: 292-304, 2008.
10）Lang NP, Bragger U, et al.: Ligature-induced peri-implant infection in cynomolgus monkeys. I. Clinical and radiographic findings. Clin Oral Implants Res, 4: 2-11, 1993.
11）Socransky SS, Haffajee AD, et al.: Microbial complexes in sub-gingival plaque. J Clin Periodontol, 25(2): 134-144, 1998.
12）Shibli JA, Melo L, et al.: Composition of supra-and subgingival biofilm of subjects with healthy and diseased implants. Clin Oral Implants Res, 19(10): 975-982, 2008.
13）Mombelli A, van Oosten MA, et al.: The microbiota associated with successful or failing osseointegrated titanium implants. Oral Microbiol Immunol, 2(4): 145-151, 1987.
14）Lindhe J, Berglundh T, et al.: Experimental breakdown of peri-implant and periodontal tissues. A study in the beagle dog. Clin Oral Implants Res, 3(1): 9-16, 1992.
15）Shiba T, Watanabe T, et al.: Distinct interacting core taxa in co-occurrence networks enable discrimination of polymicrobial oral diseases with similar symptoms. Sci Rep, 6: 30997, 2016.
16）Lang NP, Wilson TG, et al.: Biological complications with dental implants: their prevention. diagnosis and treatment, 11(1): 146-155, 2000.
17）Lang NP, Berglundh T, et al. : Consensus statements and recommended clinical procedures regarding implant survival and complications. Int J Oral Maxillofac Implants, 19: 150-154, 2004.

73/100　5章　歯周外科

歯周外科を拒む患者への適切な説明

東京都・沢辺歯科クリニック　澤辺正規

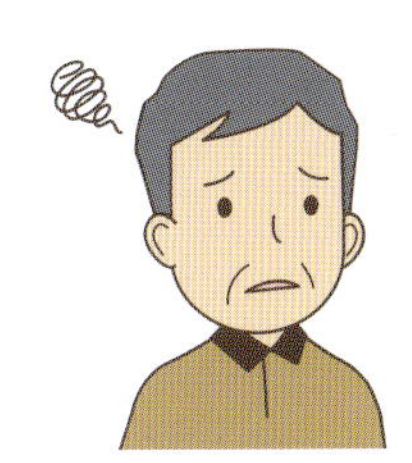
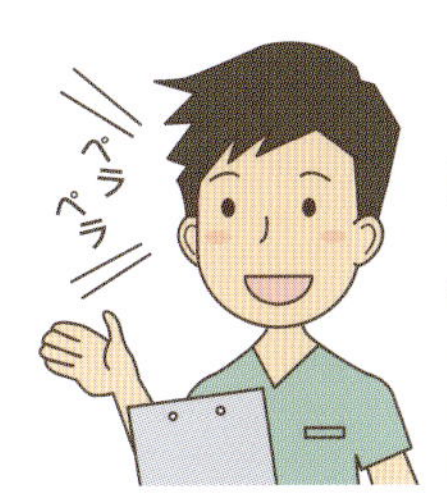

図❶　手術の説明をするときは患者の心情を考え、歯科医師の説明を理解しているかを確認しなければならない

もし「あなたには手術が必要です」と言われたら、どのように思うだろうか。術者側がどんなに丁寧に説明をしても、患者は心配や不安な気持ちでいっぱいであろう（**図1**）。クリニックを出たらすぐに、家族や友人に相談したり、インターネットで同じような境遇にあった人の口コミや記事を探すかもしれない。このような不安や心配を乗り越えて患者に手術を受け容れてもらうには、どのようなことに気をつけて説明すればよいのだろうか。

患者一人ひとりの環境や経験に理解を示す

患者の立場、たとえば仕事・子育て・病気・介護、時間的・金銭的問題などの環境により、手術を受けられない場合もあることを考える。また、これまでの歯科治療の経験から、治療への恐怖心や不安感、場合によっては不信感をもっている可能性もある。個々の患者の環境や経験に理解を示し、信頼を得られるように努める。信頼関係の構築により、外科手術に対しても前向きに考えるようになるだろう。

クリニック側が配慮・対応すべきこと

1．手術前までの治療の成果を伝える

歯周外科の説明をする前に、口腔内写真、デンタルX線写真（10枚法など）、ポケットチャート、プラークコントロールレコードなどの資料採りを行い、歯周病の状態を患者にわかりやすく説明する。歯周基本治療により、初診時と比較してどこまで改善し、どのような問題が残っているのかを説明して、問題解決のために手術が必要な旨を伝える。初診の段階で歯周外科手術が必要な可能性があれば、早期の段階で伝えておくことも大事である。以前に同様の手術を行っていれば、術前・術中・術後の写真をみてもらう。ただし、術中写真を怖がる患者もいるので、注意して個別に対応する。

2．治療の理念やコンセプト

説明する歯科医師またはクリニック全体で歯周病治療のコンセプトをもつことが必要であり、手術の目的を明確にして術式を選択する。

患者には、そのまま放置すればどうなるのか、なぜ手術をしなければならないのか、その手術には科学的な根拠があるのか、手術をした結果、どのようなメリットが得られるのかを考えて説明する。単純に深い歯周ポケットがあるから、骨欠損があるからというだけでは、理由として不十分であろう。

術後に起こり得るトラブルへの説明

歯周外科処置は、メリットだけではなくデメリットも存在するため、その両方を患者に伝える。術後に起きる痛みや腫れ、知覚過敏、また歯が長く見えるようになる場合や、ブラックトライアングルが生じる場合など、起こり得る問題は手術を拒む患者だからこそしっかり伝えておき、できるだけ術後のトラブルを避ける。また、再生療法や根面被覆など、どこまで回復すれば成功とするのかがポイントとなり、必要に応じて２回目の手術が必要になると考えられる場合は、先に伝えておく必要がある。

手術を進んで受けたい人はいないであろうし、できれば受けずに一生を過ごしたいものである。しかしながら、治療を先に進めていくために歯周外科処置が必要であるならば、患者が治療後の未来に期待をもてるように説得し、説明に耳を傾けてもらえるように努力するしかないと考える。

74/100　5章　歯周外科

歯周外科前の歯科衛生士の役割

千葉県・土岡歯科医院　歯科衛生士　佐藤未奈子

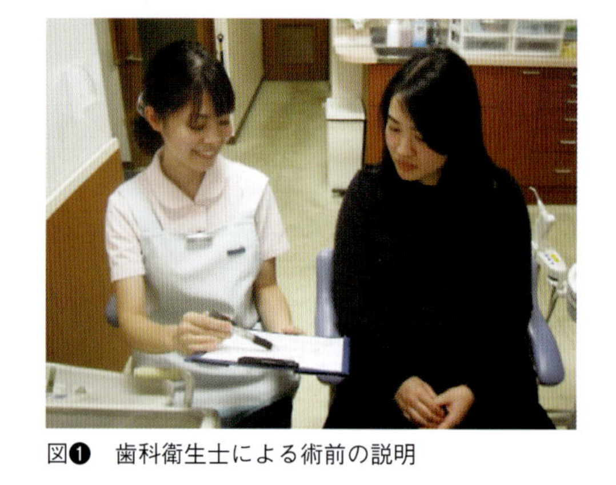

図❶　歯科衛生士による術前の説明

歯周外科前、歯科衛生士がかかわるのは、歯周病検査、口腔清掃指導、スケーリング・ルートプレーニング（SRP）などの歯周基本治療、術前スケーリングや説明などである。本項では歯周外科前に焦点を当て、歯科衛生士の役割について考える。

歯周外科前

歯周外科に進む場合、歯周組織の炎症状態がコントロールされている必要がある。したがって、歯科衛生士は歯周基本治療の際、口腔清掃指導とSRPをしっかり行う必要がある。SRPによって歯肉縁下歯石を除去し、患者のモチベーションとセルフケアテクニックの維持・向上を図ることで、プラークコントロールレコードが20％以下に保たれていることが望ましい。

術前のスケーリングの際は、術部位のプラークコントロールと、術部位以外にも問題がないか、またプロビジョナルレストレーションが入っている場合は壊れていないか、外れていないかを確認する。プロビジョナルレストレーションに問題があった場合は歯科医師に報告し、指示のもと対応する。

歯周外科に関する説明

歯周外科の詳しい内容については、事前に歯科医師から説明をしておく。そして、術前に再度、処置内容や処置時間、術後に予想される問題点について、歯科衛生士が説明する（**図1**）。処置部位や処置内容によって注意事項が異なるため、歯科衛生士は、当日どのような処置が行われるのかを細かく把握しておく必要がある。

当日の流れ

当院では、患者に予約時間の30分前に来院してもらっている。来院後は、同意書や体調の確認、血圧の測定を行う。問題がなければ、薬のアレルギーの有無を再度確認し、歯科医師の指示に従って前投薬を実施する。当日、患者が体調不良を訴えた場合や、それに対する服薬がある場合は、併せて歯科医師に報告する。当日は緊張されている方がほとんどであるため、前日はよく眠れたか、食事はしっかり食べられたかなども確認し、患者の精神面にも配慮する。

◉

オペがある日は、前日までに手術内容と使用する器具が滅菌され揃っていることを確認し、過不足なくオペ室の準備を行う。

患者のなかには、歯科医師に聞きにくいことを歯科衛生士や受付で尋ねる方もいる。したがって、歯科衛生士だけではなく、医院のスタッフ全員が共通の知識をもち、対応できることが、患者からの信頼にも繋がる。歯周外科を必要とする患者がスムーズに治療を受けられるよう、これらに留意することが大切である。

75/100　5章　歯周外科

歯周外科準備・外科前の消毒

東京都・ブロッサムデンタルオフィス　熱田 亙

歯周外科処置の準備は、器具、外科処置の環境設定、術者・アシスタント、そして患者に分けて行う必要がある。

器具の準備

歯周外科処置は、通常の歯科診療で用いる基本セットや、手用・超音波スケーラーだけではなく、外科器具、薬剤、覆布、開口器、外科手術用エンジン、超音波治療機器、歯科用レーザーなど、使用器具・器材は多様化している。スポルディングの分類（**表1**）に従って、滅菌、消毒に分けて器具・器材の保全を行い、必要に応じてディスポーザブルを用いて、十分な感染予防対策をとる。また、器具・器材および薬剤の不足が起きないように、普段から確認事項をシステム化しておくことも必要となる。

すべてを準備しておくことが理想であるが、スタッフの負担やコストが大きくなるため、継続が困難となる。無駄を省き、必要なものだけをしっかりと準備することが大切である。そのため、事前ミーティングにより、術者とスタッフ全員が歯周外科処置の内容や使用する器具・器材および薬剤について把握しておくことが重要である。

外科処置の環境設定

ユニット周りは上から下へ、水拭きにて拭掃し、無影灯、バキュームなどの触れる部分やマイクロスコープなどの機材は、専用フィルムもしくは滅菌したアルミホイルにてラッピングを行う。床はモップ掛けを行い、埃が溜まりやすい壁掛けの絵画などは外し、観葉植物も置かないようにする。歯周外科処置は手術室や個室での治療が理想的だが、それらがない場合は、隣のユニットでの治療は入れないようにアポイントを調整し、環境を整える。

術者・アシスタントの準備

術者・直接介助者ともに、滅菌されたグローブ、ガウン、マスク、キャップを装着する。その際に、着装する順番や方法を間接介助者と共有する。拡大鏡は術前に自分で装着して微調整しておく。

患者の準備

下顔面の化粧はしないよう事前に伝えておく。また、尿意を我慢すると血圧が上がるため、必ず事前に済ませてもらう。静脈内鎮静を施す場合は、術後の帰宅方法についても事前に確認する必要がある。患者の当日の体調確認（女性の場合は生理も）やバイタルチェック、生体モニター装着を行った後に、PMTC、プロビジョナルレストレーションおよび義歯の洗浄、術前口腔内写真の記録などを行い、口腔周囲皮膚面の清浄、当日の術式および偶発症についての説明・確認を再度する。それらを済ませてから、ドレーピングを行う。

表❶　スポルディングの分類（E. H. Spauldingの分類を一部引用改変）

分類	定義	処置	対象器材の一例
クリティカル	通常無菌の組織や血管に挿入されるもの	滅菌	インプラント器材、外科用器材、スケーラー、リーマー、ファイル、切除器材　など
セミクリティカル	損傷のない粘膜および創のある皮膚に接触するもの	高水準消毒、中水準消毒 ※歯科器材の場合は加熱滅菌が望ましい	バイトブロック、印象用トレー、咬合紙ホルダー、ハンドピース、歯科用ミラー　など
ノンクリティカル	損傷のない皮膚と接触するもの	洗浄（低水準消毒）	チェアー、光重合用照射器　など

76/100 5章 歯周外科

歯周外科で必要な器具

東京都・沢辺歯科クリニック 澤辺正規

歯周外科に用いる器具は、多くのメーカーから用途に合わせた多種多様な製品が販売されている。歯周外科処置の基本的なステップは、診査→切開・剝離→肉芽組織の掻爬→歯根面のデブライドメント→（骨外科）→縫合の順序で進行する。本項では、そのステップに沿って一部を紹介する。歯周外科処置を行う前に、その術式に合わせて必要な器具をしっかりと準備する（**表1**）。

診査

- デンタルミラー

舌側、口蓋側、最遠心部の視診および舌・頬粘膜の圧排に用いる。

- ポケットプローブ（**図1**）

歯周ポケットの深さだけではなく、ボーンサウンディングによって骨欠損形態を把握する。

切開・剝離

- 替え刃メス（No.11・No.12・No.15・No.15cなど）

メスホルダーに装着して使用する。用途によって使い分け、必要に応じて術中にメス刃を交換する。

- 外科用ピンセット［アドソン（**図2**）など］

有鉤・無鉤を把持する組織によって使い分ける。

- 骨膜剝離子［ブーザー（**図3**）など］

全層弁のフラップを、骨膜ごと骨面から剝離する。

- キドニーメス（**図4**）

メスの入りにくい口蓋側歯肉や最遠心部の歯肉の切開・剝離に使用する。

- スピアーメス（**図5**）

歯間部の水平線維や歯槽頂線維、根面・骨面結合した歯冠周囲線維を切断する。

掻爬・デブライドメント

- チークリトラクター（**図6**）

粘膜骨膜の剝離や外科処置の際に、頬・口唇・舌を排除する。

- 手用スケーラー

砥石を用いてスケーラーのカッティングエッジをしっかり出してから使用する。

- 超音波スケーラー

手用スケーラーでは器具の到達性が悪い根分岐部病変や、狭い骨欠損などの部位に用いる。

- 歯周外科用バーセット（**図7**）

骨形態の修正、軟組織の掻爬、歯根面のデブライドメントの仕上げを行う。

- ボーンファイル［シュガーマンファイル（**図8**）など］

なだらかに移行した骨形態に仕上げるための器具で、歯間空隙の狭い部位に用いられる。シュガーマンファイルは、前歯部と臼歯部に適した2つの形状がある。

縫合

- 持針器［マチウ型（**図9**）・クライルウッド型・カストロビジョー型（**図10**）など］

カストロビジョー型は、より繊細な縫合に適している。

- 剪刀

歯肉剪刀や抜糸剪刀などの種類があり、使い分ける。歯肉のトリミングや軟組織の切断、縫合糸のカットに使用する。

【参考文献】

1）小野善弘，宮本泰和，浦野 智，松井徳雄，佐々木 猛：コンセプトをもった予知性の高い歯周外科処置 改訂第2版．クインテッセンス出版，東京，2013.

2）中川種昭：歯界展望別冊 はじめてのフラップ手術．医歯薬出版，東京，2007.

3）白川正順（監），石垣佳希，足立雅利（編著）：臨床家のための歯科小手術ベーシック．医歯薬出版，東京，2010.

表❶　歯周外科処置で用いるおもな器具

- デンタルミラー
- ポケットプローブ
- 局所麻酔カートリッジ・麻酔液・注射針
- 替え刃メスとメスホルダー（No.11・No.12・No.15・No.15c など）
- 外科用ピンセット
- 骨膜剝離子
- ペリオドンタルナイフ
- チゼル
- スケーラー
- 歯周外科用バー
- 持針器
- 糸付き針
- 剪刀
- その他（洗浄用シリンジ・外科用サクションなど）

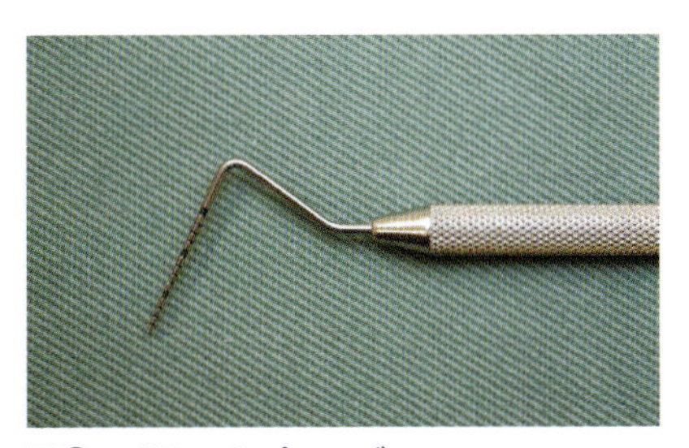

図❶　ポケットプローブ

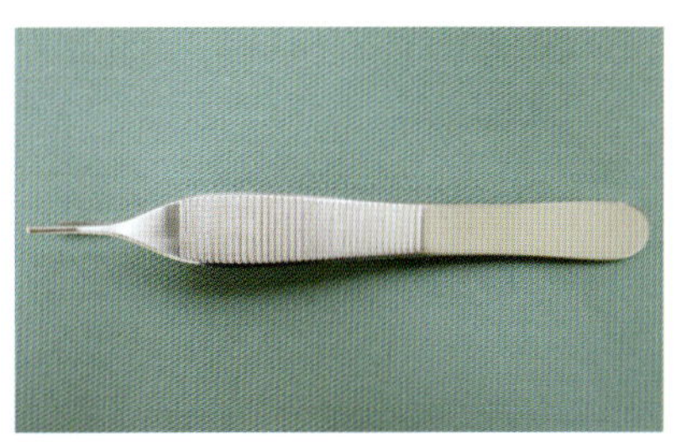

図❷　アドソン（無鉤）

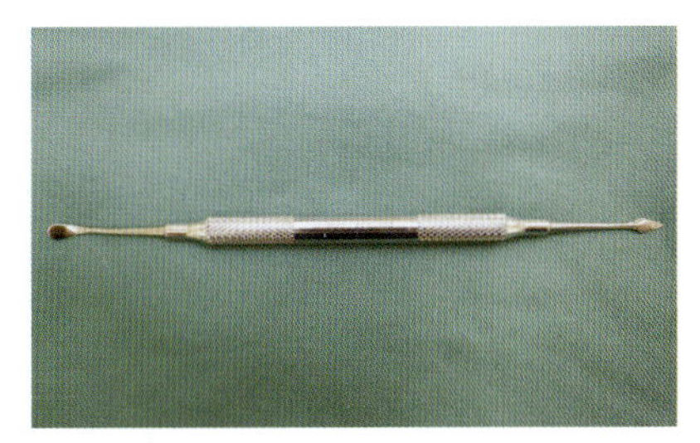

図❸　骨膜剝離子（ブーザー）

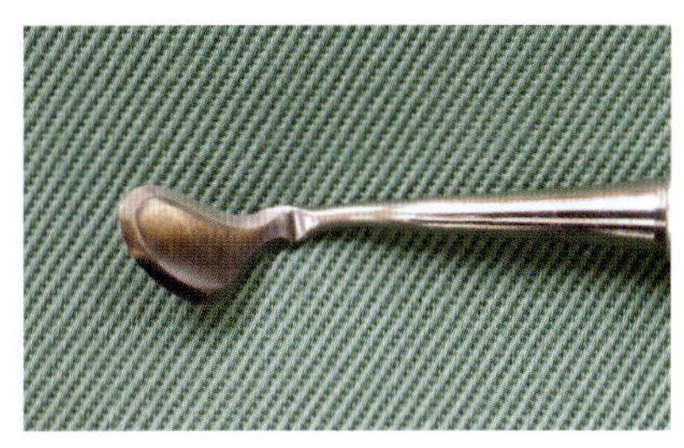

図❹　キドニーメス

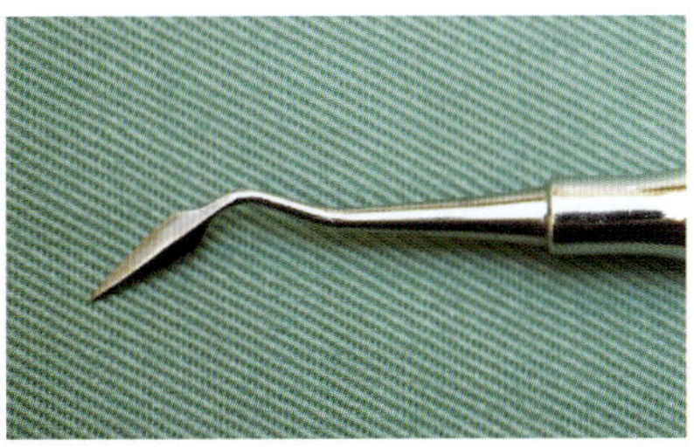

図❺　スピアーメス

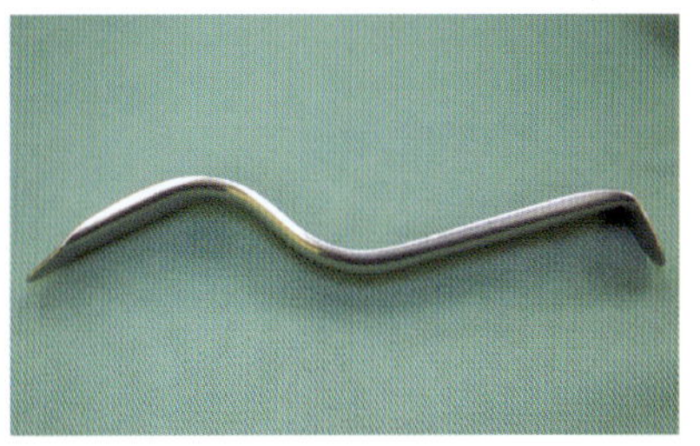

図❻　チークリトラクター

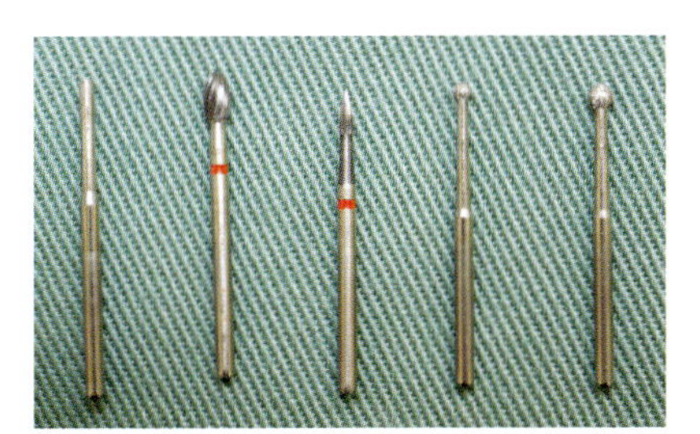

図❼　歯周外科用バーセット

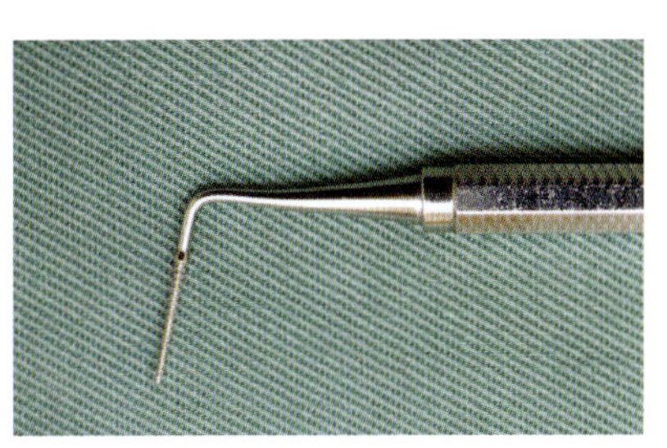

図❽　シュガーマンファイル

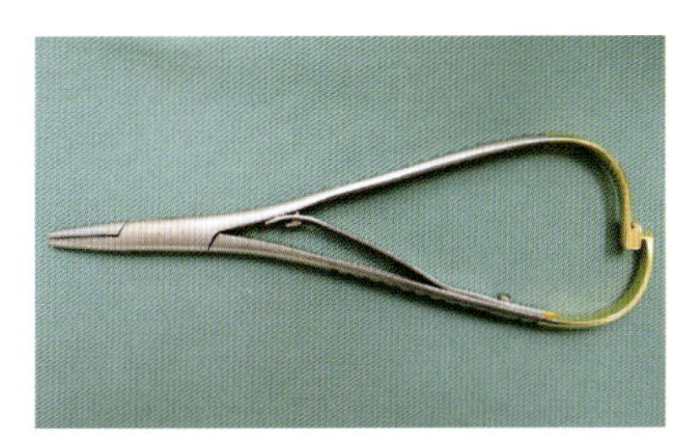

図❾　マチウ型

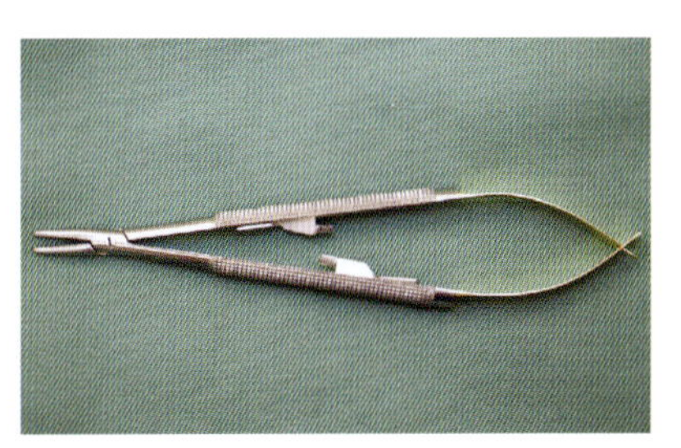

図❿　カストロビジョー型

77/100　5章　歯周外科

歯周外科のアシスタントワーク

東京都・ブロッサムデンタルオフィス　熱田 亙

歯周外科処置におけるアシスタントワークは、術者介助を行う直接介助者と、器具出しを担当する間接介助者の２役に分ける必要がある。そして、術者や麻酔科医を合わせてチームと考え、そのチーム作りが大切である。

歯周外科処置は、切開から縫合までの流れだが、選択された術式によって大きく異なる。普段から院内全員で同じレベルの知識・技術を習得し、治療連携のシミュレーションをしておく必要がある。

滅菌された器具の受け渡し

直接介助者は清潔域、間接介助者は不潔域のみ触ることができ、その役割は大きく異なる。術者が滅菌された器具をその状態のまま安全にストレスなく使えるようにするためには、介助者同士のチームワークが必須となる。また、患者のみならず、術者も介助者も緊張しているため、浸麻針やメス、縫合針などの受け渡しはいつも以上に慎重に行い、針刺し事故に注意する。状況によっては、メスや縫合針の扱いを術者一人で行うほうがよい場合もある。症例写真を撮る場合は、清潔域と不潔域が混在しやすいため、十分に注意したい。

術野の確保

直接介助者は、ライティングを調達し、出血・唾液を外科用サクションで吸って術野を確保する。舌・頬粘膜・歯肉弁の排除および損傷からの保護を行いつつ、唾液や器具の誤嚥に注意し、咳や嚥下などの急な体動に対応できるよう、つねに意識する。

患者の状態の確認

術野しか見ていない術者と、やることが多い直接介助者との間に何らかの問題が起き、責任のなすりつけ合いとなれば、信頼できるチームからほど遠い存在となってしまう。

お互いにストレスの少ないチームを作るためには、拡大鏡やマイクロスコープのライトを使用するなど、アシスト内容の単純化を図ることも必要であるが、間接介助者がいかに活躍するかもポイントとなる。鼻呼吸の促しや手足の動き、体動から痛みや疲労状態などの情報を間接介助者が伝達することで、術者が患者状態を把握しやすくなり、直接介助者も術野のコントロールをしやすくなる。

このような情報伝達では、注意点がある。患者は覆布で視野を遮断され、言葉のやりとりを通常の診療以上に聞いている。メスや血など、怖いイメージがつく言葉や、「新しいもの出して」という表現、「大丈夫ですか？」の連呼は避けたい。古いものを使われていた、大丈夫ではない処置をされたなどの誤解を招くおそれがある。隠語やかける言葉を全員で決めて把握しておくなどの対策が必要である。

万が一、介助者が現場におらず、大きな声で、新しいメスを持って来るように指示する状況であるとしたら、まずはチーム作りから始めることをお勧めしたい。

アシスタントワークは、誰か一人が上手にできればよいというものではなく、チームワークが必須となる。そして、うまく連携ができない場合や少しでも疑問を感じた場合は、問題が起きていなくてもヒヤリハットのインシデントとして捉え、問題解決を図って情報共有をすることが重要である。

78/100　5章　歯周外科

歯周外科後の歯周パックは必要か

群馬県・やまわき歯科医院　山脇史寛

歯周パックの目的と種類

歯周外科後に歯周パックを行うおもな理由として、患部の機械的刺激からの保護、術後の疼痛や術後出血の軽減、歯肉弁の安定性の維持などが挙げられる。

歯周パックの種類には、ユージノール系と非ユージノール系があり、後者が広く使われている。ユージノール系歯周パックは遅延型アレルギーを発症する可能性が示唆されているため、使用には注意する[1]。

歯周パックの必要性

これまで、歯周パックの有用性についてさまざまな議論がされてきた。一般的には、歯周パックの有無で治癒に有意差はないといわれている[2、3]。また、歯周パックを行うことで異物感があり、摂食しにくくなるという欠点や[4]、歯周パック下のプラークコントロールの問題も指摘されている。そのため、歯周パックの使用は特定のケースに限られる。

フラップが歯冠側、もしくはもとの位置に戻り、出血が最小限である術式であれば、歯周パックの必要性は少ない。一方、歯肉弁根尖側移動術や歯肉切除術などの切除療法は、歯槽骨や結合組織の露出を伴う術式であり、歯根の露出量も増える。そのため、術後の疼痛の軽減と知覚過敏の軽減を目的に、歯周パックを用いることは有効である[5]。また、遊離歯肉移植術は移植片を生着させるために確実な固定が重要であるため、歯周パックによる追加の固定には意義がある。

歯周パックの使用法

非ユージノール系歯周パックはキャタリストとベース材からなり、それらを練和することによってキレート反応が開始して硬化する。均一になるように練和し、耳たぶほどの硬さになったら術部に圧接する。歯周パックはラテックスグローブに付着しやすいため、ワセリンや中性洗剤を手指に塗布すると操作しやすい。また、術部に血液や唾液が付着していると圧接しにくいため、よく乾燥させておく必要がある。歯間部に圧接すると、歯周パックを固定しやすい。辺縁形態は鋭端であると治癒過程で疼痛が発現しやすいため、根尖側を筋圧形成の要領でコルベン状にする。歯周パックで被覆する範囲は術野を1歯分大きく覆う程度で、遊離歯肉移植術の場合は移植片と同程度の大きさが目安となる。

歯周パックの撤去時期は歯肉の治癒を考慮し、歯肉弁根尖側では10日程度で撤去する。治癒が遅いようであれば、術部を消毒・洗浄後、再度歯周パックを行う。遊離歯肉移植術では14日で撤去して治癒を確認し、必要であれば再度歯周パックを行う。

【参考文献】

1）Sarrami N, Pemberton MN, Thornhill MH, Theaker ED: Adverse reactions associated with the use of eugenol in dentistry. Br Dent J, 193: 257-259, 2002.
2）Sachs HA, Farnosh A, Checchi L, joseph CE: Current status of periodontal dressing. J Periodontol, 55: 689-96, 1984.
3）Zahra Baghani and Mahdi Kadkhodazadeh: Periodontal Dressing: A Review Article. J Dent Res Dent Clin Dent Prospects, 7: 183-191, 2013.
4）Checchi L, Trombelli L: Postoperative pain and discomfort with and without periodontal dressing in conjunction with 0.2% chlorhexidine mouthwash after apically positioned flap procedure. J Periodontol, 64: 1238-42, 1993.
5）Antoniazzi RP, Vieira AR, Da Rosa JL, Ferrazo KL, Zanatta FB, Feldens CA: Periodontal dressing after surgical crown lengthening: a randomized clinical trial. Acta Odontol Scand, 72: 1025-31, 2014.

79/100　5章　歯周外科

歯周外科後の対応

東京都・川名部歯科医院　川名部 大

感染防止の対応

◉抗菌薬

術後感染初期の原因菌として、口腔レンサ球菌や嫌気性菌などが考えられ、これらの菌種への抗菌活性が高いペニシリン系薬アモキシシリン（AMPC）750mg/日が第一選択となる。ペニシリンアレルギーを有する患者の場合は、マクロライド系薬アジスロマイシン（AZM）500mg/日を投与する。

疼痛の対応

◉鎮痛薬

ロキソプロフェンナトリウムやジクロフェナクナトリウムなどの非ステロイド性抗炎症薬（NSAIDs）が一般的に選択されるが、胃腸障害や腎機能障害、血小板機能抑制、アスピリン喘息、ニューキノロン系抗菌薬との併用による痙攣誘発といった有害事象を引き起こす可能性があるため、注意を要する。

一方、アセトアミノフェンはNSAIDsより抗炎症作用が弱いものの、副作用が少なく、安全性は高い。また、アセトアミノフェンは量を考慮し、１回1,000mg投与することでロキソプロフェンナトリウム60mgと同等か、それ以上の鎮痛効果があると考えられている。考え方によっては、ロキソプロフェンナトリウムではなく、アセトアミノフェン1,000mgを使用することで、同等の鎮痛効果と、副作用が少ない安全性を得ることが示唆される（図１）。

止血対応

術後の出血を起こさないためには、術後出血を抑えるための手技や患者指導が必要である。以下に具体的な方法を示す。

1．ガーゼ圧迫

ガーゼを創部に直接当て、圧迫止血する。

2．コラーゲン保護膜

ウシのコラーゲンから構成されており、創面の止血、保護を目的に使用する。

- コラテープ：厚さ１mm程度で創面に直接塗布する。治癒開始後は10～14日で完全に吸収される。
- テルダーミス（図２）：熱変性コラーゲンで変形されたスポンジ模様の製品で、生体親和性が高い。遊離歯肉移植術などの創面に直接貼付することで、創面の保護や安定だけでなく、患者に与える不快感を少なくできる。

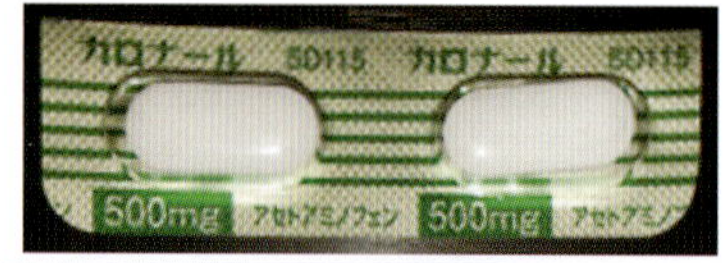

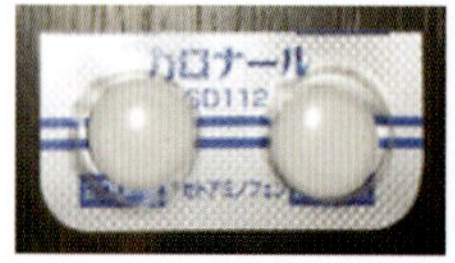

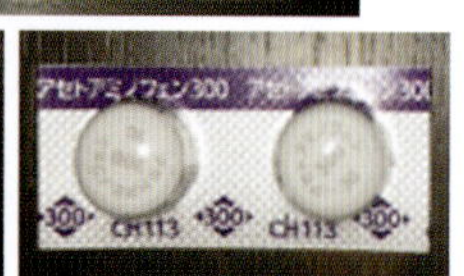

図❶　カロナール錠500（上）、カロナール錠200（左下）、アセトアミノフェン錠300mg「JG」（右下）。500mg錠は大きく、高齢者には飲みにくい。高齢者に対しては500mg×２ではなく、300mg×３が推奨できる

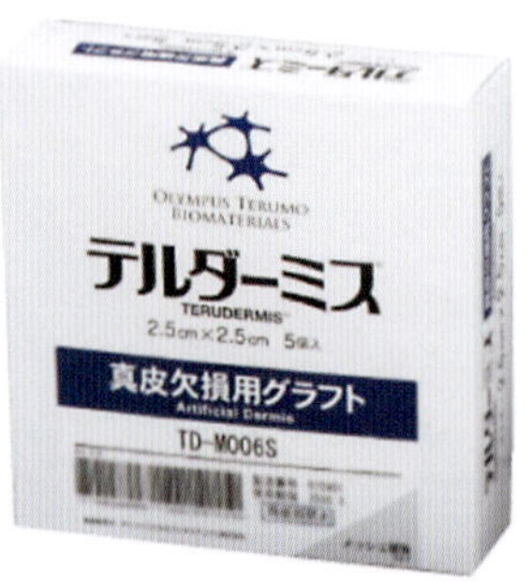

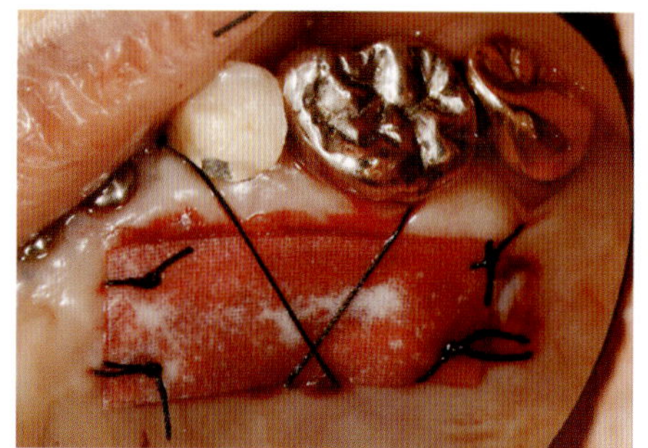

図❷　テルダーミス（アルケア）と使用例

80/100 5章 歯周外科

歯周外科直後の注意事項

東京都・みどりが丘歯科クリニック **稲垣伸彦**

歯周外科治療を施される患者にとって、その処置自体が初めてのことも多く、処置後もさまざまな不安を抱くことが予想される。術者は、その患者の不安を和らげるためにも、術後に予想される症状や、どのような注意が必要かを、患者に詳しく説明することが極めて重要である。患者には、術後に必要な対応を記載した説明書(歯周外科手術後の注意事項)を渡しておくことが望ましい。

通常、術後は身体的な負担を避け、手術部位を安静に保つ必要がある。具体的には、手術を行った当日は入浴を控えてシャワー程度にとどめ、激しい運動など血液循環を促進するような行為は避けてもらう。また、飲酒や喫煙も控えてもらう。

その他の注意点および手術直後に起こり得る症状を以下にまとめる。

1．歯磨き

歯ブラシを術部に当てないように注意し、術部以外は通常どおり清潔にしてもらう。術部の清掃の代わりとして、クロルヘキシジンによる洗口を行ってもらうために、その処方をすることが望ましい(**図1**)。

2．食事

術部と反対側で食事をしてもらう。術部の保護を考え、硬いものや刺激物は避けてもらい、お粥やうどんなど軟らかいものを勧める。

3．麻酔

歯周外科治療に限ったことではないが、おおよその麻酔が覚醒するまでの時間を患者に伝えておく。麻酔が効いている間は、咬傷や飲食による火傷に注意を要する。

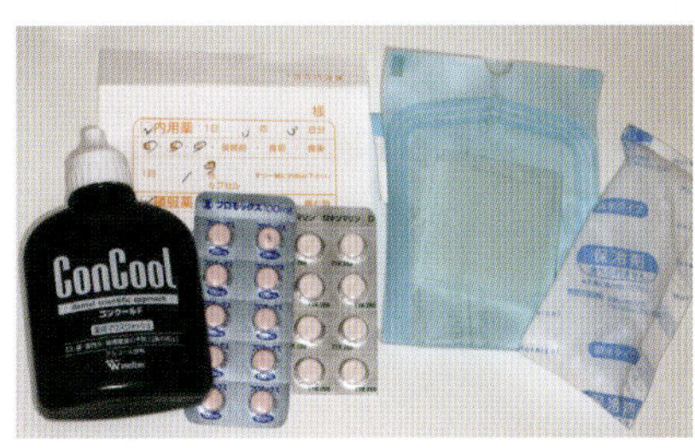

図❶ 歯周外科治療後の処方例

4．疼痛

麻酔覚醒後は疼痛が出ることを事前に伝えておく。また、手術当日から2～3日は疼痛が続く可能性があり、処置内容や範囲、処置部位の状況によってはそれ以上続く場合もある。

5．出血

帰宅後、患部から出血した場合、ガーゼで10分ほど圧迫し、止血をするように患者に伝える。患部には血餅ができているので、過度なうがいは避け、また必要以上に術部に触れると治癒が遅くなるので、気をつけてもらう。

6．腫れ

手術後は、患部への血流が増加し、腫れる可能性があることも患者に伝えておく。手術後4～5時間の間、頬の上から軽く冷やすと腫れを抑制する効果があるので、保冷剤を渡すこともある（10分間隔くらいで断続的に冷やすことを勧める)。また、腫れること自体は異常ではなく、傷を治すための体の反応の一つであると伝えておくことで、腫れた際に患者の不安を和らげることに繋がる。

7．発熱、皮下出血

個人差はあるが､38℃前後の発熱や皮下出血のような症状が皮膚に現れる場合もある。これも治癒反応の一つであると、事前に伝えておくとよい。また､症状が落ち着くまでに3日前後かかることもあり、不安なときは医院へ連絡してもらうように伝えておく。

8．義歯の使用

歯肉が腫れて痛みがある場合は、患部に負担をかけないよう外して過ごしてもらう。

【参考文献】

1）加藤 熙（編著）：新版 最新歯周病学．医歯薬出版，東京，2011.
2）Herbert F.Wolf，Edith M，Klaus H.Rateitschak：ラタイチャークカラーアトラス歯周病学 第3版．日本臨床歯周病学会（監），加藤 熙，大口弘和（総監訳），船越栄次，川崎 仁，鈴木文雄（監訳）．永末書店，京都，2008.

81/100　5章　歯周外科

歯周外科後の消毒と含嗽剤

東京都・川名部歯科医院　川名部 大

消毒のタイミング

術後の消毒は、術後感染を防止し、創部の一次治癒を図ることを目的とする。創傷の治癒過程は、炎症期、組織修復期、組織再構築期の3つの段階に分かれている。

炎症期は3～5日で終わるが、創を閉鎖するフィブリンの脆弱さから、この時期は創の裂開が起きやすい。そのため、消毒に関しては、創部の裂開が起きていないかの確認のためにも、術後の翌日、最低でも5日以内に行う必要があると考えられる。感染のリスクが高い患者や縫合糸の種類によっては、細かく消毒を行う必要がある（**図1**）。また、創部裂開の防止のためにも、インプラントの場合などで、可撤性義歯が入っているケースにおいては、埋入部位には直接接触しないように調整するか、外してもらう。加えて、硬いものなどを患者に噛まないようにしてもらうなどが必要である。

消毒薬

口腔外科手術後の創の消毒には、おもにポビドンヨード（イソジン® など）とグルコン酸クロルヘキシジン（ヒビテン®、マスキン® など）が用いられる。消毒用の綿球は作り置きせず、24時間以内に使用する（**表1**）。

含嗽剤

外科処置後、処置部位のブラッシングに制限のあるなか、含嗽剤は殺菌作用や抗炎症作用があるため必要不可欠である。外科処置後に殺菌効果が期待できる含嗽剤を**図2**に記載する。

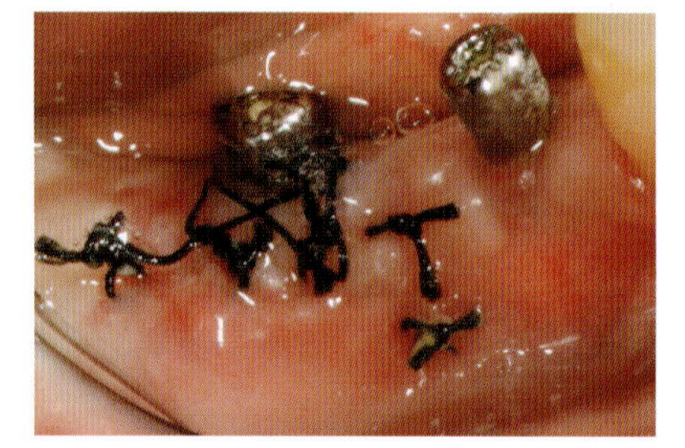

図❶　絹糸を用いるとプラークが付きやすい

表❶　口腔外科手術後の創に用いられるおもな消毒薬

	一般細菌	MRSA	緑膿菌	結核菌	真菌	芽胞	HIV	HBV
消毒用エタノール	○	○	○	○	○	×	○	×
ポビドンヨード	○	○	○	○	○	△	○	×
グルコン酸クロルヘキシジン	○	△	○	×	△	×	×	×

コンクールF
（ウエルテック）

グルコン酸クロルヘキシジン	殺菌作用
グリチルリチン酸アンモニウム	消炎作用
緑茶抽出液	口臭防止効果
味	少し辛め

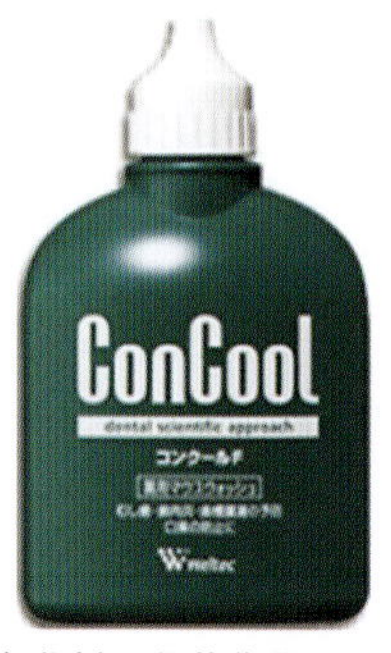

システマ SP-T メディカルガーグル
（ライオン歯科材）

セチルピリジニウム塩化物水和物	高い殺菌作用 抗菌作用が持続的
グリチル酸二カリウム	抗炎症作用
l-メントール配合	口臭除去作用
味	ミント系

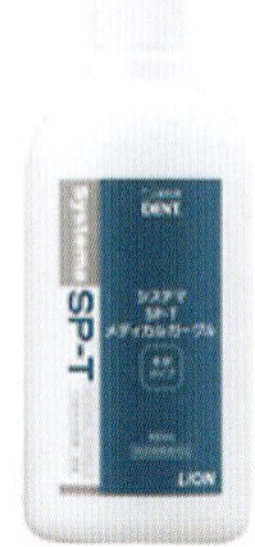

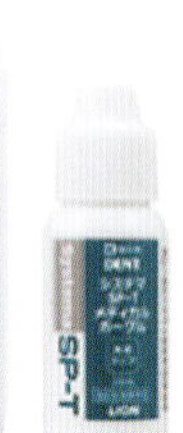

図❷　外科処置後に殺菌効果が期待できる含嗽剤。殺菌作用は、システマ SP-T メディカルガーグルのほうが高い

82/100　5章　歯周外科

歯周外科後のブラッシング開始時期

群馬県・やまわき歯科医院　山脇史寛

歯周治療では、炎症と力のコントロールが重要であるが、炎症をコントロールするためには、患者自身のプラークコントロールが大きく影響する。歯周外科によって歯肉縁下のデブライドメントを行い、炎症起因物質を除去したとしても、術後のプラークコントロールが不十分であると歯周病の再発を来し、さらなる付着の喪失が起こることが示されている[1, 2]。

術後の口腔衛生には、機械的プラークコントロールと化学的プラークコントロールがある。海外では、化学的プラークコントロールとして、0.12%または0.2%グルコン酸クロルヘキシジンを用いることが多い。

また、術後のプラークコントロールには、歯科医師や歯科衛生士によるものと患者自身によるものがある。軟組織の治癒を待つ間は、過度なブラッシングや歯間ブラシの使用による不用意な機械的刺激により、創の裂開や後出血を招くおそれがある。そのため、慎重なプロフェッショナルケアにより、プラークや食渣の除去を行うことが望ましい。

歯周外科後のブラッシング開始時期

歯周外科の術式によって治癒過程は異なるため、術後のブラッシングの時期は異なる。歯周組織再生療法などは1次創傷治癒を期待して行う術式であるのに対し、切除療法は2次創傷治癒の過程を辿る。

歯周組織再生療法などでは、術後3日から6週でブラッシングを開始し、機械的プラークコントロールを行うことでよい結果をもたらす[3～5]。術後早期にブラッシングを開始する際には、軟毛の歯ブラシを使用し、歯と歯肉の境目を優しく拭うようにする。ただし、歯間ブラシなどによる歯間部の清掃は、術後4週を目安に再開する。

歯肉弁根尖側移動術などの切除療法では、術後に歯周パックを行うことが多いため、術部のブラッシング開始時期はそれを撤去してからとなる[6]。一般的に、歯周パックの撤去時期は10日ほどである。まずは軟毛の歯ブラシを用いてブラッシングを開始し、歯間部などの治癒が遅い部分で痛みを感じ得る部位については、歯肉の成熟を待ってからブラッシングを開始する。

軟毛歯ブラシを使用するメリットは、通常の硬さの歯ブラシよりもブラッシングによる痛みが少なく、術後の創の裂開が少ないことが挙げられる[7, 8]。

【参考文献】

1）Nyman S, Lindhe J, Rosling B: Periodontal surgery in plaque infected denti- tions. J Clin Periodontol, 4: 240-249, 1997.
2）Westfelt E, Nyman S, Socransky S, Lindhe J: Significance of frequency of professional tooth cleaning for healing following periodontal surgery. J Clin Periodontol, 10: 148-156, 1983.
3）Cortellini P, Buti J, Pini Prato G, Tonetti MS: Periodontal regeneration compared with access flap surgery in human intra-bony defects 20-year follow-up of a randomized clinical trial: tooth retention, periodontitis recurrence and costs. J Clin Periodontol, 44: 58-66, 2017.
4）Tonetti MS, Cortellini P, Lang NP, Suvan JE, Adriaens P, Dubravec D, Fonzar A, Fourmousis I, Rasperini G, Rossi R, Silvestri M, Topoll H, Wallkamm B, Zybutz M: Clinical outcomes following treatment of human intrabony defects with GTR/bone replacement material or access flap alone. A multicenter randomized controlled clinical trial. J Clin Periodontol, 31: 770-776, 2004.
5）Sculean A, Blaes A, Arweiler N, Reich E, Donos N, Brecx M: The effect of postsurgical antibiotics on the healing of intrabony defects following treatment with enamel matrix proteines. J Periodontol, 72: 190-195, 2001.
6）Pontoriero R, Carnevale G. Surgical crown lengthening: a 12-month clinical wound healing study. J Periodontol, 72: 841-8, 2001.
7）F Heitz, L J A Heitz-May eld and N P Lang: “E ects of post-surgical cleansing protocols on early plaque control in periodontal and/or periimplant wound healing”. J Clin Periodontol, 31: 1012-1018, 2004.
8）Marco Montevecchi, Annalisa Moreschi, Maria Rosaria Gatto, Luigi Checchi, Vittorio Checchi: Evaluation of Clinical Effectiveness and Subjective Satisfaction of a New Toothbrush for Postsurgical Hygiene Care: A Randomized Split-Mouth Double-Blind Clinical Trial. The Scientific World Journal, 1-6, 2015.

83/100　5章　歯周外科

歯周外科直後の衛生管理

東京都・ソアビル歯科医院　鈴木浩之

患者に歯周外科手術を行う場合、その内容と起こり得る合併症を十分に説明し、同意を得ておく必要がある。歯周外科手術の成功率は他の手術と同様に、術前の治療と術後の管理を適切に行うことによって向上する。

1．歯周外科手術に備えて、喫煙などの習慣や全身疾患の状態などを確認しておく

回避し得るリスクファクター（生活習慣、喫煙など）は、可能なかぎり最小限にとどめてもらう必要がある。全身疾患を有する患者では、内科医に照会して抗菌薬の予防投与が必要か、INR 値の変化があるか、鎮静療法が必要かをしっかりと確認する。

また、手術前後に咬合を十分にチェックし、必要に応じて咬合調整や暫間固定を行う。

そして、術後の口腔清掃をしっかり行うことが手術の成否を左右する重要なカギになると、術前から患者に説明し、理解を得ておくことが大切である。

歯面の研磨と口腔清掃指導が終わったら、手術によって露出した根面にフッ化物（酸性フッ化リン酸液）を塗布する。術後3～4週はプラークコントロールにとくに注意させ、来院頻度を多くする。

2．患者が清掃しにくい部位のプラーク除去、洗浄

3．清掃器具の使い方の確認

歯周外科手術の成否は、手術直後の管理とその後の長期間にわたる術後管理に大きく左右される。手術直後は、術部の安静と清潔が大切である。

術日とその翌日は医院で消毒し、2～3日後から、術部は洗口液によるうがいのみ、術部以外は通常どおりブラッシングをしてもらう。そして術後1週に来院させて歯周パックを除去し、抜糸を行い、局所を清掃（プラーク除去）する。MGS（歯肉移植、小帯切除、前庭拡張）を行った場合、および歯肉切除術で創面の上皮化が悪い場合は、もう1週、歯周パックを装着する。抜糸後2週ごろ、洗口液に加えてソフトブラシの使用を開始する（あまり毛先で歯肉をつつかないように注意する）。抜糸後4週で、通常の歯ブラシを使用してもらう（痛みがある場合は、もう少しソフトブラシの使用を継続する）。

再生療法の場合は、術後1週から洗口液によるうがいとプロフェッショナル・トゥース・クリーニング（PTC）の併用を週に1度行い、術後4～6週後にソフトブラシの使用を指導する。

最後に、歯周外科手術後のブラッシング例を紹介する（**図1、2**）。

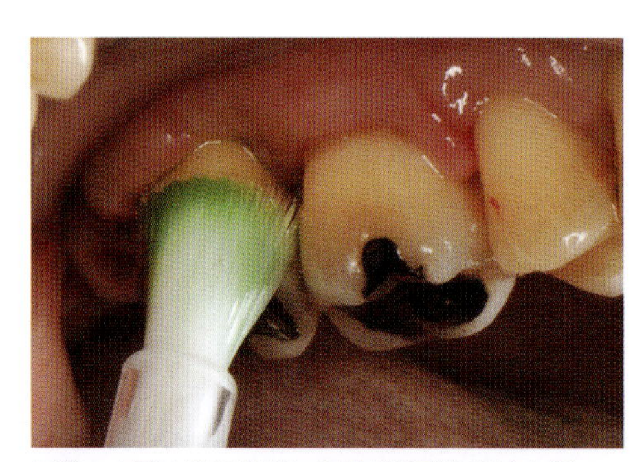

図❶　上顎右側臼歯部に歯周組織再生療法を行い、術後2週からソフトブラシ（インプロ US）の使用を開始

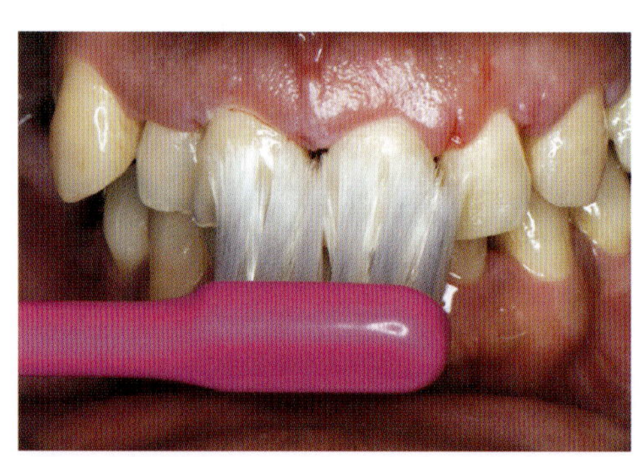

図❷　上顎前歯部にフラップキュレッタージを行い、術後1週からソフトブラシ（システマ）の使用を開始

84/100　5章　歯周外科

抜糸のタイミング

東京都・はやし歯科・矯正歯科　林 直也

抜糸は、フラップの移動を伴わない創傷部閉鎖が目的の場合、術後7～10日が目安となる。また、歯槽骨誘導外科（エムドゲイン療法やGTR法などの再生療法、骨移植など）のフラップの移動を伴う、またはフラップの位置づけを重視する場合、術後2～4週間と考えられる。

創傷治癒と局所循環

組織間が切創で閉鎖縫合することによって治癒する一次創傷治癒を得るためには、遮断された局所循環の再開が得られる7日後より可能となる。

また、歯周治療で行われる歯槽骨誘導外科などのフラップの移動を伴う場合は、創傷部の初期治癒期間中に同部辺縁に加わる外傷を最小限にすることが重要となる。

術後の創傷部辺縁の組織は、術後2週間あたりから外力への抵抗力が増加してくる。そのため、術後1週間では局所循環の再開は得られているが、抜糸の行為自体が治癒部位を破壊する機械的外傷となってしまう可能性がある。

抜糸の手順

①縫合部を消毒し、ピンセットで糸の一端をつまんで引き上げる（図1a）。
②粘膜内の縫合糸（赤線部分）を引き出し、その部分を剪刀などで切る（図1b）。
③最後に、引き上げた方向とは反対方向に糸を引き抜く（図1c）。そうすることで、縫合糸に付着した汚れを創内に残さずに抜糸が可能となる。

【参考文献】
1）安藤 修：裏付けのある歯周再生療法 原理、原則に基づいた臨床のために. クインテッセンス出版, 東京, 2006.

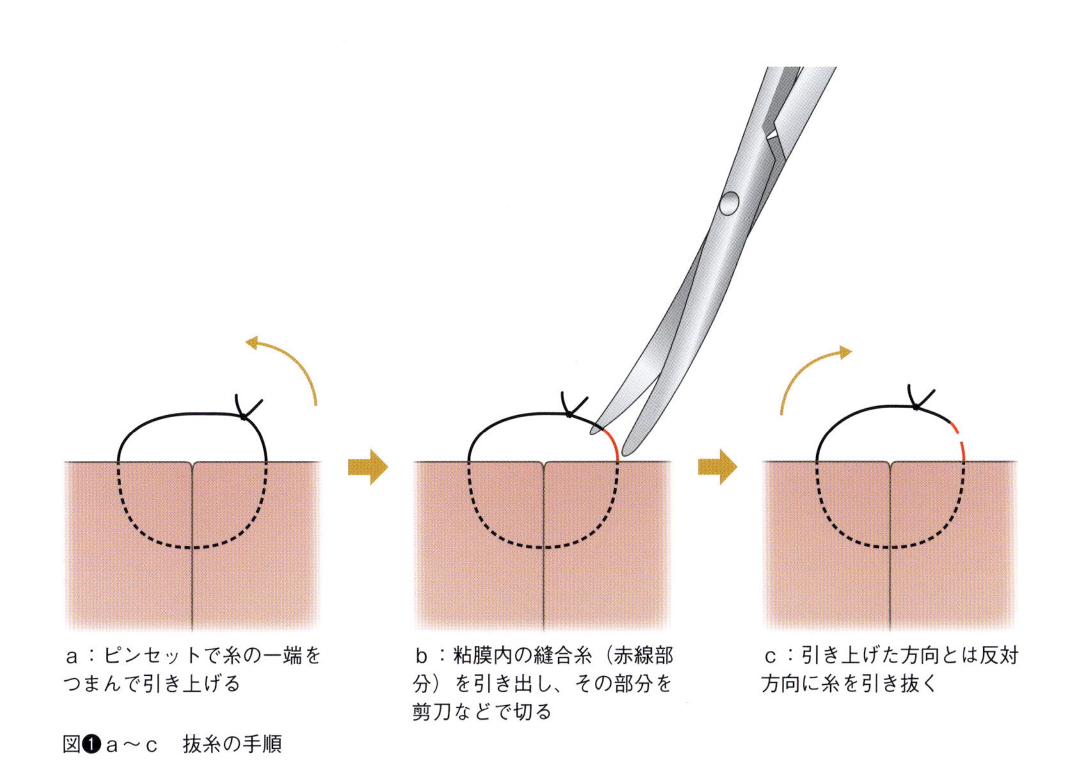

図❶a～c　抜糸の手順

6章

メインテナンス・SPT

メインテナンスで何をみるのか

日本歯科大学生命歯学部 歯周病学講座 沼部幸博

メインテナンスは、歯周治療の流れのなかで最後に位置する処置である。これは、「歯周治療の延長であり、継続的に歯周組織の定期的評価や予防処置を行うことであり、その結果、歯周組織に新しくあるいは再発した異常や疾患を早期に発見及び治療を行うことができるものである」と定義されている。

しかし現在、積極的歯周治療（歯周基本治療や歯周外科など）後に行われる治療という考え方から、支持的歯周治療（Supportive Periodontal Therapy：SPT）という表現も使われている。そしてわが国では、「メインテナンス」と「SPT」を分けて使用している。これについては、別項（「87. メインテナンスとSPTの違い」）で解説する（**図1**）[1]。

メインテナンスの目的

メインテナンスは、歯および口腔軟組織の健康を維持すること、積極的歯周治療である歯周基本治療や歯周外科治療の効果を高めること、さらにそれらの効果を確実なものとすることが目的である。よって、歯周治療の長期的成功は、メインテナンスにかかっている。具体的には、プラークコントロールの維持、患者教育の継続、さらに継続的なメインテナンスプログラムの確立などを行う。

メインテナンスの目的

まずは検査として、①全身状態、②歯の状態、③口腔清掃状態（セルフケアの水準の把握）、④歯周ポケットの状態（PPD：Probing Pocket Depth、CAL：Clinical Attachment Level、BOP：Bleeding on Probing）、⑤歯の動揺度、⑥根分岐部病変の状態、⑦X線検査による歯槽骨の状態などの確認が挙げられる。追加検査として、⑧プラーク中や唾液中の細菌検査、⑨歯肉溝滲出液検査、⑩血清抗体価検査などを行うこともある（**図1～4**）[1]。

そして、モチベーション（動機づけ）の確認および状況に応じてその強化を行い、さらに歯面研磨や歯石の沈着状態に応じて、スケーリング・ルートプレーニング（SRP）にて対応する場合もある。歯肉

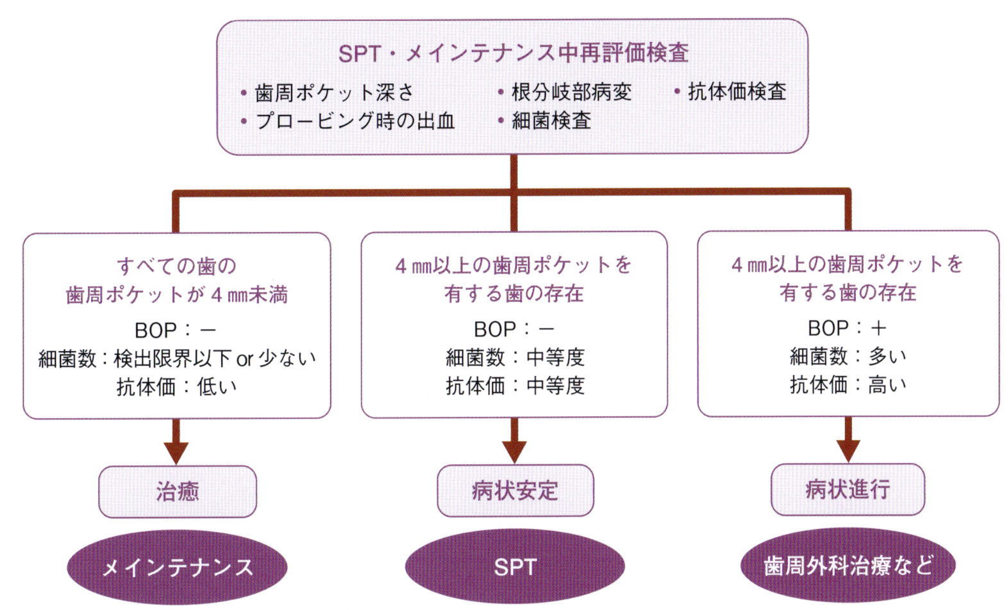

図❶ メインテナンス中における評価基準とその後の対応の選択[1]。メインテナンス中は、再評価結果に応じてその部位をどのように管理すべきかを１歯単位で評価する必要がある

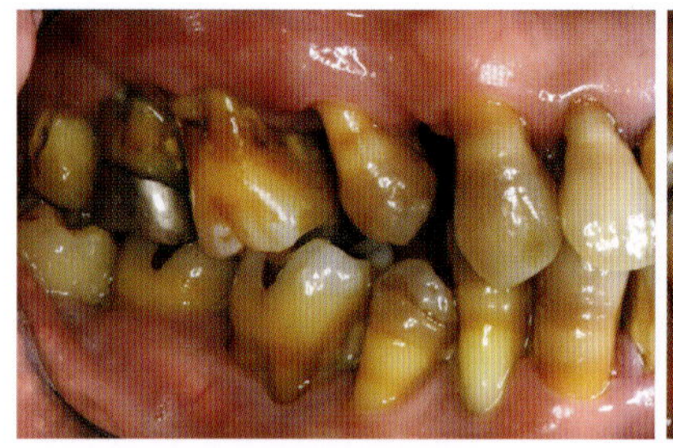
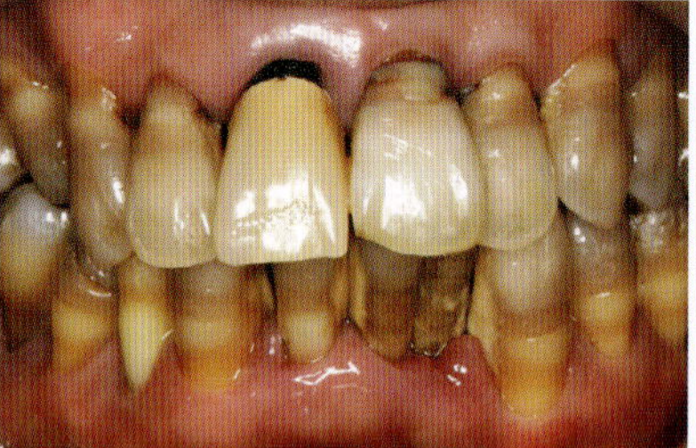
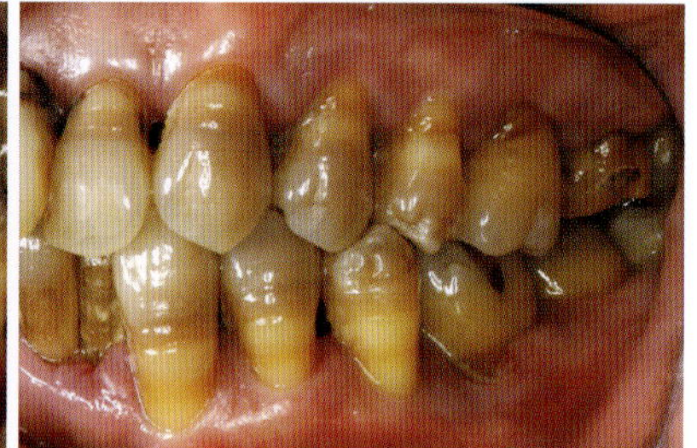

a：初診時（2009年９月25日）

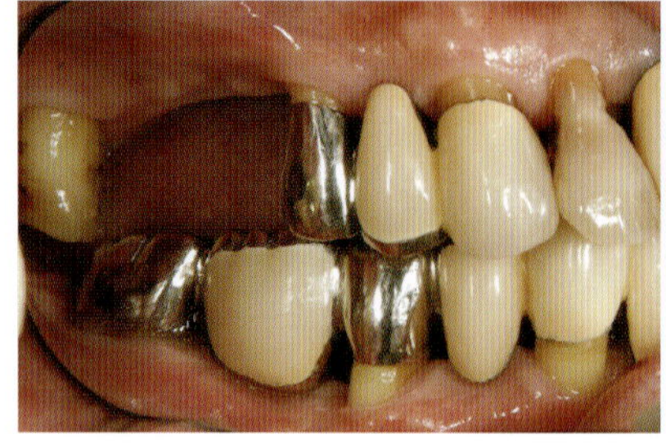
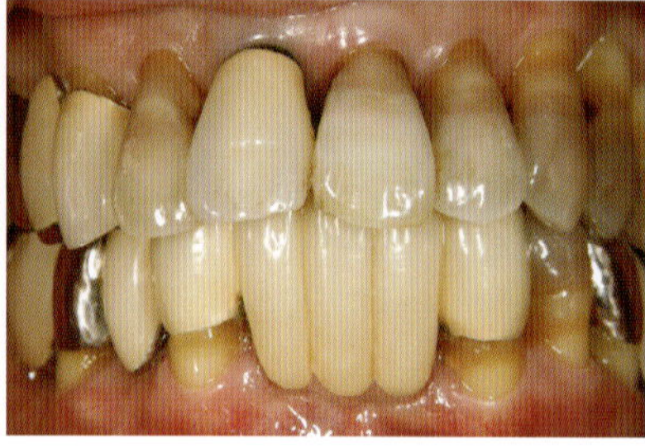
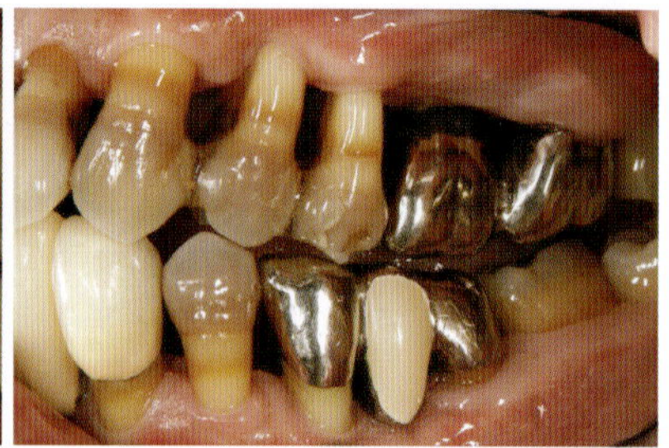

b：SPT 時（2011年12月８日）

図❷a、b　41歳、男性。初診時とメインテナンス（SPT）移行時の口腔内所見（義歯未装着）。歯肉の色、小帯の位置関係、プラーク付着の有無、外傷性咬合の有無などを精査する

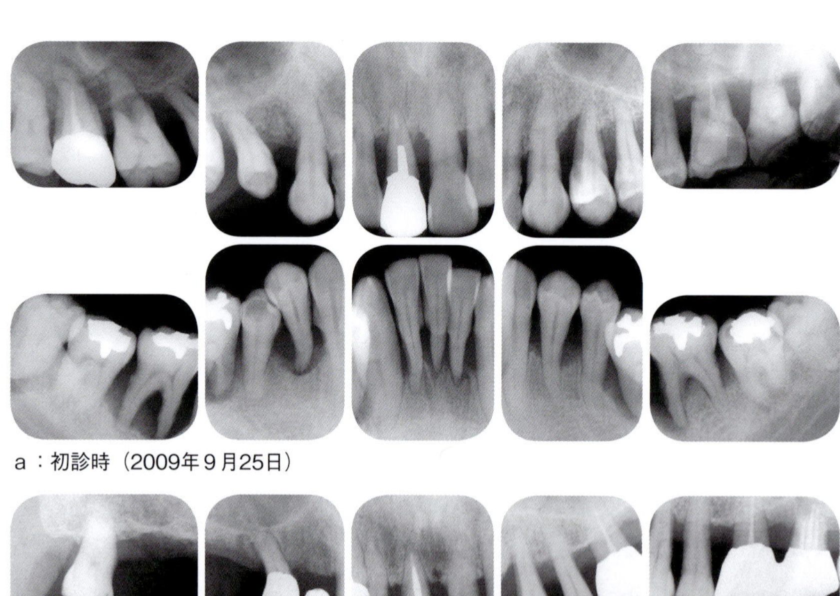

a：初診時（2009年９月25日）

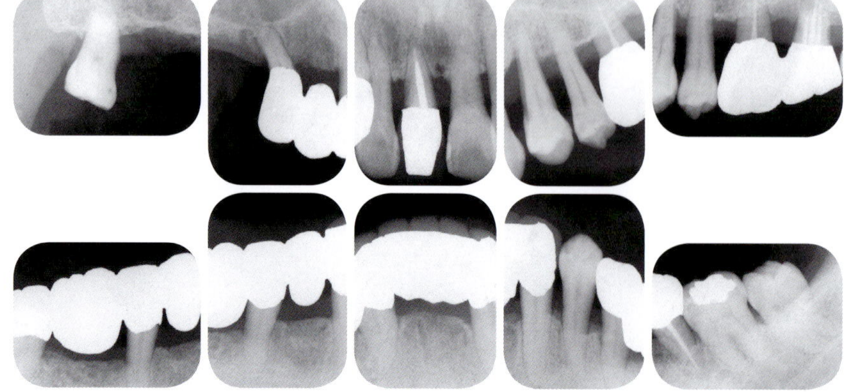

b：SPT 時（2011年12月８日）

図❸a、b　初診時とメインテナンス（SPT）移行時のX線所見。歯槽骨頂部のレベル、歯槽骨の吸収形態、歯槽硬線（白線）の状態、歯根膜腔の拡大の有無などを初診時と比較して観察する

退縮による象牙質知覚過敏が生じている場合には、知覚過敏処置を行う。そして大切なことは、「歯周病再発の危険性のスクリーニング」であり、それぞれ口腔内局所の状態および全身疾患の有無、生活習慣などを聴取し、メインテナンスプログラムを強化するかどうかを判断する（**図５**）[2]。

前述のように、わが国ではメインテナンスは歯周治療後の治癒に対して行われると定義されている。

	8	7	6	5	4	3	2	1	1	2	3	4	5	6	7	8
PCR																
動揺度	2	2	2	1		1	1	1	1	1	1	2	2	2	2	1
根分岐部病変	: : Ⅰ	Ⅱ Ⅰ Ⅱ												Ⅱ Ⅰ Ⅱ	: : Ⅱ	
PPD B	5:4:2	8:6:8	6:6:8	8:7:4		4:2:4	4:3:7	8:4:7	6:2:5	4:2:6	5:2:8	9:4:10	11:2:8	8:6:12	8:2:4	3:2:3
PPD P	2:2:8	9:4:10	10:5:13	8:4:5		5:3:4	4:3:5	7:6:9	7:3:5	5:2:2	4:4:6	11:5:10	10:6:8	6:3:8	8:3:7	5:3:4
	8	7	6	5	4	3	2	1	1	2	3	4	5	6	7	8
PPD L	10:5:10	7:3:5	10:5:6	3:2:3	10:5:5	3:2:3	6:5:5	6:5:5	5:5:5		2:2:3	3:3:6	3:2:6	7:3:5	3:4:3	3:4:3
PPD B	10:10:10	5:3:5	10:10:6	2:2:4	10:2:5	3:2:3	6:6:5	6:6:6	5:5:5		2:2:5	4:2:6	4:2:9	10:3:7	6:2:3	6:2:2
根分岐部病変		Ⅲ / Ⅲ													Ⅱ / Ⅰ	
動揺度	3	2	3	2	2	2	2	2	3		2	2	2	2	2	2
PCR																

ステージ	初診時
検査日	2009年９月25日
総歯数	30歯
PPD 平均	5.3㎜（180点）
1～3㎜	56（31.1%）
4～6㎜	77（42.8%）
7㎜以上	47（26.1%）
BOP（＋）	98（54.4%）
動揺度平均	1.83
PCR	81.7%

a：初診時

	8	7	6	5	4	3	2	1	1	2	3	4	5	6	7	8
PCR																
動揺度	2			1		1	1	1	1	1	1	1	1	1	1	1
根分岐部病変															: : Ⅰ	
PPD B	3:3:2			3:2:2		3:1:3	3:2:3	3:3:3	3:3:3	2:2:3	3:2:3	3:2:4	2:2:3	3:3:3	3:3:3	3:3:3
PPD P	3:3:2			2:1:2		2:1:3	3:2:3	3:3:3	3:1:3	3:2:3	3:2:3	3:3:3	3:3:3	3:3:3	3:3:3	3:2:3
	8	7	6	5	4	3	2	1	1	2	3	4	5	6	7	8
PPD L		2:1:2		2:1:3		2:1:3					3:1:2	2:1:3	2:2:3	3:2:3	3:2:2	3:3:3
PPD B		2:2:3		3:2:3		2:1:2					2:1:2	2:1:2	2:2:2	3:2:3	3:1:3	2:2:3
根分岐部病変																
動揺度		0		0		0					0	1	1	1	1	1
PCR																

ステージ	最新 SPT 時
検査日	2011年12月８日
総歯数	22歯
PPD 平均	2.5㎜（132点）
1～3㎜	131（99.2%）
4～6㎜	1（0.8%）
7㎜以上	0（0.0%）
BOP（＋）	8（6.1%）
動揺度平均	0.86
PCR	17.0%

b：歯周精密検査（再評価）。SPT 移行６ヵ月経過時

図❹a、b　初診時とメインテナンス（SPT）移行時の歯周組織精密検査。プラークコントロールの状態、PPD（とくに４㎜以上の部位）、BOP（赤字）、排膿（黄色）、動揺度、根分岐部病変の改善状態などを比較する。本症例では、SPT 時に隣接面の一部に PCR 陽性の部分があるため、歯間部清掃の強化を行う必要性、そして３㎜ではあるが、BOP 陽性部位が散見されるのでその部位の監視、動揺歯に対する外傷性咬合の有無などの検査の必要性などが読み取れる。このように、初診時から、歯周基本治療や歯周外科治療などの後のステップごとの口腔内写真、X 線写真、チャートなどをきちんと記録・保存し、比較検討できるようにすることも重要である

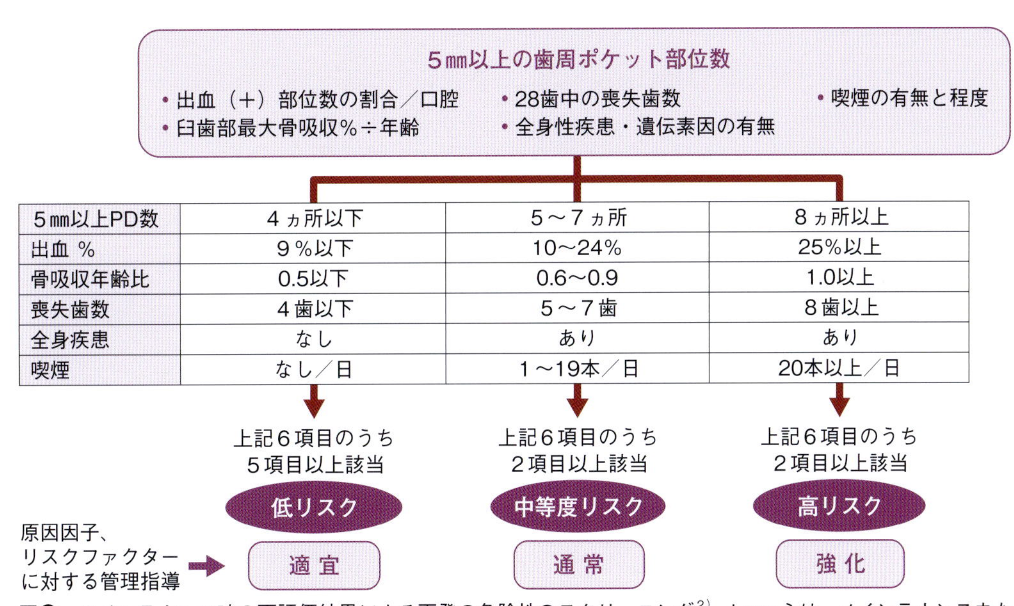

5㎜以上PD数	４ヵ所以下	５～７ヵ所	８ヵ所以上
出血 %	９%以下	10～24%	25%以上
骨吸収年齢比	0.5以下	0.6～0.9	1.0以上
喪失歯数	４歯以下	５～７歯	８歯以上
全身疾患	なし	あり	あり
喫煙	なし／日	１～19本／日	20本以上／日

図❺　メインテナンス時の再評価結果による再発の危険性のスクリーニング[2)]。Lang らは、メインテナンスまたは SPT 時の検査結果に応じてリスク（危険性）を３段階に分類し、それらに対して管理指導をどのように行うべきかの指標を示している。これを来院時につねに行うことは、メインテナンスや SPT の重要な目的の一つである

そのため、歯周治療の結果、まだ確実な治癒が得られていないと考えられる部位に対しては病状安定と判断し、SPT において対応する。さらに大切なのは、再発（病状進行）を見逃さず、それらの部位を発見した場合にはすみやかな対応をする必要がある。この場合は、症状に応じて再度の歯周基本治療や歯周外科治療が選択肢となる。

しかし本来、患者が積極的な治療を受けたあと、綿密に管理された定期的なメインテナンスまたは SPT を受けていれば、歯周疾患の再発（病状進行）を防げることは数多くの臨床研究で示されている。そのためには、来院ごとの検査で、歯周組織の変化だけではなく、さらには患者の日常生活における環境や、モチベーションの変化を見逃さないことが大切である。

【参考文献】

1）日本歯周病学会（編）：歯周治療の指針2015. 医師薬出版, 東京, 2016.
2）Lang NP, Tonetti MS: Periodontal risk assessmen（tPRA）for patients in supportive periodontal therapy（SPT）. Oral Health and Preventive Dentistry, 1: 7-16, 2003.

86/100　6章　メインテナンス・SPT

メインテナンスや SPTはどのくらいの 間隔で行うのか

日本歯科大学生命歯学部　歯周病学講座　沼部幸博

メインテナンスやSPT（Supportive Periodontal Therapy）への移行基準

積極的歯周治療後の再評価検査の結果に基づき、すべての歯の歯周ポケットが4㎜未満、かつBOP（－）、さらに可能であれば、付加検査で細菌数が検出限界以下または少なく、*P.g* に対する血清抗体価が低い場合は「治癒」としてメインテナンスへ移行する。

また、4㎜以上を有する歯周ポケットがあるが、BOP（－）、付加検査での細菌数が中等度、*P.g* に対する血清抗体価も中等度の場合は「病状安定」としてSPTへ移行する。そして、4㎜以上を有する歯周ポケットがあり、BOP（＋）、付加検査での細菌数が多く、*P.g* に対する血清抗体価が高い場合は「病状進行」とみなして再治療を行うことになる（「85.メインテナンスで何をみるのか」、図1参照）。

すなわち、メインテナンスは歯周病罹患部位が治癒とみなされた場合、SPTは病状安定とみなされた場合、そして再治療は病状の進行や再発がみられた場合に行うこととなる。

これらの対応や再評価を繰り返しながら、最終的には「病状安定」と評価された部位の歯周組織を「治癒」へと導いて行く（**図1**）[1]。

リコール（再来院）間隔の設定

リコール間隔は、さまざまな条件をもとに考える必要がある。たとえば、初診時の歯周病の重篤度、歯周治療に対する組織の反応具合（創傷治癒のスピードなど）、患者自身の歯周病に対するモチベーションなどによっても、リコール間隔は変化する。歯周病が重篤であり、組織破壊が大きく、歯周外科治療に及ぶ治療や大規模な補綴を行っている場合は、口腔清掃管理もそれだけ複雑になるので、高頻度で来院を促す必要がある。また、患者の通院条件、すなわち医院までの距離や患者自身の身体的要件（基礎疾患の状態）などによっても、その来院頻度を考慮する必要があるだろう。

一般的には、3ヵ月ごとのリコール間隔が望ましいとされるが、1ヵ月や6ヵ月ごととする場合もある。

Axelssonら[2]は、2、3ヵ月ごとに口腔衛生指導とPTC（Professional Tooth Cleaning）を行った患者群と、1年に1回検査のみが行われた患者群のう蝕とアタッチメントロスの状態を比較した。その結果、年1回検査のみの患者群では、6年間でのう蝕の発生とアタッチメントロスの進行が認められた。一方、2、3ヵ月ごとに口腔衛生指導とPTCを行った患者群では、アタッチメントロスはほとんど認められなかった。

また、Magnussonら[3]による臨床研究では、歯肉縁下の細菌叢が歯肉縁上のプラークコントロールの状態で変化することが示されている。まず、歯周炎患者へ口腔衛生指導を徹底した後、6㎜以上かつBOPがある歯周ポケットにSRPを行った。その後、それを2群に分け、一方は口腔衛生指導を行わずに歯肉縁下のデブライドメントのみを繰り返すだけの群、もう一方は連続した口腔清掃指導、クロルヘキシジンでの含嗽およびPTCを行った群とした。

それらの変化を臨床パラメータと歯肉縁下細菌叢の変化の観点から検索したところ、後者ではBOPが著しく減少（100％から20％以下へ）するとともに、プロービング値も減少し（6.6㎜から4㎜へ）、歯肉縁下細菌叢もスピロヘータや運動性桿菌が減少した。しかし、前者ではBOPの改善はみられず、また歯周ポケットの減少量も少なく、さらに歯肉縁下細菌叢は、SRP後に一時的に減少したものの、8週間後に後戻りが認められた。これらのことから、歯肉縁上のプラークコントロールが不十分であると、歯

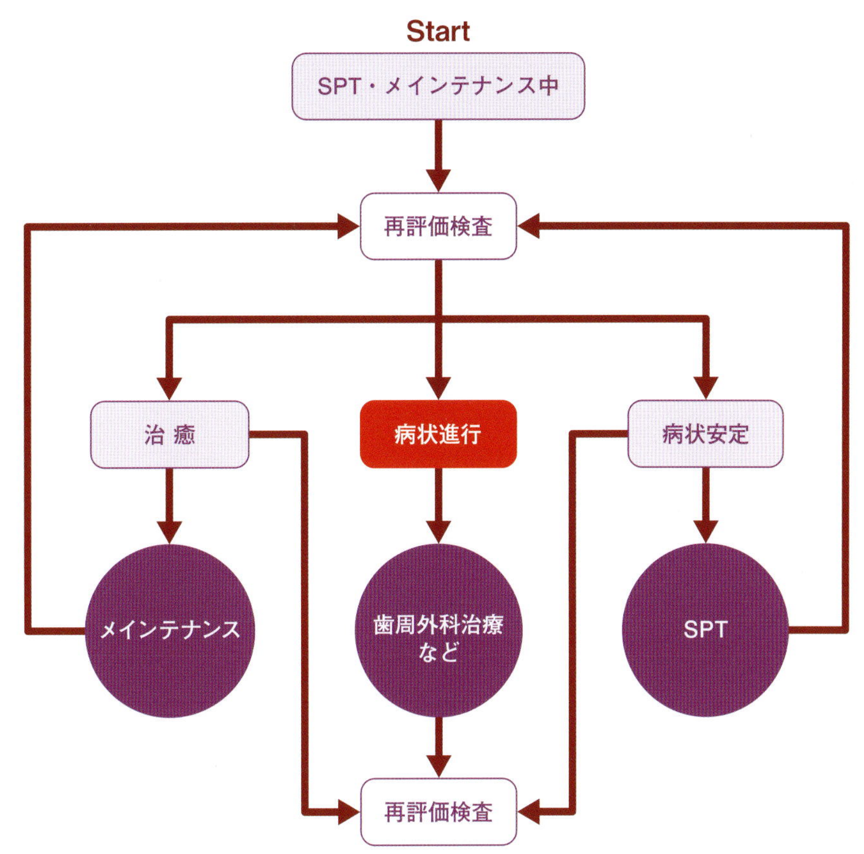

図❶ 積極的歯周治療後の再評価から、メインテナンスまでの流れ[1]。積極的歯周治療後の再評価の結果、病状安定と評価された場合はSPTを継続し、治癒と判断された段階でメインテナンスに移行する。歯周治療のゴールが２通りあるのが、わが国の特徴である

肉縁下の環境は再び悪化することが示唆されている。

そのほか、外科的、非外科的処置後のメインテナンスの役割に関する研究報告は多数ある。それらの結果を総括すると、患者が積極的な治療を受けたあと、綿密に管理された定期的なメインテナンスまたはSPTが行われれば、歯周疾患の再発を防げることが示されている。おそらく、プラークコントロールが不十分な患者に対しては、積極的な歯周治療後、2、3ヵ月程度のリコール間隔を設けて、モチベーションの強化とPTCによる管理を行う必要があると考えられる。

【参考文献】

1）日本歯周病学会（編）：歯周治療の指針2015. 医歯薬出版, 東京, 2016.

2）Axelsson P, Lindhe J: The significance of maintenance care in the treatment of periodontal disease. J Clin Periodontol, 8: 281-294, 1981.

3）Magnusson I, Lindhe J, Yoneyama T, Liljenberg B: Recolonization of a subgingival microbiota following scaling in deep pockets. J Clin Periodontol, 11: 193-207, 1984.

87/100　6章　メインテナンス・SPT

メインテナンスとSPTの違い

日本歯科大学生命 歯学部　歯周病学講座　沼部幸博

メインテナンスとSPT（Supportive Periodontal Therapy）は、歯周治療の流れのなかで最後に位置する処置である（「56.再評価で何をみるのか」、図1参照）。別項でも述べているが、歯周治療のゴールが2つあるのが、わが国の特徴である。

歯周治療におけるメインテナンスは、「歯周治療の延長であり、継続的に歯周組織の定期的評価や予防処置を行うことであり、その結果、歯周組織に新しくあるいは再発した異常や疾患を早期に発見及び治療を行うことができるものである」と定義されている。そして現在では、積極的歯周治療（歯周基本治療や歯周外科治療など）後に行われる治療という考え方から、支持的歯周治療（Supportive Periodontal Treatment：SPT）という表現が、全世界で幅広く使用されている。これは前述したメインテナンスを包含する考え方である。しかしわが国では、積極的歯周治療後の歯周組織の状況に応じて行う対応として、「メインテナンス」と「SPT」を分けて使用している（**表1**）[1]。これはおそらく、歯周治療後の定期的な管理は重要視すべき点であるが、わが国の健康保険制度の枠のなかで予防的対応を行うことができないため、「歯周病安定期治療」に必要なSPTという流れで設定されたものと考えられる。

メインテナンスおよびSPTへの移行基準

歯周治療後の再評価検査の結果に基づき、すべての歯の歯周ポケットが4㎜未満、かつBOP（－）、さらに可能であれば付加検査で細菌数が検出限界以下または少なく、*P.g*に対する血清抗体価が低い場合は「治癒」としてメインテナンスへ、4㎜以上を有する歯周ポケットがあるが、BOP（－）、付加検査での細菌数が中等度、*P.g*に対する血清抗体価も中等度の場合はSPT、4㎜以上を有する歯周ポケットがあり、BOP(＋)、付加検査での細菌数が多く、*P.g*に対する血清抗体価が高い場合は病状進行とみなして再治療を行うことになる（「85.メインテナンスで何をみるのか」、図1参照）。

すなわち、メインテナンスは歯周病罹患部位が治癒とみなされた場合、SPTは病状安定とみなされた場合に移行される。そして、当然ではあるが、病状の進行、再発がみられた場合には再治療を行うこととなる。

表❶　積極的歯周治療後の対応。治癒、病状安定、歯周病の再発としての病状進行には、それぞれ対応方法が異なる

治癒	メインテナンス	適切な間隔でのリコールによる ・口腔衛生指導（プラークコントロール） ・専門的機械的歯面清掃 ・スケーリング・ルートプレーニング
病状安定	SPT（Supportive Periodontal Therapy：歯周病安定期治療）	適切な間隔でのSPTによる ・口腔衛生指導（プラークコントロール） ・専門的機械的歯面清掃 ・スケーリング・ルートプレーニング ・歯周ポケット内洗浄 ・歯周ポケット内抗菌薬投与 ・外傷性因子の除去（咬合調整、固定）
病状進行	歯周外科治療など	歯周外科治療 ・フラップ手術 ・歯肉切除術　など 口腔機能回復治療

88/100　6章　メインテナンス・SPT

歯肉増殖症への対応

日本歯科大学生命歯学部　歯周病学講座　**沼部幸博**

非炎症性過形成性腫脹を特徴とする歯肉増殖症には、薬物の副作用によって発症する薬物性歯肉増殖症と、突発性または遺伝性歯肉線維腫症とがある。歯肉増殖の誘発薬物としては、抗痙攣薬（抗てんかん薬）のフェニトイン[1]（**図1**）、降圧剤であるカルシウム拮抗薬のニフェジピン、アムロジピン[2]、臓器移植後の拒絶反応抑制や自己免疫疾患治療などに使用される免疫抑制剤のシクロスポリンA[3]などの副作用としての臨床報告がある。薬物服用後3ヵ月ごろから歯肉増殖が発現することが多く、いずれも同様の肉眼的所見を呈する。前歯部に出現しやすく、部分的に発現する限局型と口腔内全体に発現する広汎型がある。

薬物性歯肉増殖症

その発症率は研究者でかなりの相違がみられ、フェニトインでは40～60％、ニフェジピンでは6.3～43.6％、シクロスポリンAでは26.7～43％である。

典型的な肉眼的歯肉形態は、歯間乳頭部歯肉が近遠心部方向から歯冠中央部に向けて幅と厚さを増し、歯肉クレフトを形成する。歯肉は硬いが弾力をもつ線維性増殖を示し、歯肉増殖が重度になると歯冠を覆い隠して、審美障害や咬合障害を起こすことがある（図1）。

原因としては、薬物の薬理作用による線維芽細胞の増殖促進、コラーゲン分解酵素の抑制などが考えられ、発症に際して個人差があることから、薬物に対する感受性の違い（遺伝的差）なども推定されるが、原因解明には至っていない。しかし、口腔清掃不良の結果として起こる細菌性プラークによる歯肉の炎症状態が背景にあり、そこに薬物の副作用が組み合わされて生じるものと考えられる。

遺伝性歯肉線維腫症

薬剤性歯肉増殖症と臨床的に類似した歯肉増殖を示す（**図2**）。その背景に薬剤服用などはなく、原因不明だが、遺伝因子（常染色体優性あるいは劣性遺伝）の関与で発症すると考えられ、若年者に発症しやすい。

いずれの疾患も治療法としては、まずプラークコントロール、スケーリングなどの歯周基本治療による徹底的な炎症の原因除去を行う。また、薬物性歯肉増殖症の場合は、内科主治医へ服用薬物の変更または投与量減少の可能性を打診する。軽度の歯肉増殖の場合は、薬物変更と歯周基本治療で改善することもあるが、歯肉増殖が著しい場合は、歯肉増殖があまり改善しないこともあり、その際には歯周外科治療（歯肉切除術または歯肉整形術）を選択することもある。薬物性歯肉増殖症も遺伝性歯肉線維腫症も再発しやすいので、定期的なリコール、SPTが必須である。

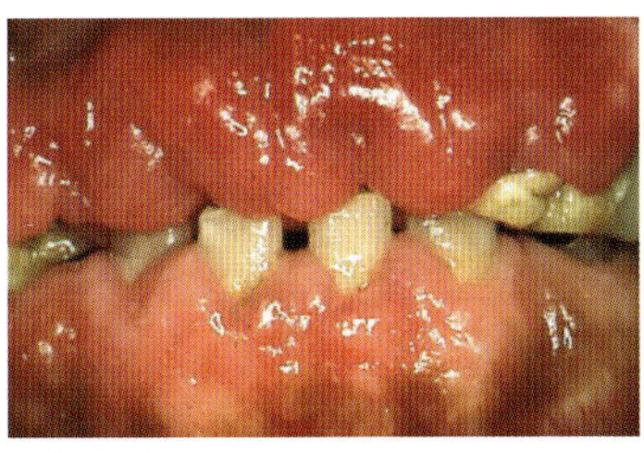

図❶　抗てんかん薬、フェニトイン長期投与による歯肉増殖症。28歳、男性。口腔清掃状態は極度に不良で、背景には歯肉炎が存在する

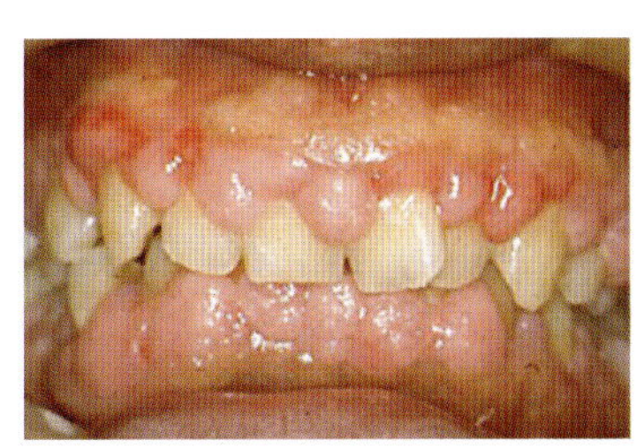

図❷　遺伝性歯肉線維腫症。15歳、男子。薬物の服用はなく、原因は不明である

【参考文献】

1）Thomas D, Rapley J, Strathman R, Parker R: Tuberous sclerosis with gingival overgrowth. J Periodontol, 63(8): 713-717, 1992.
2）Ellis JS, Seymour RA, Steele JG, Robertson P, Butler TJ, Thomason JM: Prevalence of gingival overgrowth induced by calcium channel blockers: a community-based study. J Periodontol, 70(1): 63-67, 1999.
3）Somacarrera ML, Hernandez G, Acero J, Moskow BS: Factors related to the incidence and severity of cyclosporin-induced gingival overgrowth in transplant patients. A longitudinal study. J Periodontol, 65(7): 671-675, 1994.

89/100　6章　メインテナンス・SPT

患者の心を動かすことの大切さを実感した症例

東京都・鎌田歯科医院　歯科衛生士　下條美穂子

メインテナンスやSPTの継続はとても大切である。安定した歯周組織を獲得しても、定期的な来院が途絶えてしまうと歯周病はたちまち再発し、患者が久しぶりに再来院したときにはお互いにがっかりしてしまうケースも少なくない。このように良好な予後に欠かせないメインテナンスやSPTの継続には、初診の対応はもちろん、歯周基本治療中の歯科医師および歯科衛生士と患者とのやりとりが重要である。本項では、患者の心を動かすことの大切さを感じた一症例を紹介したい。

症例の概要

患者：54歳、男性
職業：郵便局員
主訴：歯ぐきが痛み、血が出る
全身的既往歴：２型糖尿病（10年間）
その他の特記事項：非喫煙者、偏りのある食生活、３年ぶりの歯科受診

1．初診時概要（図１、２）

患者は、「歯ぐきが痛み、血が出る」という主訴で来院。歯科受診は３年ぶりとのことであった。もの静かであまり多くを語らない方で、問診時にコミュニケーションをとることが難しく、こちらの問いかけに、ほとんど「はい」か「いいえ」の返答のみであった。全身疾患は、10年前より糖尿病に罹患しており、HbA1cは8.5であった。喫煙はせず、飲酒もほとんどしていなかった。

口腔内は著しく清掃不良で、歯肉の発赤・腫脹および排膿を認め、全顎的に深い歯周ポケットがみられた。デンタルX線写真においては、根尖部にまで及ぶ骨吸収像を認め、歯槽頂部歯槽硬線と骨梁像はともに不明瞭であった。そして、多くの歯に動揺を認めた。不安定な咬合により、食事内容にも偏りが出ていたと推測された。

2．診断：広汎型重度慢性歯周炎

3．歯周病が進行した経緯と背景

患者は、自覚症状があると歯科に通院していたようであるが、当院受診までの３年間は歯科未受診であった。上下前歯部には暫間固定の形跡を認めたが、根本的な原因が解決されないまま応急処置を繰り返し、そして放置したことで、歯周病が進行したと考えられた。

患者は、夜間に郵便物の仕分けを行う仕事をしており、一人暮らしで日中はほとんど寝て過ごし、食事は自炊していた。10年前より糖尿病に罹患していたが、薬の服用だけに頼り、生活習慣を改善しなかったことも、歯周病を進行させた要因の一つと考えられた。

4．カウンセリング

当院では、初診時に患者の主訴を解決できるように努めている。本症例の患者は、「歯ぐきが痛み、血が出る」という主訴であったため、まずは歯周病が重度であることを伝え、状態をしっかりと把握するために精密検査を行い、その結果をもとにカウンセリングを実施することが必要であると説明した。

当院のカウンセリングでは、単に問題点や治療方針を説明するだけではなく、治療には患者自身の積極的な参加が欠かせないことを伝えて理解を促すこと、そして患者・術者の相互理解が得られることを目的としている。本症例においても、担当歯科医師がカウンセリングを行い、歯周病の原因と問題点、リスクファクターである糖尿病の問題点、そして今後の展望について説明をした。しかし、患者は口数が少なく、頷くだけで反応はいまひとつであり、その思いは不明なままであった。

5．治療方針

歯周基本治療を進めていくうえで、本症例は抜歯の可能性が高い歯（$\underline{41|23}$、$\overline{631|}$）を除いた咬

症例

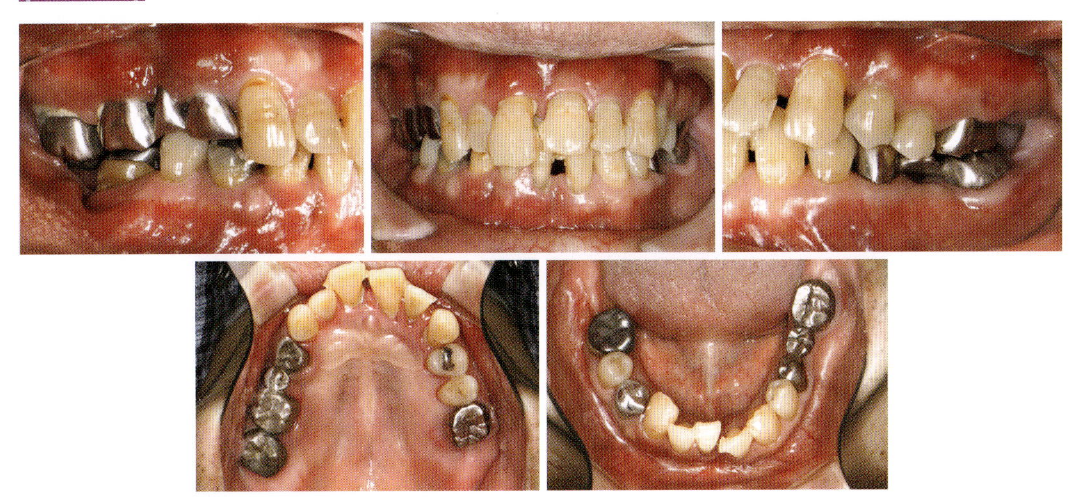

図❶　初診時の口腔内写真

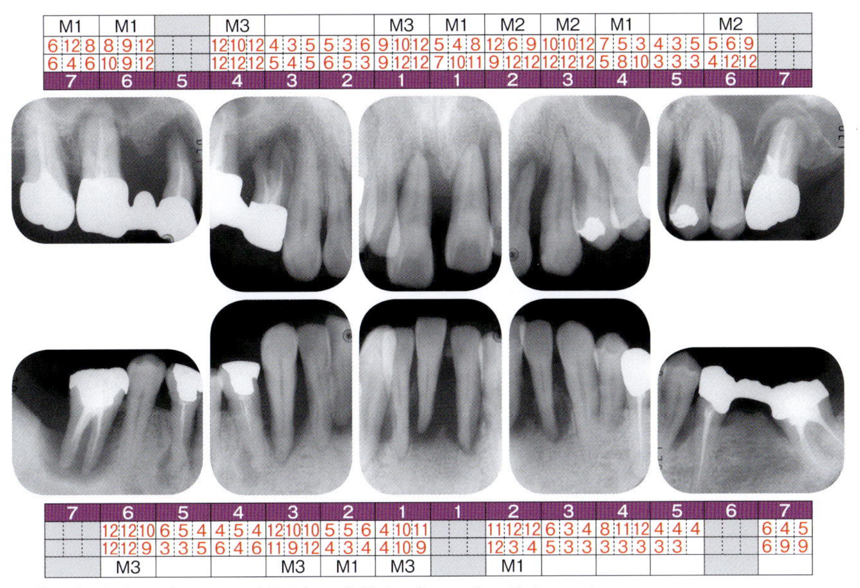

7	6	5	4	3	2	1	1	2	3	4	5	6	7
M1	M1		M3			M3	M1	M2	M2	M1		M2	
6 12 8	8 9 12		12 10 12	4 3 5	5 3 6	9 10 12	5 4 8	12 6 9	10 10 12	7 5 3	4 3 5	5 6 9	
6 4 6	10 9 12		12 12 12	5 4 5	6 5 3	9 12 12	7 10 11	9 12 12	12 12 12	5 8 10	3 3 3	4 12 12	

7	6	5	4	3	2	1	1	2	3	4	5	6	7
	12 12 10	6 5 4	4 5 4	12 10 10	5 5 6	4 10 11		11 12 12	6 3 4	8 11 12	4 4 4		6 4 5
	12 12 9	3 3 5	6 4 6	11 9 12	4 3 4	4 10 9		12 3 4	5 3 3	3 3 3	3 3		6 9 9
	M3			M3	M1	M3		M1					

図❷　初診時のデンタルＸ線写真10枚法とプロービングチャート

合関係では、安定した咬合の確保が困難となると考えられた。したがって、歯周基本治療における担当歯科医師の治療方針は、治療義歯により咬合の安定を確保し、歯周病の改善を行うことであった。

しかし、初診時より危惧されていた、カウンセリングを通じて治療に対する患者の希望などを把握することがこの時点でも困難であった。そのため、担当歯科医師とカンファレンスを行い、まずはプラークコントロールを中心とした歯周基本治療を実施し、患者の気持ちとその変化をみていくことにした。

6．歯周基本治療

1）諦めずに伝える

当時、筆者は歯科衛生士８年目であった。臨床をとおしていろいろと学んできたつもりであったが、この患者はこちらの問いかけに無表情で最小限の応答に終始してあまり話をしてくれず、不衛生な口腔内の状態、そして糖尿病に罹患していることなどから、歯周病は治りにくいのではないかと不安な思いが募るばかりであった。

それでも、担当歯科医師からの申し送りと、初診時に記入してもらった問診票の内容を頼りに、患者の気持ちを少しでも汲み取れないか、模索した。

歯周基本治療の開始時、担当歯科医師が最初のカウンセリングでも説明をした「歯周病とはどんな病気か」ということを再度伝え、患者の口腔内写真を見せながら、プラークコントロールの重要性を理解

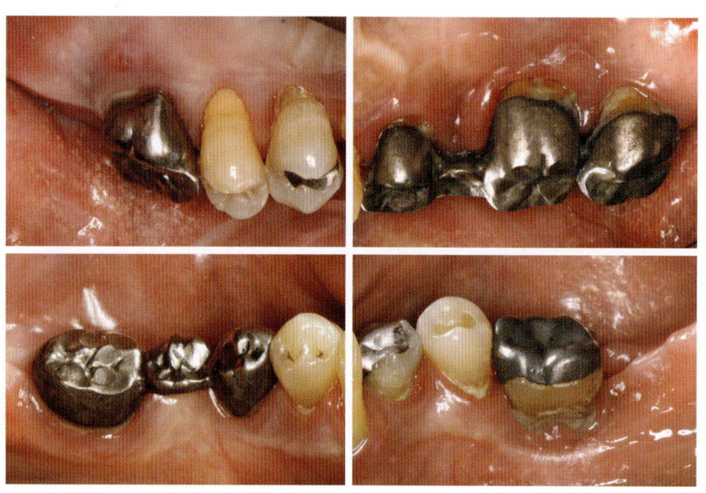

a：初診時

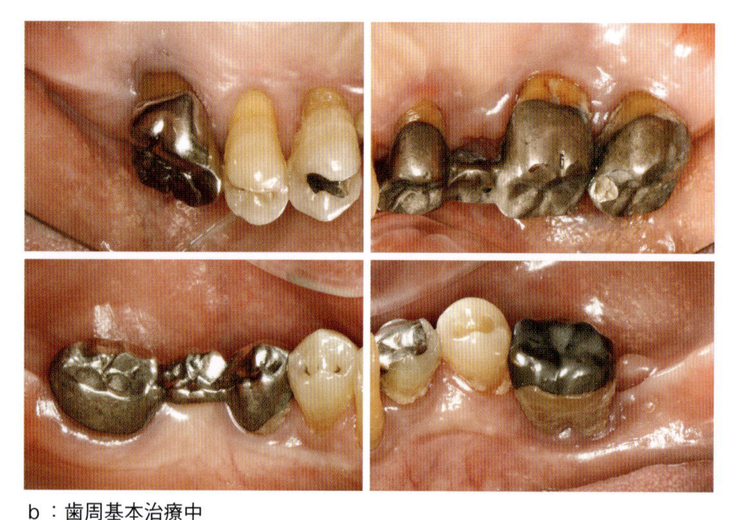

b：歯周基本治療中

図❸a、b　プラークコントロールの苦手部位を指導する際、同部位の口腔内比較写真を見せて患者に把握してもらった

してもらうように働きかけた。

すると、歯周基本治療を開始してから約1ヵ月後、初診時に強く腫れていた歯肉は、軽度ではあるものの、炎症の軽減が認められた。動揺している歯もあり、いまだにプラークコントロールは完璧とはいえなかったが、患者なりに努力していることがうかがえた。

2）患者の変化をキャッチする

このように、患者の歯周治療に取り組む気持ちが高まってきていることが口腔内の変化から感じ取れたため、さらなるステップアップを目的に、プラークコントロールの苦手部位を徹底して指導することにした。患者と接していくなかで、だんだんと真面目な性格であることが伝わってきた。そして、口蓋側と舌側のプラークコントロールができなかったときは、同部位の口腔内比較写真を見てもらい（**図3**）、患者が自身で苦手な箇所を把握し、どのようにすれば改善できるのかを自ら考えるようになった。苦手部位を克服してからは、「もっとよくなりたい！」という患者の前向きな思いが感じられるようになった。少しずつ患者とのコミュニケーションがとれるようになったので、こちらから積極的に話しかけることを心がけた。

3）良好な信頼関係を築いたことで、問題点と役割が明確に

筆者は、糖尿病のことが気になっていた。そこで患者に、「糖尿病になった原因は何だと思いますか？」と尋ねてみたところ、「ごはんが好きで、白米の食べすぎが原因だと思う」という言葉が返ってきた。自炊はしているが炒めものが多く、料理のレ

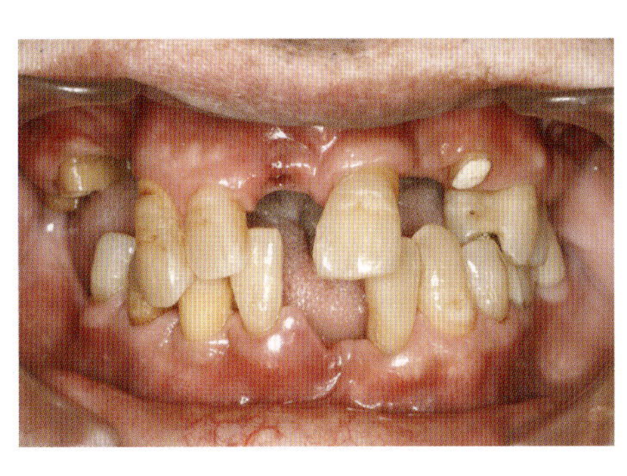
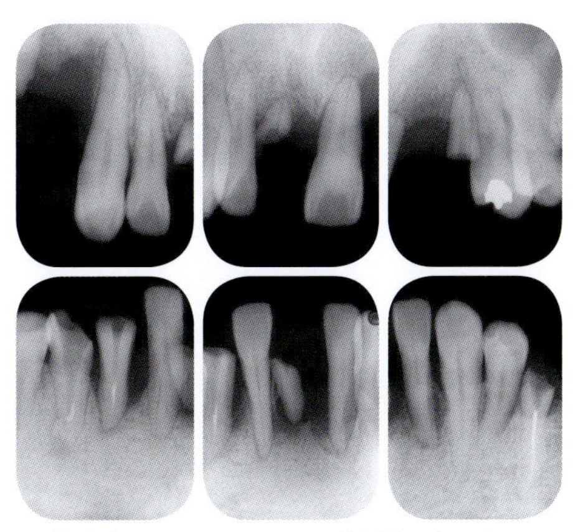

図❹　担当歯科医師とカンファレンスを行い、SRP や治療介入などのタイミングを話し合った

パートリーは少ないようであった。また、毎日菓子パンを食べており、かかりつけの病院で食事指導などはほとんど受けておらず、運動はしていなかった。患者の生活背景がわかったことで、歯周治療を行ううえで、患者の生活習慣の改善が必要不可欠であると再認識した。

患者は人見知りで内向的な性格であるため、これまで通院してきた歯科などでも患者の思いを汲み取ってもらうことができず、患者自身でもこれまで歯周病や糖尿病も積極的な治療を行う気持ちに至らなかったのだと、歯周基本治療をとおして感じられた。患者の性格を理解したことで、歯科衛生士としての役割が明確になっていった。

4）歯周基本治療中のおもな取り組み

（1）TBI

筆者は日々の臨床において歯肉の炎症の程度とプラークコントロールの状態から、患者のモチベーションを把握するようにしている。本症例において、患者のモチベーションの低下が感じられたときは、担当歯科医師にも協力をしてもらい、患者にブラッシングを強要するのではなく、改善している箇所を讃え、改善すべき箇所を丁寧に伝えるようにした。

（2）対話

少しずつ患者と話す機会を増やすことを意識し、対話のなかで患者の生活習慣や近況を聞いたり、こちらからアドバイスをしたり、現状からよりよい方向へ導けるように努めた。

（3）担当歯科医師とのカンファレンス（図4）

患者のモチベーションや進行状況を担当歯科医師に報告し、どのタイミングでSRPや治療介入をするか、そのつど話し合った。

（4）SRP

歯肉の腫脹、出血が改善したところから、SRPを行った。歯根面に残っている可能性のある歯根膜をとらないよう、慎重な対応を心がけた。

7．再評価時（図5、6）

歯周基本治療をスタートしてから約1年後の再評価時、プロービング値は4㎜以下にまで改善した。そして、デンタルX線写真においては、全顎的に歯槽頂部歯槽硬線、骨梁像ともに明瞭になり、改善した状態になった。

41|26、61|は抜歯となったが、咬合の安定において重要と考えていた|3と3|を保存することができた。とくに3|においては、急性炎症時に過度なSRPをすることは避け、歯根面に残っている可能性のある歯根膜を傷つけないよう慎重な対応をとったことで、改善できたのではないかと考えている。

その後、補綴治療に移行した。

8．SPT移行時

補綴治療終了後、SPTに移行する際にカウンセリングを行った。カウンセリングでは、これまでの臨床記録を見せながら一緒に振り返り、自らの努力によって健康を取り戻した患者の努力を讃えた。そして、これから健康を維持するためには、患者自身が責任をもってセルフケアを継続することが大切であり、併せてメインテナンスで定期的に来院することの重要性を伝え、SPTへと移行した。

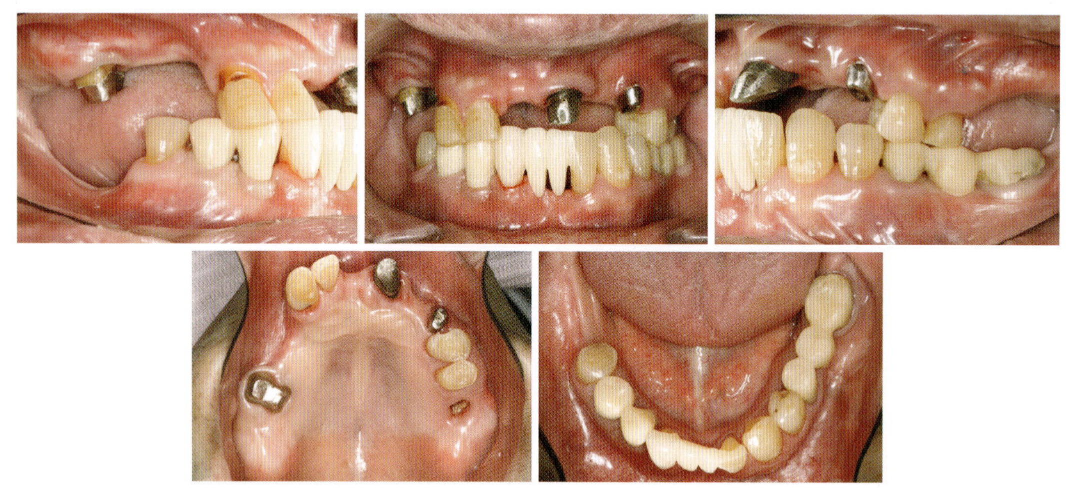

図❺　再評価時の口腔内写真

7	6	5	4	3	2	1	1	2	3	4	5	6	7
	334			223	332		333		423	323	323		
	444			234	433		434		434	323	233		

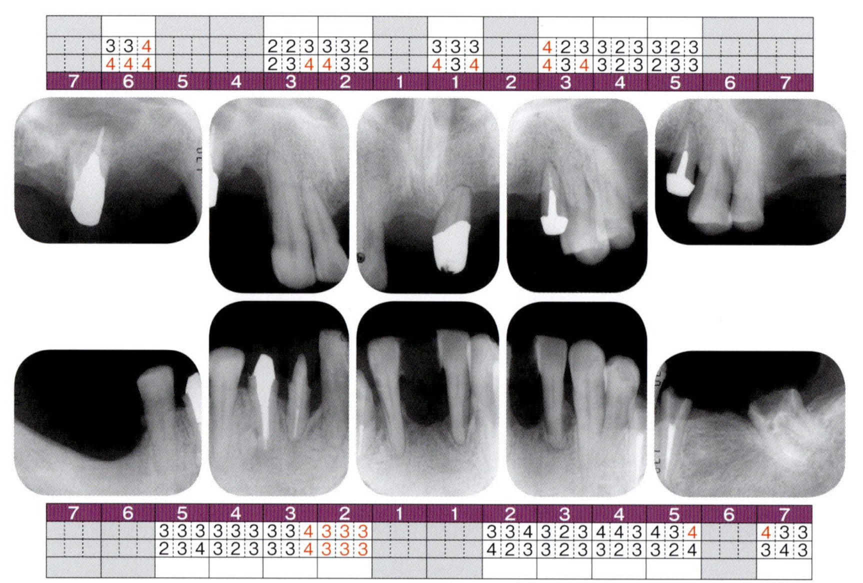

7	6	5	4	3	2	1	1	2	3	4	5	6	7
		333	333	334	333			334	323	443	434		433
		234	323	334	333			423	323	323	324		343

図❻　再評価時のデンタルＸ線写真10枚法とプロービングチャート

9．SPT 時（図7、8）

補綴治療後約４年のデンタルＸ線写真において、歯槽頂部歯槽硬線と骨梁像はともに明瞭となり、そして歯根膜腔の拡大も認められず、歯周組織と咬合は安定していると考えられる。SPT 時には、全身の健康状態や HbA1c の数値など、近況を必ず聞くようにしている。また、プロービングポケットデプス以外に、歯の動揺やフレミタスを確認し、担当歯科医師に診てもらっている。

10．現在

患者は不器用なためか、プラークコントロールは決して良好とはいえず、STP 時に毎回その改善を指導している。おいしく食事ができるようになったことは、患者にとっても筆者にとってもうれしいことである。しかし、食べられるようになったために食事量が増えてしまい、一時6.5の値まで落ち着いていた HbA1c の値が、この４年の間に8.5まで上がったこともあった。

日本歯周病学会では、「SPT 期における歯周炎の再発を防ぐためには、血糖コントロールは可能な限り正常に近いことが望ましい。それが困難な場合でも、HbA1c 7.0% 未満であれば歯周炎再発のリスクは比較的小さいと考えられる。血糖コントロールの状態を把握し、その程度に応じてより厳密な SPT を行うことが推奨される」[1)] としている。

現在は HbA1c7.0前後になったが、いまだに糖尿病はコントロールされている状態とはいえず、歯周病の再発が懸念される。患者はこれまで、２～３ヵ

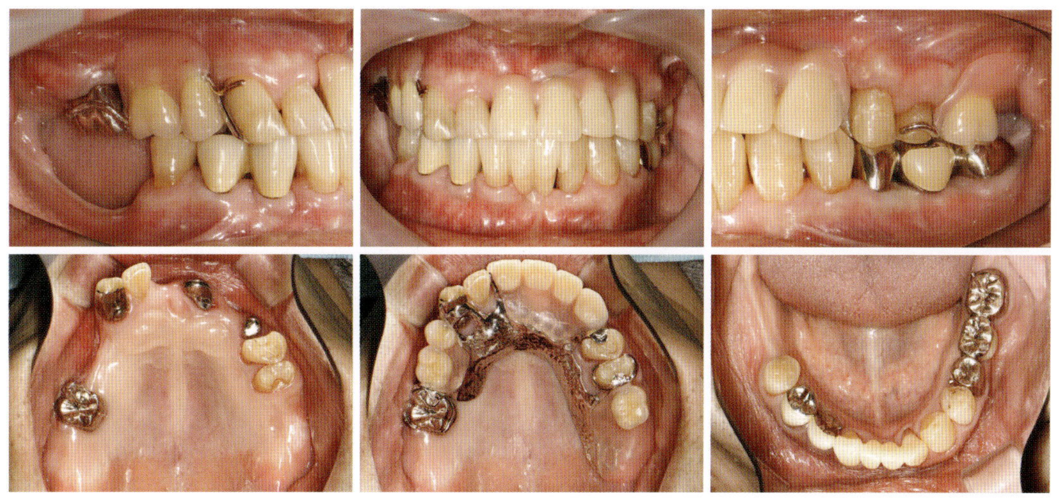

図❼　SPT 時の口腔内写真

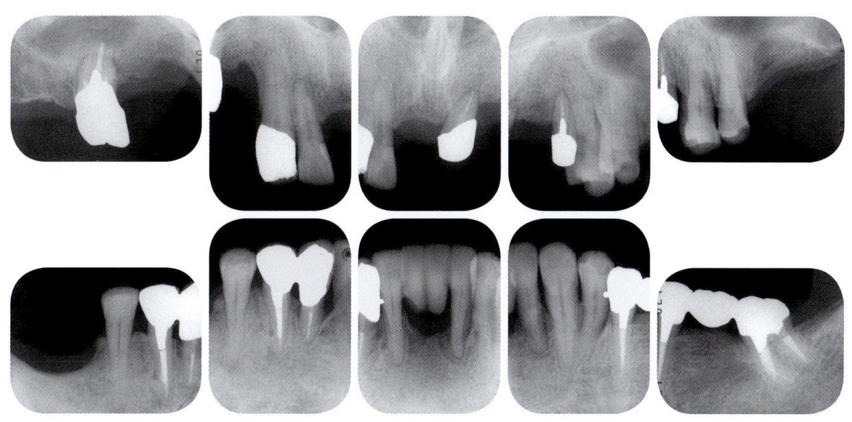

図❽　SPT 時のデンタル X 線写真10枚法

月間隔の SPT に一度も欠かさず来院しており、その効果もあってかろうじて現状を維持できていると考えている。今後も、プラークコントロールの確認と指導、健全な生活習慣の維持をサポートしていきたい。

SPT 時に、患者は笑顔を見せるようになった。そして、他の患者より会話は少ないが、目を合わせて話ができるようになったことと、患者からいただいた「ありがとう」の言葉は、本当にうれしく思う。

◉

本症例をとおして、歯周治療は患者・歯科医師・歯科衛生士の三者間の思い、そして連携・協力が大切であると、改めて感じた。とくに歯周基本治療は、言葉のやりとりはなくとも、プラークコントロールの状態から患者の気持ちを推し量ることができ、また歯科衛生士をはじめとする医院側の熱意を患者に伝えることができる貴重な機会を与えてくれる[2)]。

初診から SPT に至るまでに、患者と歯科医師、歯科衛生士との間で強固な信頼関係を築き上げられたことが、現在も続く良好な SPT に繋がっているのではないかと考える。

【参考文献】

1）日本歯周病学会（編）：糖尿病患者に対する歯周治療ガイドライン　改訂第2版．医歯薬出版，東京，2014．
2）鎌田征之：歯周基本治療の意味を再確認した一例．火曜会会員：あるスタディ・グループの歩みⅣ，火曜会，2015．

90/100　6章　メインテナンス・SPT

外傷性咬合が歯周炎の進行を助長した患者のメインテナンス

神奈川県・歯科おおやぎ　大八木孝昌

歯周治療は、破壊された組織の修復もしくは再生を行うものであり、メインテナンスにおいては、歯周組織の再破壊が起きないように、さまざまな点を具備しなければならない。

メインテナンスでは、治療前と同様、なぜ歯周疾患が進行してきたのかを考えている。その理由としては、細菌性因子の関与した広汎型重度慢性歯周炎であれば、なぜプラークを落とせなかったのか、そこにどのような患者背景があったのかを問診し、プラークコントロールを行うにあたり、何を変えなければならないのかを、患者とともに検討する必要があると考えているからである。

また、限局的な歯周疾患の進行に咬合性外傷の関与が疑われる場合でも、力が疾患に関与しているのかは、あくまで再評価によって考えるべきである。というのは、炎症の除去によって動揺度の改善を25％認める可能性があるからである[1)]。

しかし、実際の臨床では、炎症の除去だけでは歯周組織の改善を認めないことを多々経験する。そのような場合は、どのような力が関与しているのかを考慮する必要があろう。そこで筆者は、力が口腔外からなのか口腔内からなのか、両方からなのかを考えている（図1）。

本項では、さまざまな外傷性咬合が歯周疾患の進行を助長した可能性が疑われた症例を通じて、メインテナンスにおいて力がどのように関与していったのかを考察したい。

症例

患者は58歳の女性で、2007年５月に左上の歯が痛くて噛めないことを主訴に来院した。歯科は５年ぶりの受診で、非喫煙者である。欠損の2|は、10年ほど前に歯の動揺を認め、抜歯後ブリッジを装着したが、歯周治療は行わなかったという。|5の強い挺出のために早期接触が起こり、左偏心位にて咬合していた。

1．臨床所見

全顎的に辺縁歯肉の腫脹、歯間にプラークの沈着、４㎜以上の歯周ポケットおよび出血を認めた。また、臼歯部の多くに歯根膜腔の拡大および歯槽硬線の消失、２度以上の動揺がみられた（図2、3）。

下顎前歯部および臼歯部に、ファセットがあった。咬合関係は臼歯および犬歯関係はⅠ級、側方運動は左右ともグループファンクションで、ガイド初期段階では３番は機能していない状態であった。

咬合診査の結果、左右顆路角が15°と緩く、作業側運動時の非作業側臼歯部において、ディスクルージョンの獲得が得られていないのがわかった（図4）。

<table>
<tr><td colspan="2">口腔外圧</td><td>・頬杖、睡眠時の歯列および歯への圧、他</td></tr>
<tr><td rowspan="2">口腔周囲筋からの力</td><td>咬合</td><td>・夜間のブラキシズム
・日中のクレンチング、TCH
・下顎位（早期接触、顎関節症、他）
・咬合関係（力のベクトル、咬頭干渉、他）
・咬合力（フェイシャルタイプ）
・咀嚼力（硬いものを噛む癖、ワイドなチューイングサイクル、他）</td></tr>
<tr><td>軟組織</td><td>・舌癖・口唇癖</td></tr>
</table>

図❶　歯周組織に力として加わると考えられる因子

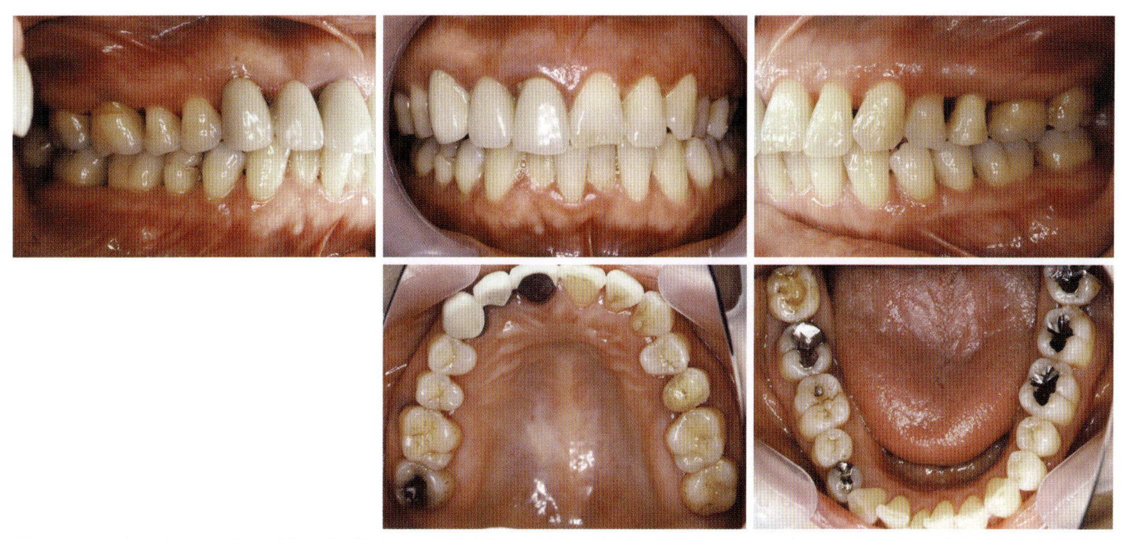

図❷　2007年５月。58歳、女性。初診時の口腔内写真。下顎が左側に偏位しているが、力はさほど強くないと思われた

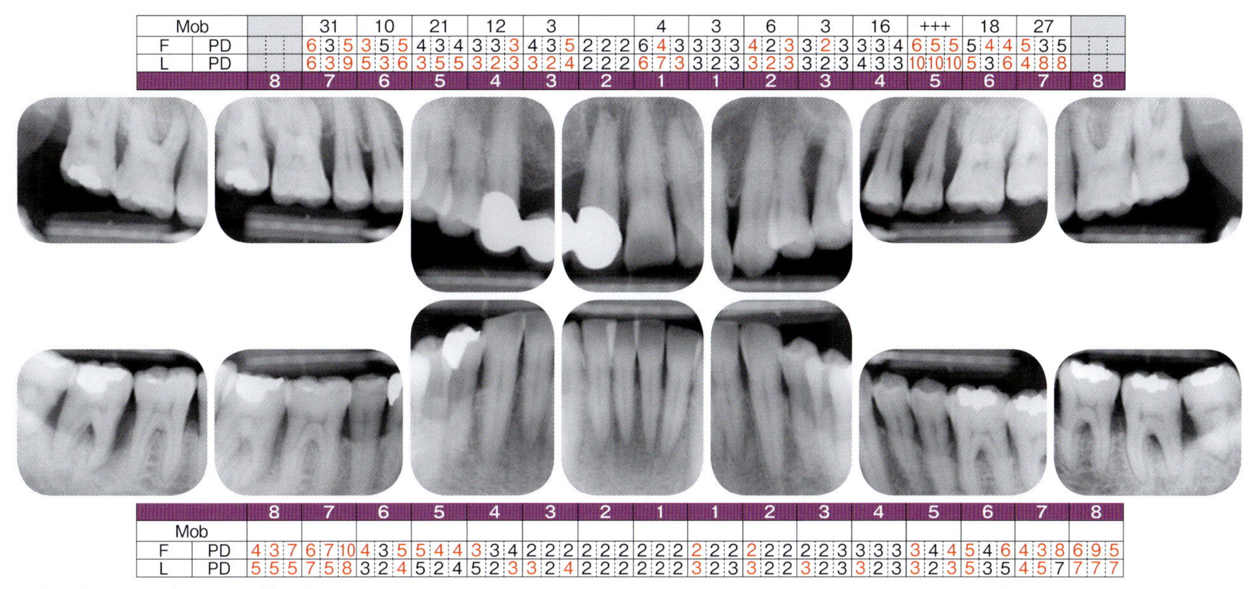

		8	7	6	5	4	3	2	1	1	2	3	4	5	6	7	8
Mob			31	10	21	12	3		4	3	6	3	16	+++	18	27	
F	PD		6 3 5	3 5 5	4 3 4	3 3 3	4 3 5	2 2 2	6 4 3	3 3 3	4 2 3	3 2 3	3 3 4	6 5 5	5 4 4	5 3 5	
L	PD		6 3 9	5 3 6	3 5 5	3 2 3	3 2 4	2 2 2	6 7 3	3 2 3	3 2 3	3 2 3	4 3 3	10 10 10	5 3 6	4 8 8	

		8	7	6	5	4	3	2	1	1	2	3	4	5	6	7	8
Mob																	
F	PD	4 3 7	6 7 10	4 3 5	5 4 4	3 3 4	2 2 2	2 2 2	2 2 2	2 2 2	2 2 2	2 2 3	3 3 3	3 4 4	5 4 6	4 3 8	6 9 5
L	PD	5 5 5	7 5 8	3 2 4	5 2 4	5 2 3	3 2 4	2 2 2	2 2 2	3 2 3	3 2 2	3 2 3	3 2 3	3 2 3	5 3 5	4 5 7	7 7 7

図❸　初診時のデンタルX線写真とペリオドンタルチャート。４㎜以上の PPD：45.9%、BOP：54.5%、PCR：31%

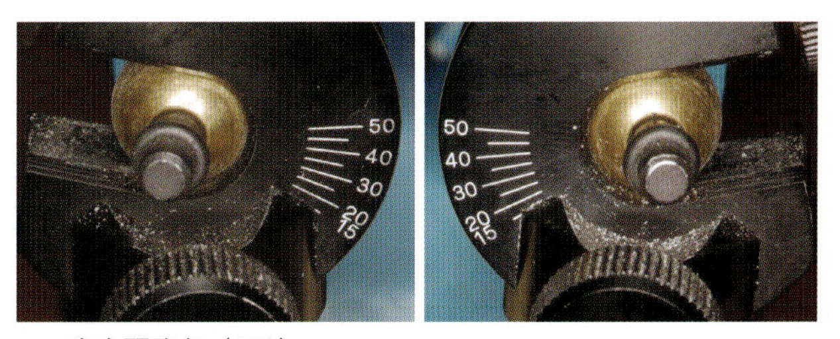

a：左右顆路角（15°）

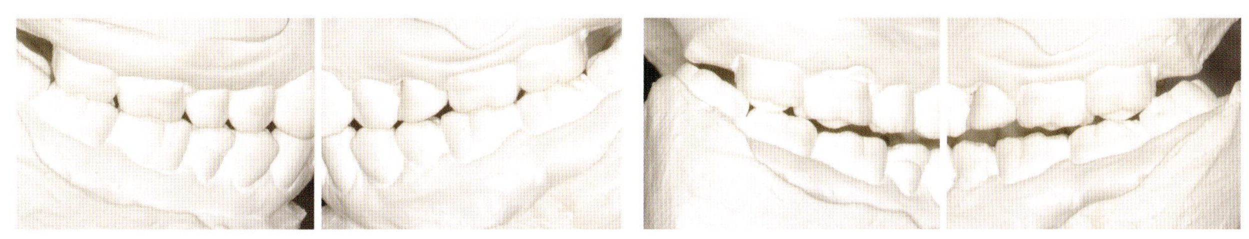

b：作業側運動時

c：非作業側運動時

図❹ａ～ｃ　咬合器付着により、左右顆路角が15°と緩く、作業側運動時の非作業側臼歯部において、ディスクルージョンの獲得が得られていないことがわかった

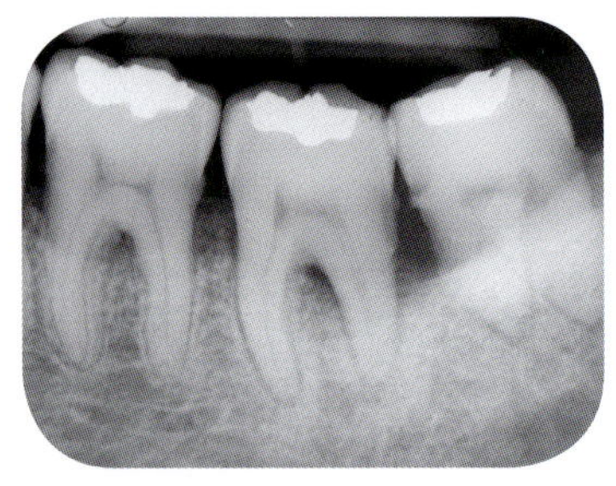

a：2007年５月

	歯周病関連菌		
	菌数（対数値）	菌数（実数値）	対総菌数比率
おもな口腔内総細菌	6.4	2,800,000	—
★ *A.actinomycetemcomitans*	3.2	1,500	参考値　0.054%
★ *P.intermedia*	1.5	31	参考値　0.00%
★ *P.gingivalis*	5.2	150,000	参考値　5.36%
★ *T.forsythensis*（*B.forsythus*）	5.4	280,000	参考値　10.00%
★ *T.denticola*	3.0	1,000	参考値　0.04%
★ *F.nucleatum*	3.5	3,500	参考値　0.13%

b：2007年８月

	歯周病関連菌		
	菌数（対数値）	菌数（実数値）	対総菌数比率
おもな口腔内総細菌	3.8	6,500	—
★ *A.actinomycetemcomitans*	1.0未満	10未満	参考値　0.000%
★ *P.intermedia*	1.0未満	10未満	参考値　0.00%
★ *P.gingivalis*	1.0未満	10未満	参考値　0.00%
★ *T.forsythensis*（*B.forsythus*）	1.0未満	10未満	参考値　0.00%
★ *T.denticola*	1.0未満	10未満	参考値　0.00%
★ *F.nucleatum*	1.0未満	10未満	参考値　0.04%

図❺ａ、ｂ　細菌検査の結果。┌7遠心舌側より採取

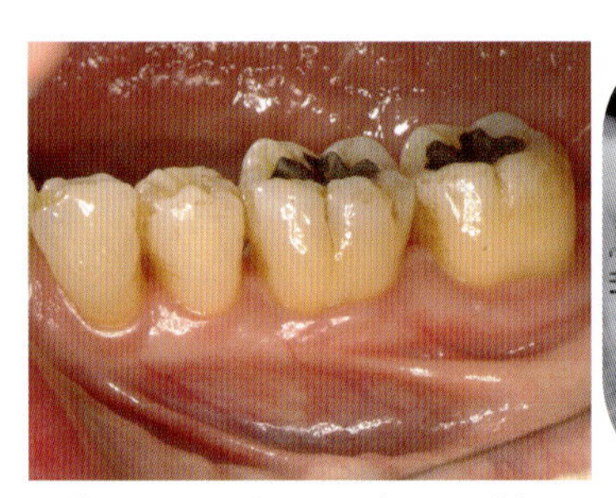

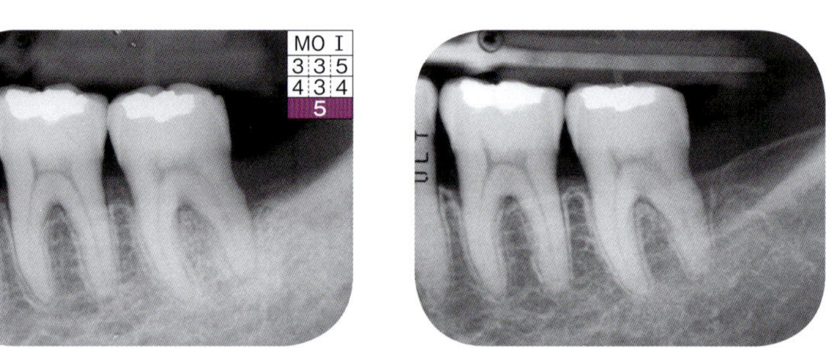

図❻ａ　2007年12月（６ヵ月後）

図❻ｂ　2010年３月（２年10ヵ月後）

また、顎関節症症状は認めなかった。

２．初診時に考えた外傷性咬合

１）口腔内からの力

- 夜間のブラキシズム（口腔内のファセットから）
- 硬いものを嚙む癖
- 大臼歯部における側方運動時の非作業側干渉

２）口腔外からの力

- 左下寝

３．治療

細菌検査の結果、*P.g*、*T.f*、*T.d*などのレッドコンプレックスが優位に検出されたこともあり、フルマウスディスインフェクションを行い、約２ヵ月後、それらの除菌を確認した（**図５**）。

４．┌7の治療経過

┌7は、炎症が消退したにもかかわらず、動揺度に変化を認めなかった。そのため、非作業側干渉の除去と同時に、┌7への咬合干渉除去のため、┌8の抜歯を行った。その後、４ヵ月経過し、┌7の歯根膜腔の拡大と動揺度の減少を認めた（**図６**）。

５．└5の治療経過

初診時、ほぼ全周に10㎜以上の歯周ポケットと垂直的動揺を強く認めた。患者ができるかぎり歯を残したいと希望し、また外傷性咬合の影響が強いと判断して、保存することとした（**図７**）。

垂直的動揺が収まるまで、咬合調整を行った。その後、歯周組織再生療法を行い、術後７ヵ月である程度の骨の再生を得たが、固定除去後も１～２度に及ぶ動揺を認め、歯冠歯根比が１：１を下回った。┌7の治療経過のなかで、外傷性咬合の関与が強く疑われたため、└4を削合して連結固定を行った。しかし、└4の動揺度が増して再度咬合調整し、└6と頬側でワイヤー固定を行い、経過観察した（**図８ａ～ｃ**）。

固定後８ヵ月で、└4の歯根膜腔の拡大は減少した。最終補綴は力の要素が強く関与していると考えたた

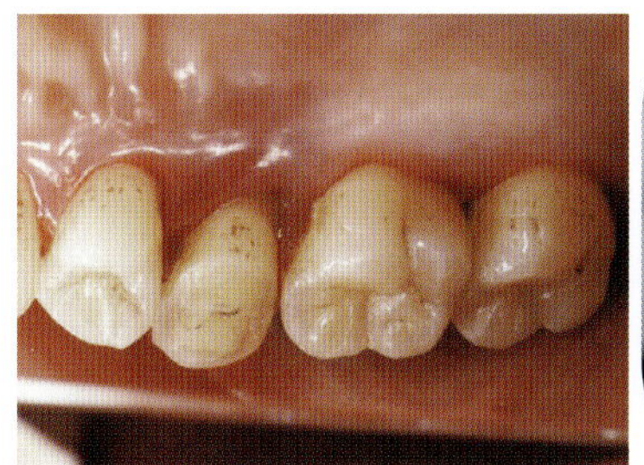

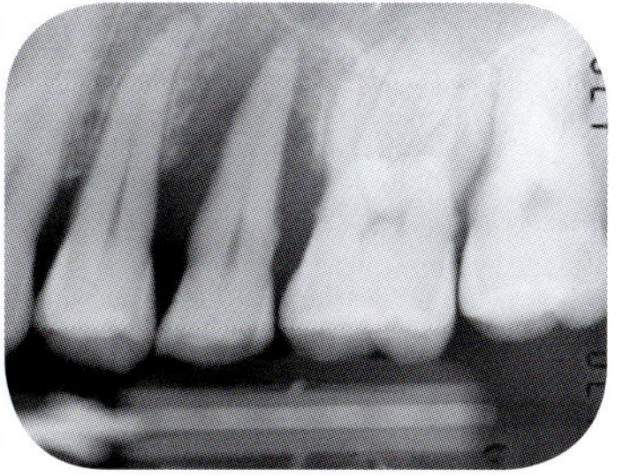

図❼　初診時の⌊5

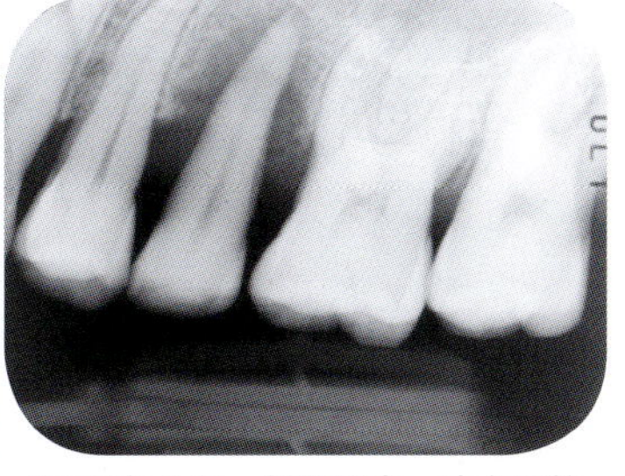

図❽ａ　2007年８月。暫間固定・咬合調整

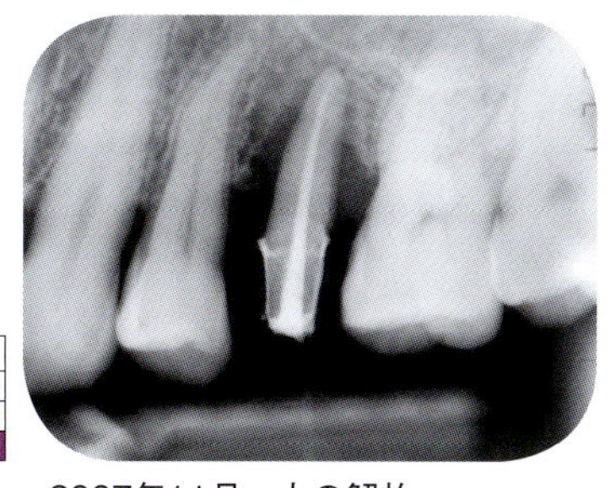

図❽ｂ　2007年11月。力の解放

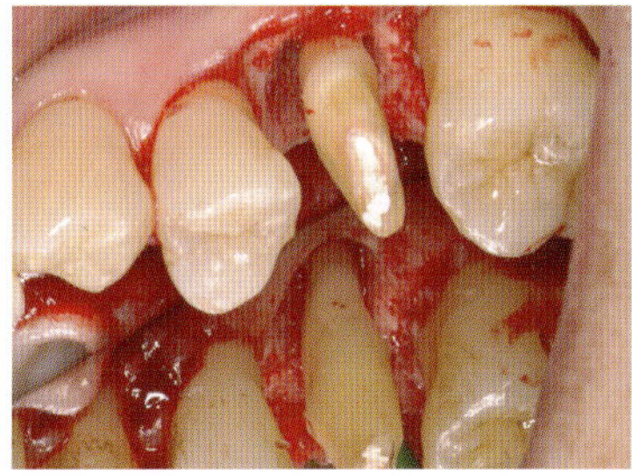

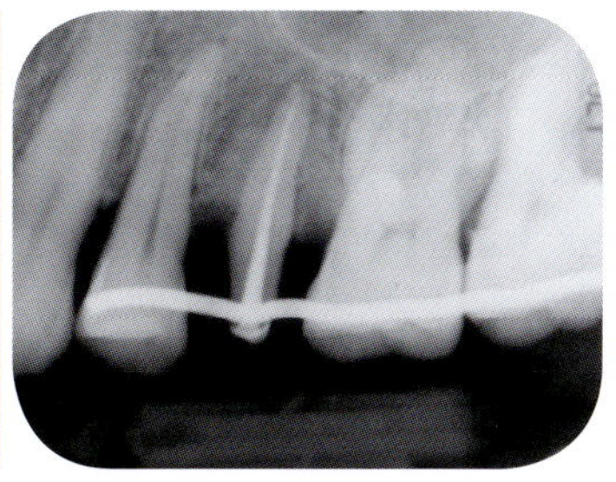

図❽ｃ　2007年11月。口蓋側に大きな骨欠損を認め、骨補填材（β-TCP）を填入した

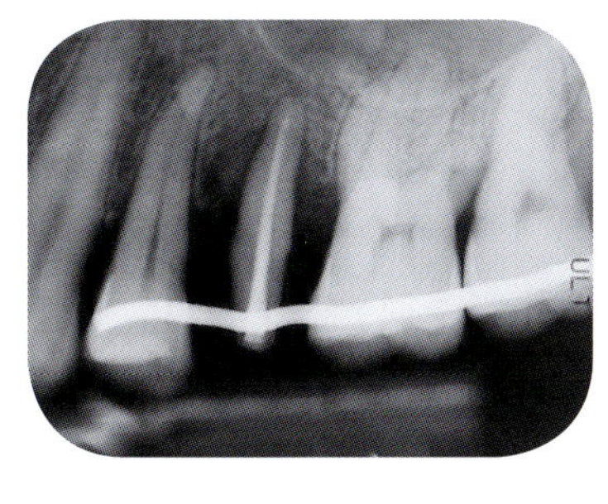

図❾ａ　2008年４月。頬側を⌊4～7までワイヤー固定。歯周外科５ヵ月経過後、動揺を１～２度認める

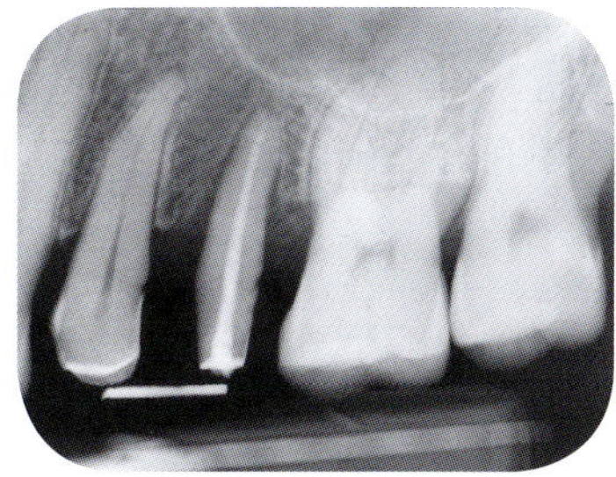

図❾ｂ　2008年６月。⌊4 5の連結固定を行うも、⌊4の歯根膜腔の拡大、および動揺度の増加を認めた

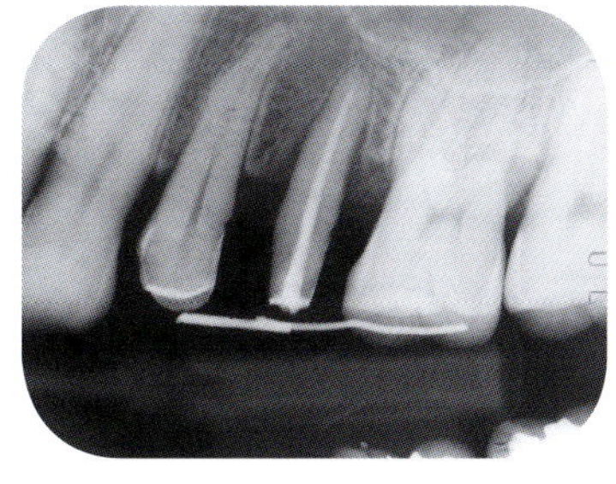

図❾ｃ　2008年８月。暫間固定を⌊6へ延ばし動揺度の収束を認める

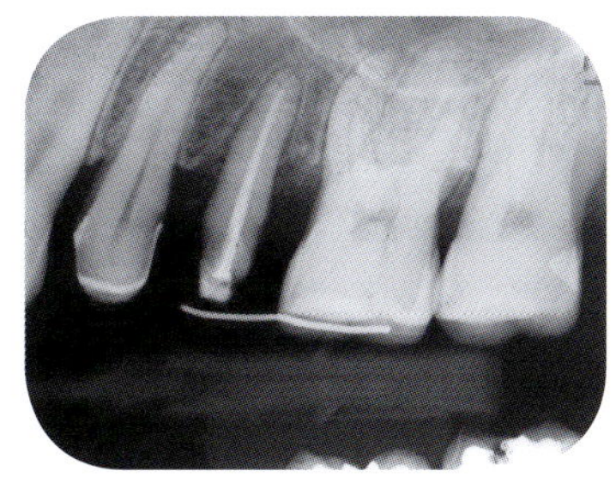

図❾ｄ　2009年２月。連結固定後８ヵ月。⌊4の歯根膜腔の拡大がなくなっていることがわかる

め、⌊6までの連結固定も検討した。しかし、これ以上の天然歯の削合を回避するため、今後、変化が起きるようであれば、⌊6まで連結固定を行える設計とした（**図９ａ～ｄ**）。

１）経過のなかでの問題

（1）⌊4 5の動揺

約３年は側方のフレミタスを注意深く観察して調整を行い、外冠の穿孔を認めるが、ウォッシュアウ

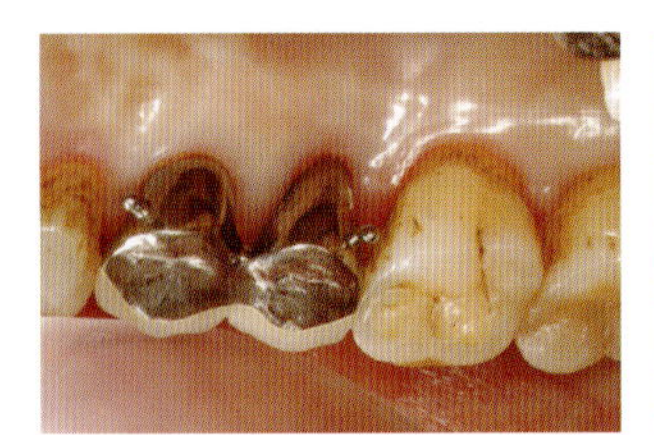
a：2010年３月

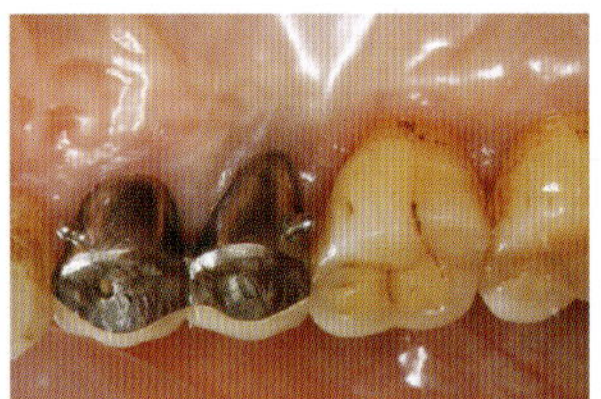
b：2013年３月

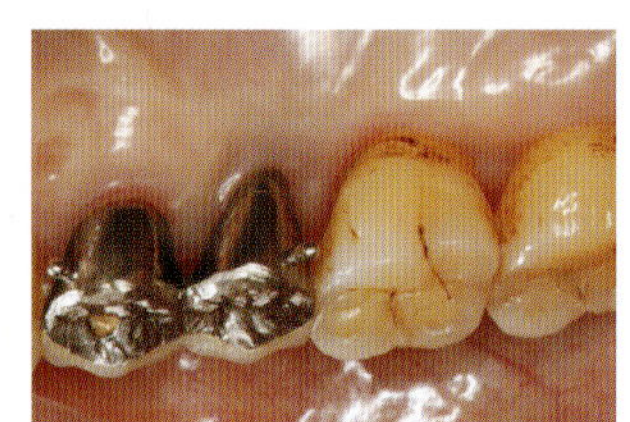
c：2015年９月

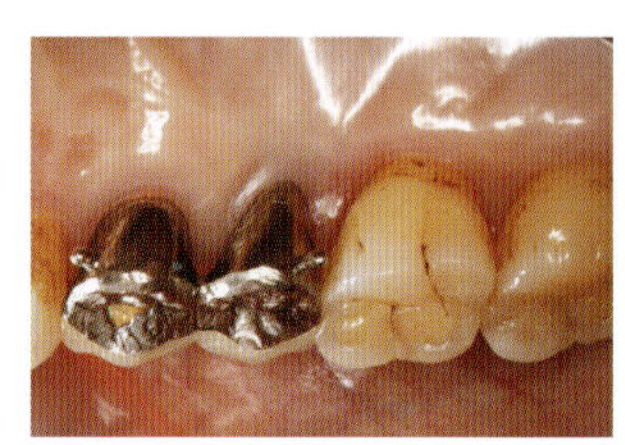
d：2016年８月

図⑩ａ～ｄ　|45の経過

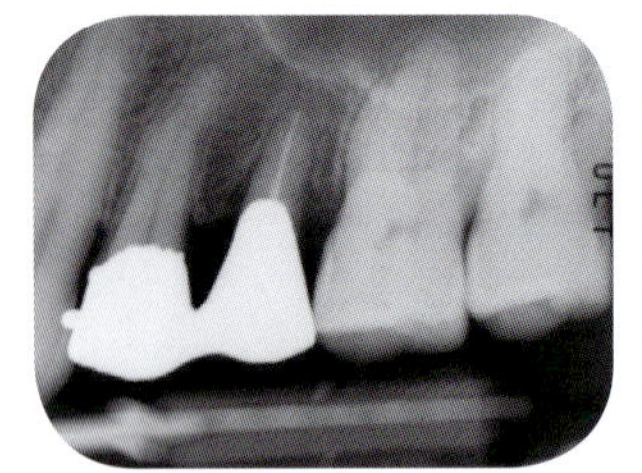
a：2010年３月

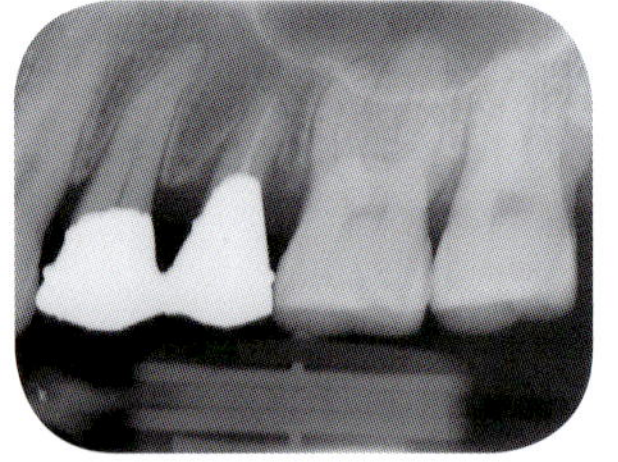
b：2013年３月

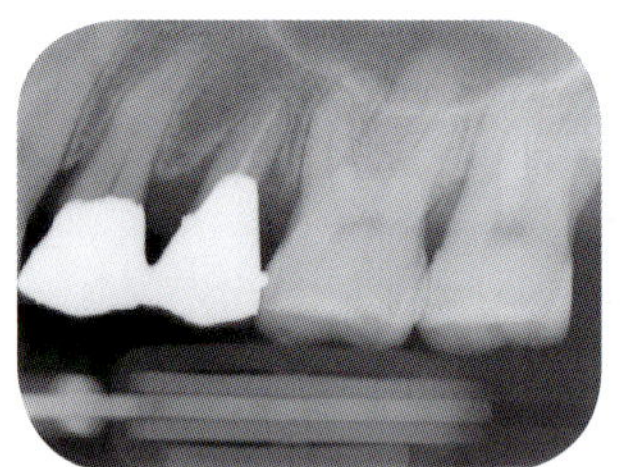
c：2015年９月

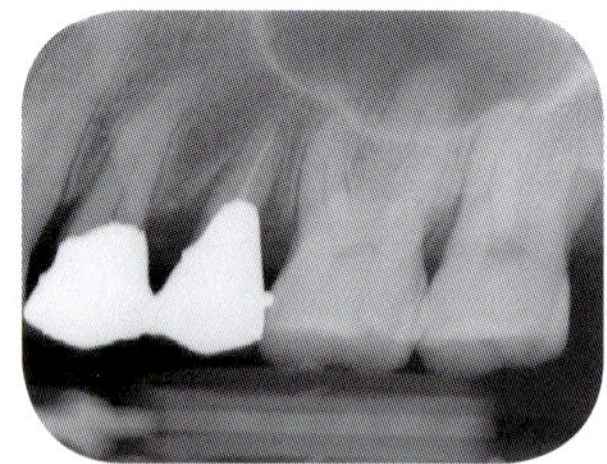
d：2016年８月

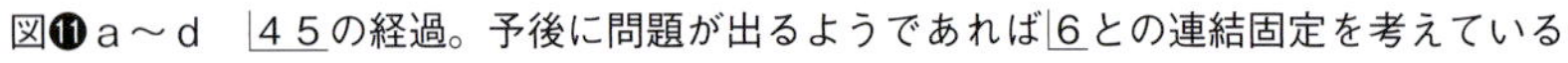

図⑪ａ～ｄ　|45の経過。予後に問題が出るようであれば|6との連結固定を考えている

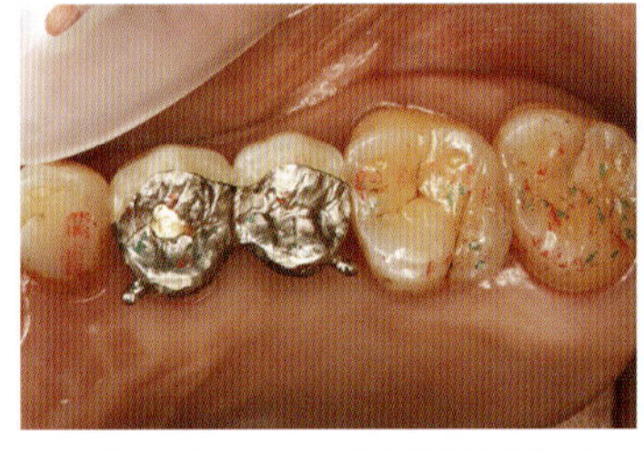
a：2010年８月。赤が側方運動時、緑が咬頭嵌合位の接触

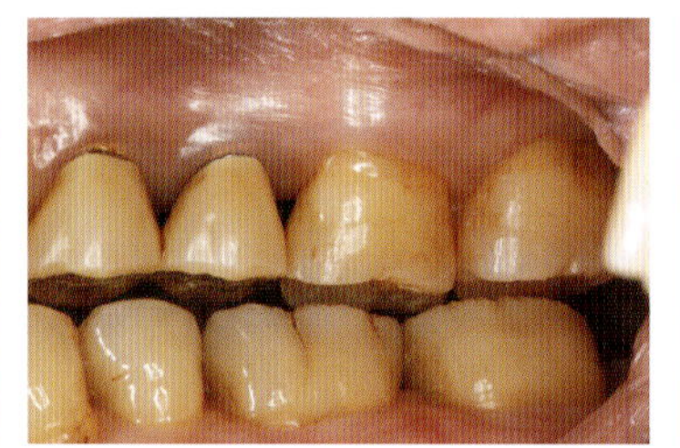
b：2015年９月。非作業側運動時

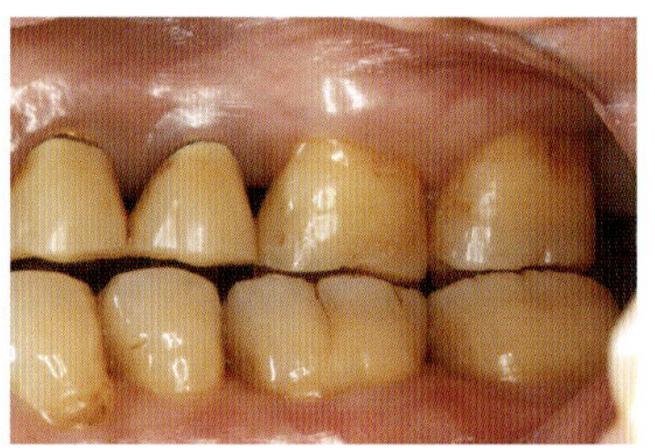
c：2016年８月。作業側運動時

図⑫ａ～ｃ　３ヵ月ごとのメインテナンスでは、硬いものを噛む癖や左で噛みすぎないように指導している。|4の切削をもう少し少なくするべきだと反省している

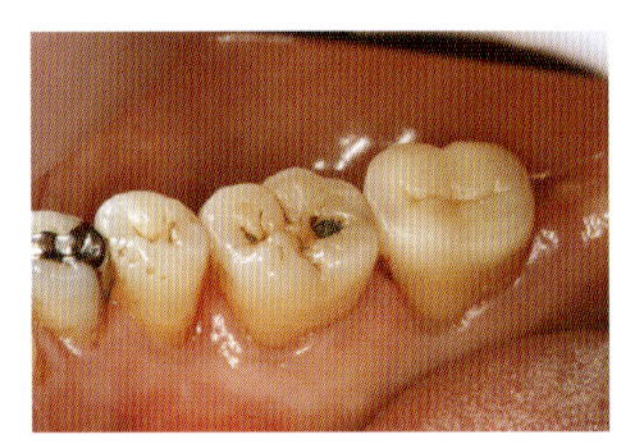
a：2011年７月

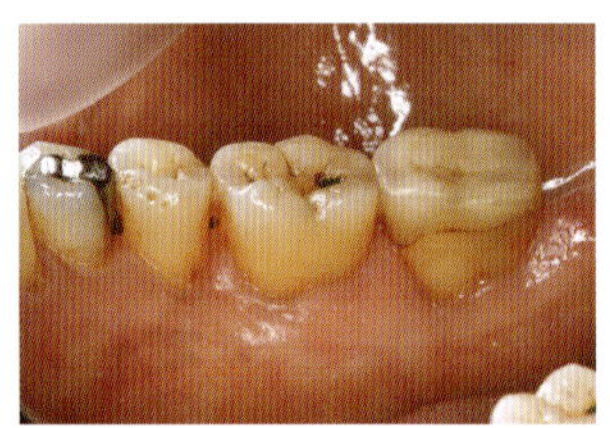
b：2013年５月

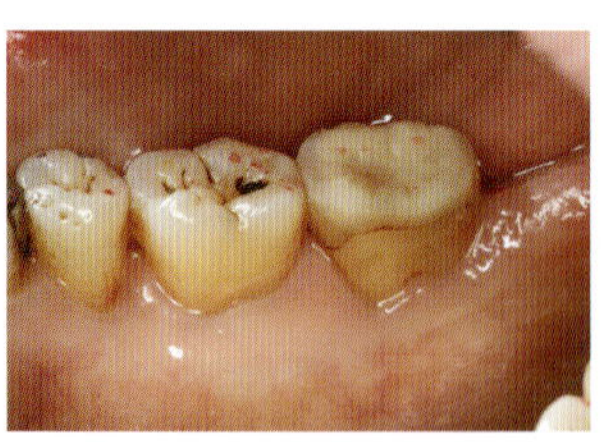
c：2015年２月

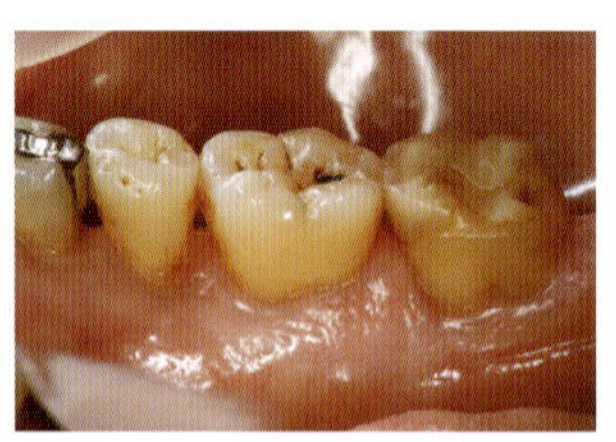
d：2017年10月

図⑬ａ～ｄ　咬合面形態の修正を繰り返し、７年経過したところで再修復となった

トはみられなかった（**図10**）。術後５年以降はフレミタスを触知しなくなり、術直後と比較して歯槽硬線が明瞭になってきている（**図11**）。また、３ヵ月ごとのメインテナンスでは、毎回咀嚼指導を行い、硬いものを噛む癖や左で噛みすぎないように注意を促している（**図12**）。

（２）7|の破折

左上をかばうためにおもに右で咀嚼していることと、術前に重度の骨欠損があった7|を咬合調整したこともあり、エナメル質が破折した。そのため、７年前にハイブリットレジン（アートグラス）を用いて歯冠修復を行った。術後、摩耗によってはまり込むような咬合関係になってきたからか、メインテナンスでは動揺が増すときもあり、咬合面の形態を繰り返し修正したが、７年経過したアートグラスは、再修復を余儀なくされた（**図13**）。

２）経過のなかでわかってきた外傷性咬合の因子

- 夜間のブラキシズム（現在強くない）［**図14**］
- 硬いものを噛む癖（繰り返し注意している）
- 右下寝、右噛み（右側のみ歯頸部の楔状欠損が進

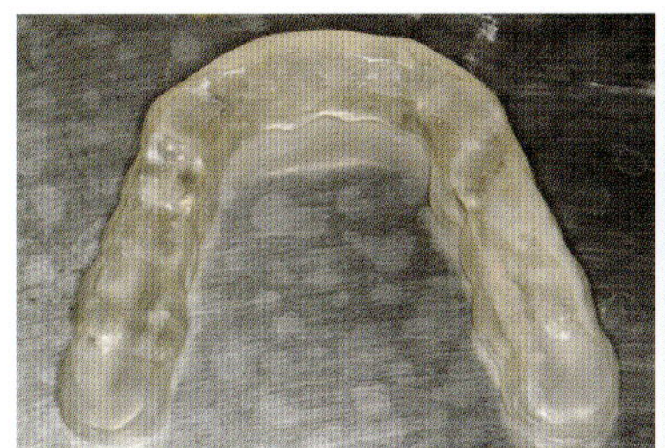
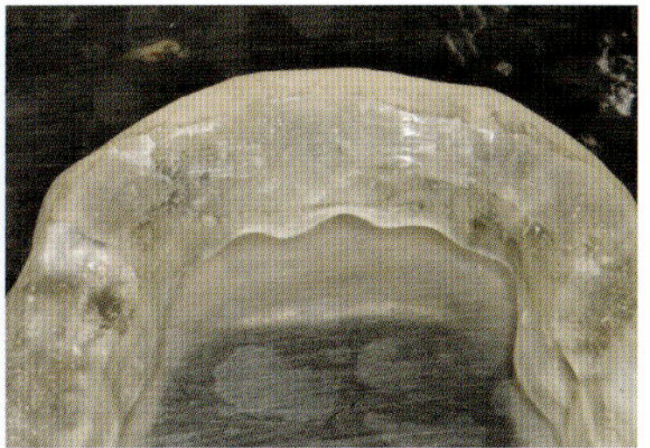

図⓮ パラファンクションは現在さほど強くない

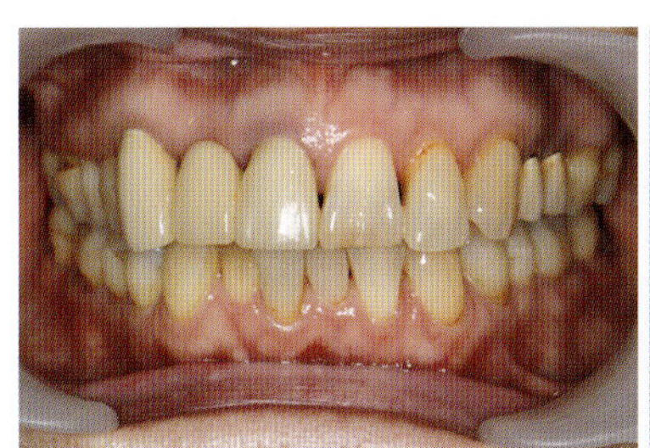
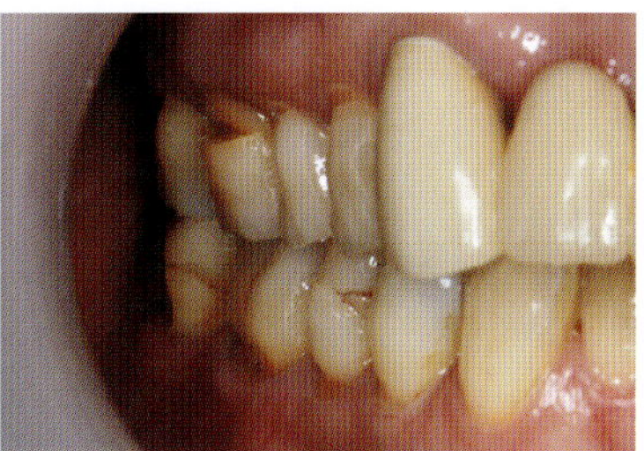

図⓯ 右下寝、右噛みで、右側のみ歯頸部の楔状欠損が進行している

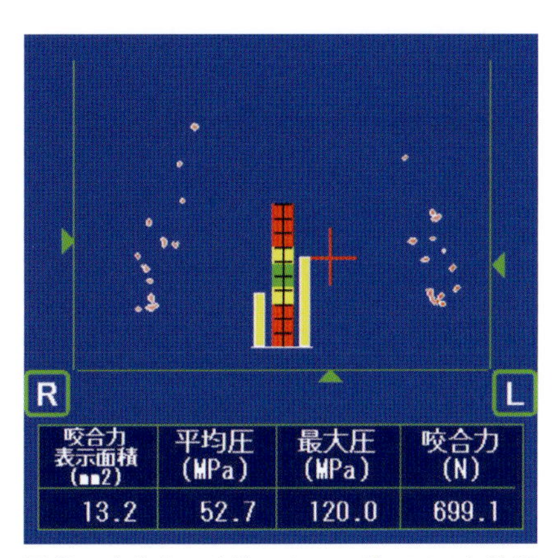

図⓰ 咬合力は女性のわりに約700Nと比較的大きい

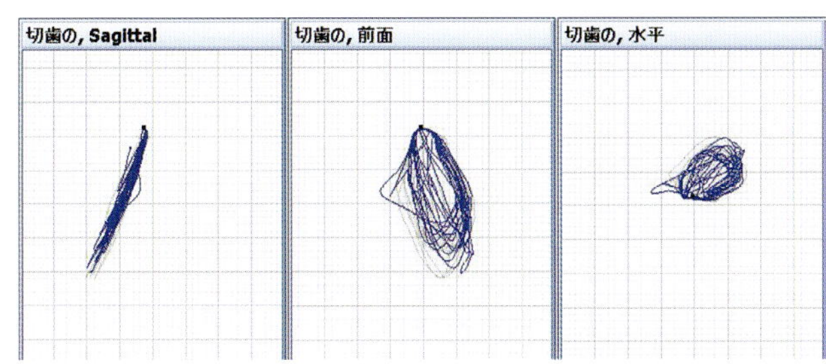

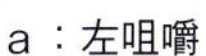
a：左咀嚼

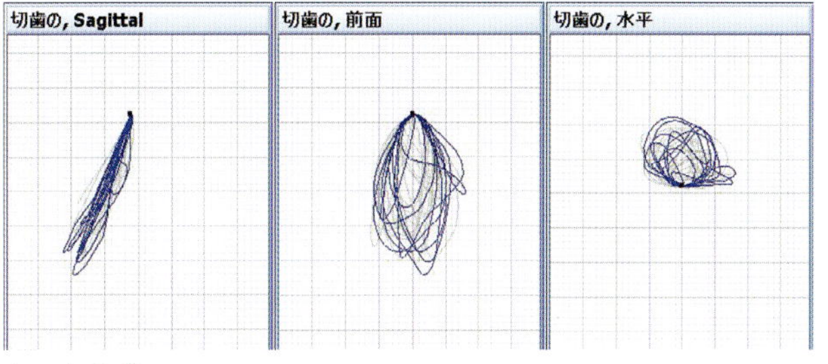

b：右咀嚼

図⓱a、b ワイドなチューイングサイクルで、関節の形態と一致

行）［**図15**］

- 咬合力が比較的大きい（約700N）［**図16**］
- ワイドなチューイングサイクル（関節の形態と一致）［**図17**］

経過のなかで、本症例の患者の個体要素である咬合力とチューイングサイクルを変えることは難しいと思われる。今後も咬合性外傷やエナメル質の摩耗による破折、それに付随するさまざまな力の問題が起きると予測され、メインテナンスにて咬合面形態の回復を行う必要があると考えている。

術者が多角的な視点に立って外傷性咬合の因子に気づくことにより、予後は変わるものと思われる。

【参考文献】

1）Mcnei C(ed): Role of occulusion in periodontal disease. Science and practice of occulusion Kao RT, Quintessence, Chicago, 1997: 394-403.
2）日本歯周病学会（編）：歯周治療の指針2015. 医歯薬出版, 東京, 2016.

91/100　6章　メインテナンス・SPT

広汎型重度慢性歯周炎患者の経過症例

千葉県・土岡歯科医院　土岡弘明

われわれ歯科医師や歯科衛生士は、歯周病に罹患した患者に対し、適切な診断、歯周基本治療、歯周外科治療、口腔機能回復治療などを行って、口腔の健康や機能を回復する。それを維持していくうえで、歯周治療後のメインテナンス・SPT（Supportive Periodontal Therapy）は長期間にわたってたいへん重要な位置を占めている。治療後にメインテナンス・SPT を継続することで、長期的な安定を維持でき、また再発の早期発見、早期介入が可能となる。理想的な治療を行っても、メインテナンスが行われていないと問題が起きても対応できず、結果として治療前と同様、もしくはそれ以上の治療が必要となる場合がある。そのため、モチベーションを低下させないように注意する必要がある。

本項では、広汎型重度慢性歯周炎患者に対し、歯周基本治療後、歯周組織再生療法、歯周－矯正治療、口腔機能回復治療を行った、初診より13年、SPT 移行後９年の症例を提示する。

症例

患者：42歳、女性。非喫煙者（図１～９）

初診：2005年７月

主訴：前歯の動揺と歯肉腫脹、なるべく歯を抜かないでほしい

全身的既往歴：花粉症、紫外線アレルギー

歯科的既往歴：2001年ごろより、歯肉からの出血や腫脹を感じたため、近医を受診。歯肉縁上歯石のスケーリングを受け、再度腫脹したときに来院するよう指示を受けた。その後も腫脹時に同様の処置を受けたが、症状が悪化して動揺が気になるようになり、歯周病専門医での治療を受けるために当院を受診。

家族歴：問診によると、両親ともに歯周病で可撤性部分床義歯を使用。夫は特記事項なしとのこと。

診断名：広汎型重度慢性歯周炎

１．治療計画

１）歯周病検査、診断

２）歯周基本治療（口腔清掃指導、SRP［スケーリング・ルートプレーニング］）

３）再評価検査

４）歯周外科治療（エムドゲイン® を用いた歯周組織再生療法）

５）再評価検査

６）口腔機能回復治療（下顎：歯周－矯正治療、5┼5ブリッジ、6|インプラント治療）

７）再評価検査

８）SPT

２．SPT 移行後

SPT は３、４ヵ月ごとに行い、おもにプラークコントロールのチェック、BOP の有無、歯周ポケットが深くなっていないか、動揺度が増加していないかを診査し、必要があればＸ線写真を撮影して歯肉縁上縁下のデブライドメントを行った。家庭の事情で臼歯部隣接面部のプラークコントロールが悪くなった時期があり、浸潤麻酔下で SRP を行ったが、比較的安定した経過で SPT を継続している。

３．SPT 移行後９年

メインテナンス・SPT を継続するにあたり、患者のプラークコントロールやモチベーションには個人差があるため、担当歯科衛生士と歯科医師が注意して進めていく必要がある。患者がプラークコントロールによって維持できている箇所は十分に褒め、今後悪くなりそうな箇所に関しては一緒に考えていくなど、患者を中心に長期間寄り添ったメインテナンスを行うことが望ましい。

症例

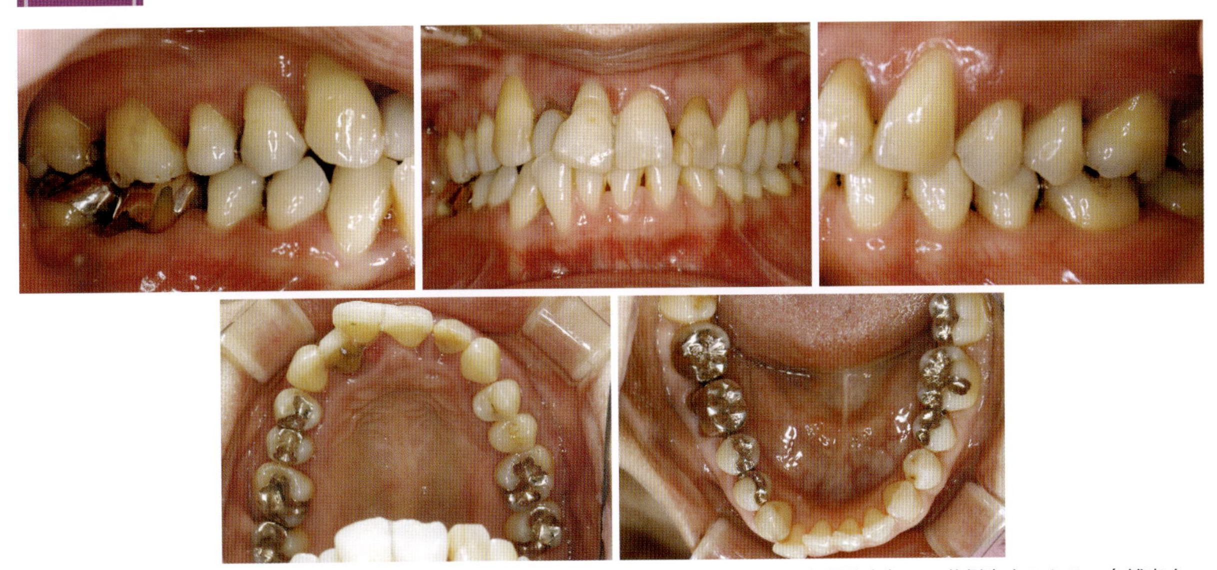

図❶ 42歳、女性。初診時の口腔内写真。歯間乳頭部に発赤腫脹を認め、主訴である上顎前歯部の口蓋側歯肉からは、自然出血、排膿が認められた

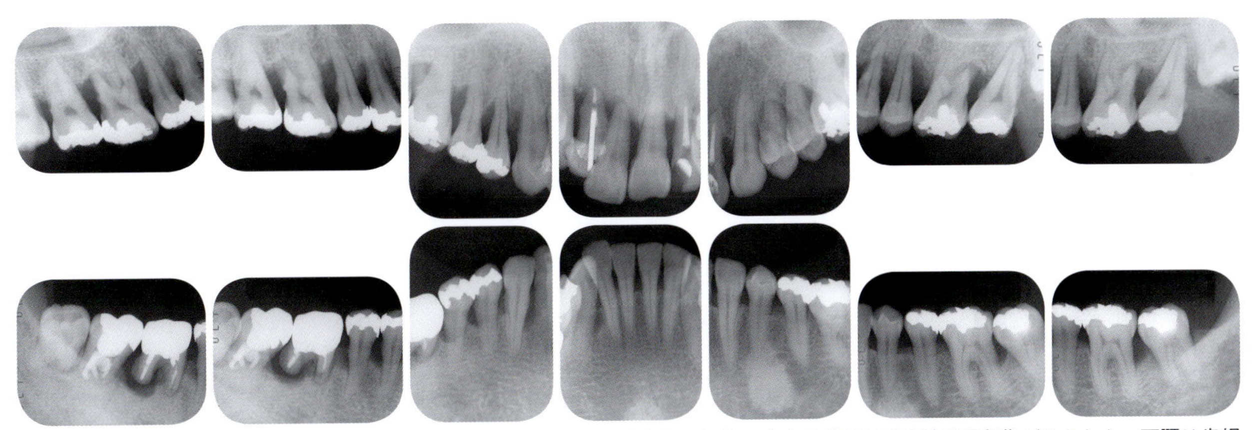

図❷ 初診時のデンタルX線写真。上顎は歯根2/3程度の水平性骨吸収像に加え、左右臼歯部に垂直性骨吸収像がみられた。下顎は歯根1/3程度の骨吸収像に加え、左右臼歯部に垂直性骨吸収像が認められた

動揺度	0	1	2	2	2	1	1	1	1	2	1	2	2	1	2
根分岐部病変			I											I	
PPD B	3 3 4	6 2 6	7 2 7	7 5 4	7 2 7	4 2 6	5 6 7	7 2 5	3 3 7	6 2 5	4 2 5	7 2 6	4 6 7	4 2 7	5 4 7
PPD P	6 3 6	7 2 7	7 2 7	8 7 4	7 6 7	7 6 7	7 3 8	9 10 10	4 7 7	6 5 5	4 5 5	7 5 6	4 5 6	4 2 6	5 6 7
	8	7	6	5	4	3	2	1	1	2	3	4	5	6	7
	8	7	6	5	4	3	2	1	1	2	3	4	5	6	7
PPD L	4 4 3	3 3 4	5 4 4	6 2 2	6 2 5	3 6 7	3 2 2	2 1 2	3 1 2	2 1 2	2 2 2	2 2 3	2 2 2	2 2 5	3 3 4
PPD B	4 3 3	3 2 4	3 6 4	7 2 4	7 2 3	5 2 6	3 2 2	2 2 2	2 2 3	2 2 2	2 2 2	2 1 1	2 1 3	4 2 8	4 2 4
根分岐部病変															
			Ⅱ												
動揺度	1	1	1	1	0	0	1	1	0	0	0	1	1	1	2

歯周病関連菌		
	菌数	対総菌数比率
おもな口腔内総細菌	1,200,000	—
★ *A.actinomycetemcomitans*	0	参考値 0.00%
P.intermedia		
★ *P.gingivalis*	18,000	参考値 1.50%
★ *T.forsythensis*（*B.forsythus*）	34,000	参考値 2.83%
★ *T.denticola*	4,600	参考値 0.38%

図❸ 初診時のポケットチャート（上）、細菌検査（下）。4㎜以上の歯周ポケットは44.4%であり、BOP（＋）は67.4%であった

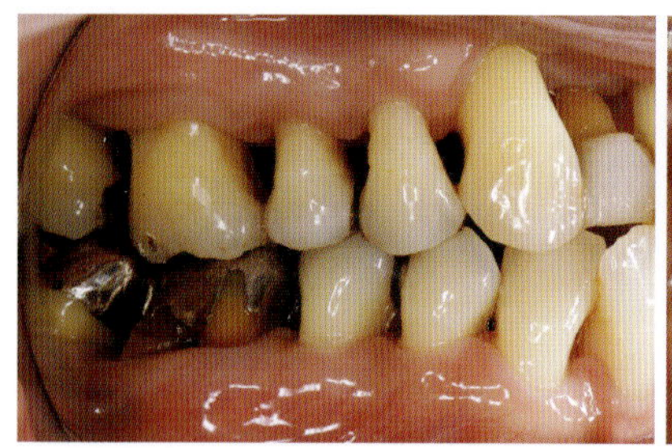
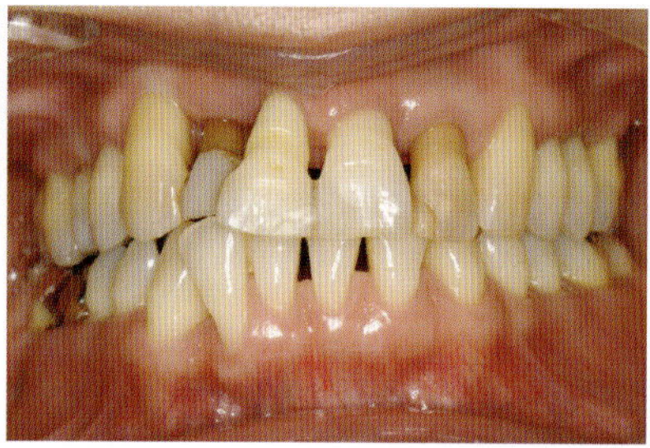
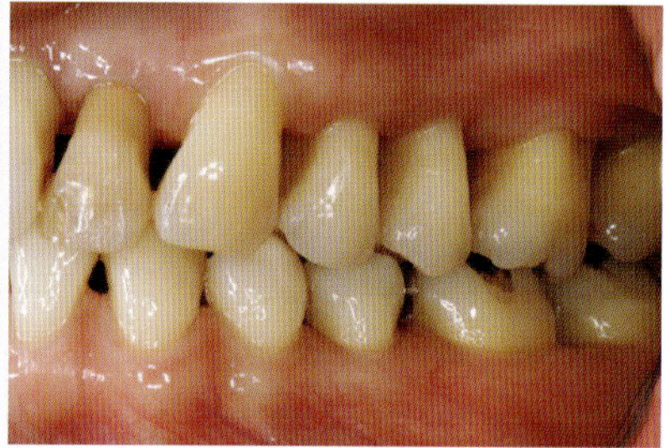

図❹　SRP後の再評価時の口腔内写真。歯肉退縮が認められるが、プラークコントロールは良好である

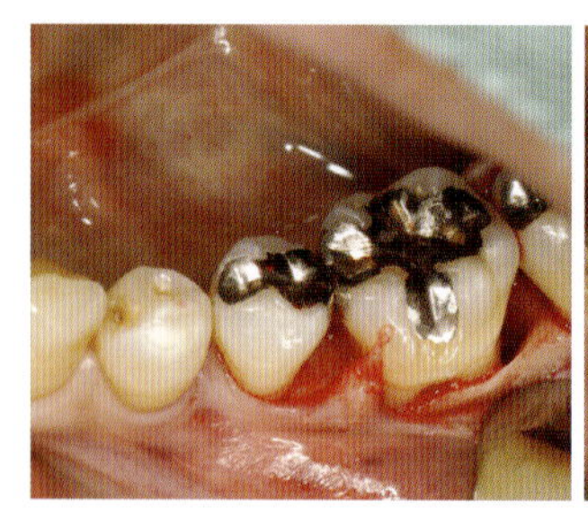
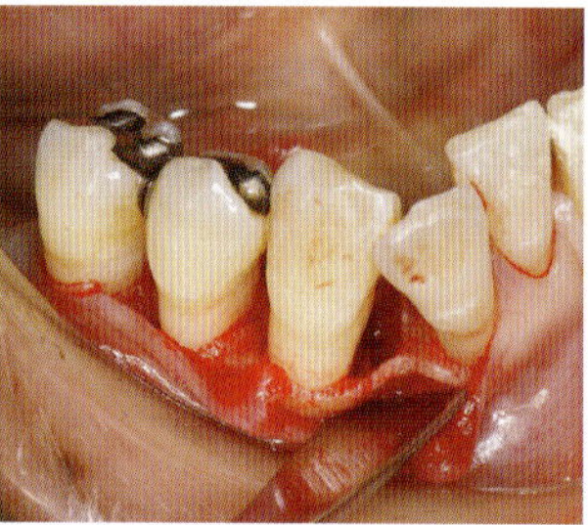
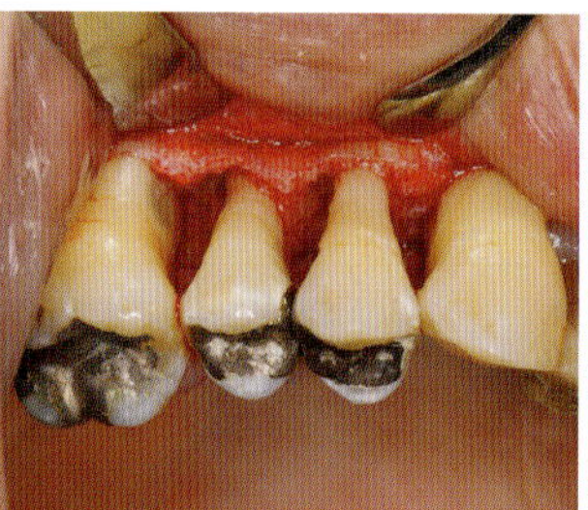
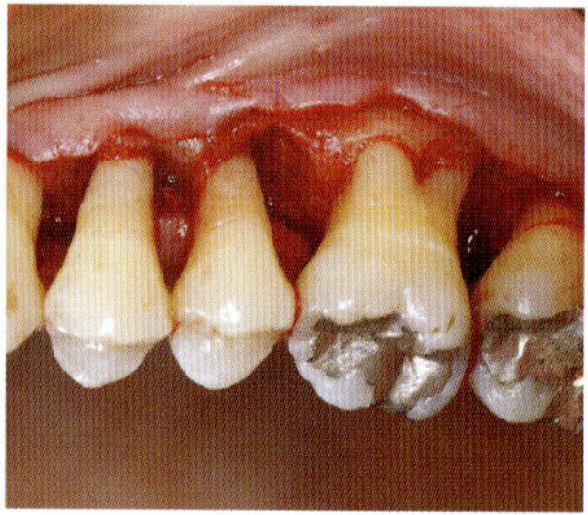

図❺　垂直性骨吸収が認められた部位に、エムドゲイン® を用いた歯周組織再生療法を行った

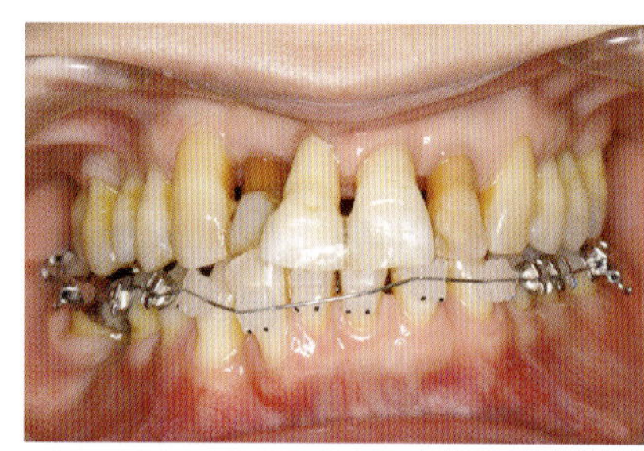
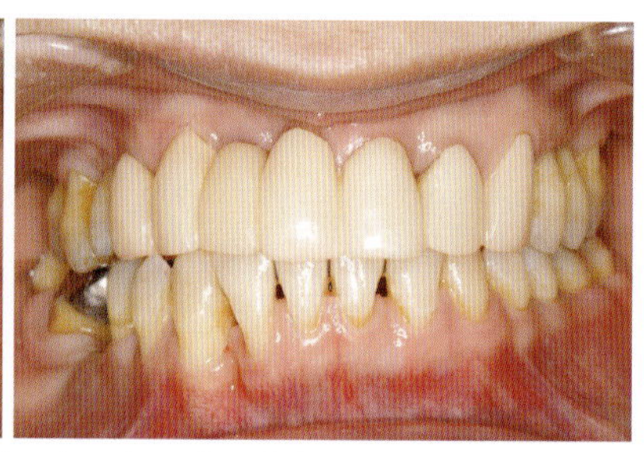

図❻　下顎に歯周－矯正治療を行い、上顎は5┴3までプロビジョナルレストレーションを装着後、21┘を抜歯した。5┴5までの補綴予定であったが、患者が天然歯の切削を最小限にしたいと希望したため、└45は連結に含めなかった

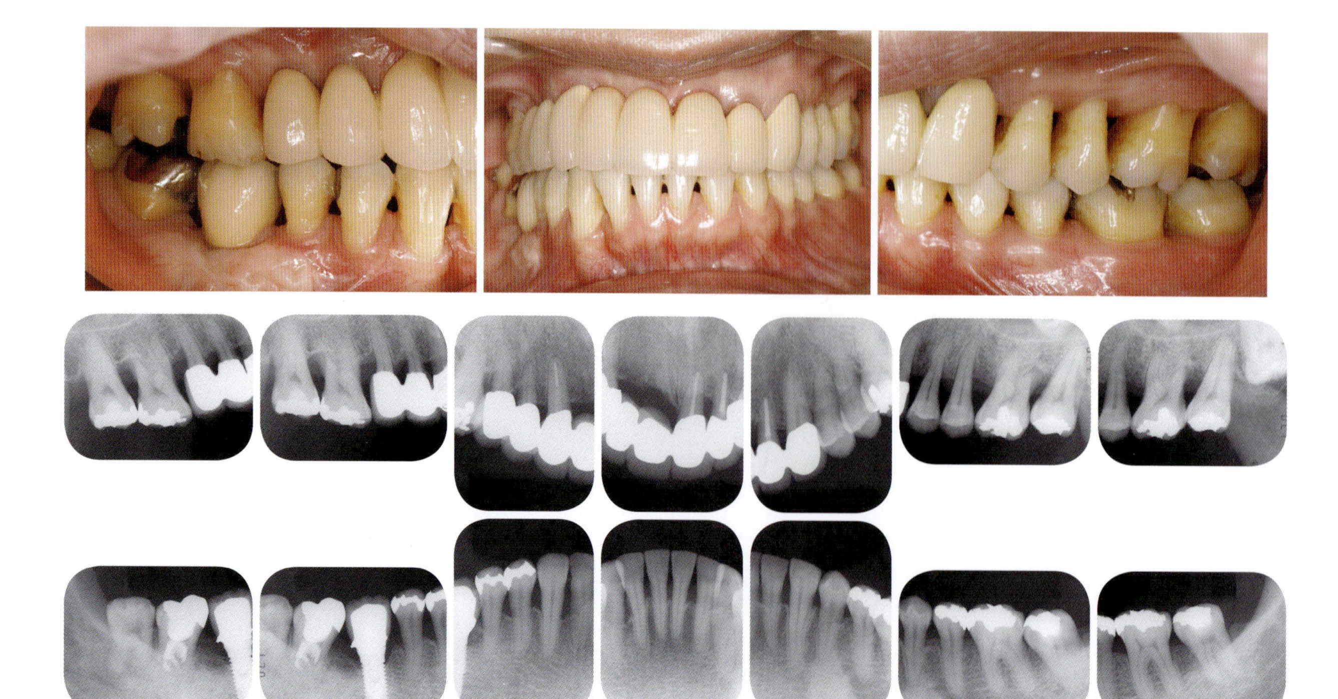

図❼　SPT移行時の口腔内写真（上）とデンタルX線写真（下）

		8	7	6	5	4	3	2	1	1	2	3	4	5	6	7
動揺度			0	0	0	0	0			0	0	0	0	0	0	0
根分岐部病変				I I											I I	
PPD	B		2 2 2	2 2 3	2 2 2	2 2 2	2 2 2			2 2 2	2 2 2	2 2 2	2 1 2	2 1 2	2 2 3	2 2 3
	P		3 1 3	3 2 2	2 1 2	2 2 2	2 2 2			2 2 2	2 2 2	2 2 2	3 1 2	2 1 2	2 2 3	3 2 2
		8	7	6	5	4	3	2	1	1	2	3	4	5	6	7
PPD	L	2 2 2	2 1 2		2 1 2	2 1 1	1 1 1	1 1 1	1 1 1	1 1 1	1 1 1	2 1 2	1 1 1	1 1 2	2 1 2	2 2 2
	B	3 2 2	2 2 2		2 2 2	2 1 2	2 1 2	1 1 1	1 1 1	1 1 2	2 1 2	2 1 2	2 1 2	2 1 2	2 1 2	2 1 2
根分岐部病変																
動揺度		0	0		0	0	0	0	0	0	0	0	0	0	0	0

歯周病関連菌			
	菌数（対数値）	菌数（実数値）	対総菌数比率
おもな口腔内総細菌	4.1	14,000	—
A.actinomycetemcomitans			
P.intermedia			
★ *P.gingivalis*	1.0未満	10未満	参考値　0.00%
★ *T.forsythensis*（*B.forsythus*）	1.0未満	10未満	参考値　0.00%
★ *T.denticola*	1.0未満	10未満	参考値　0.00%

図❽　SPT 移行時のポケットチャート（上）と細菌検査（下）

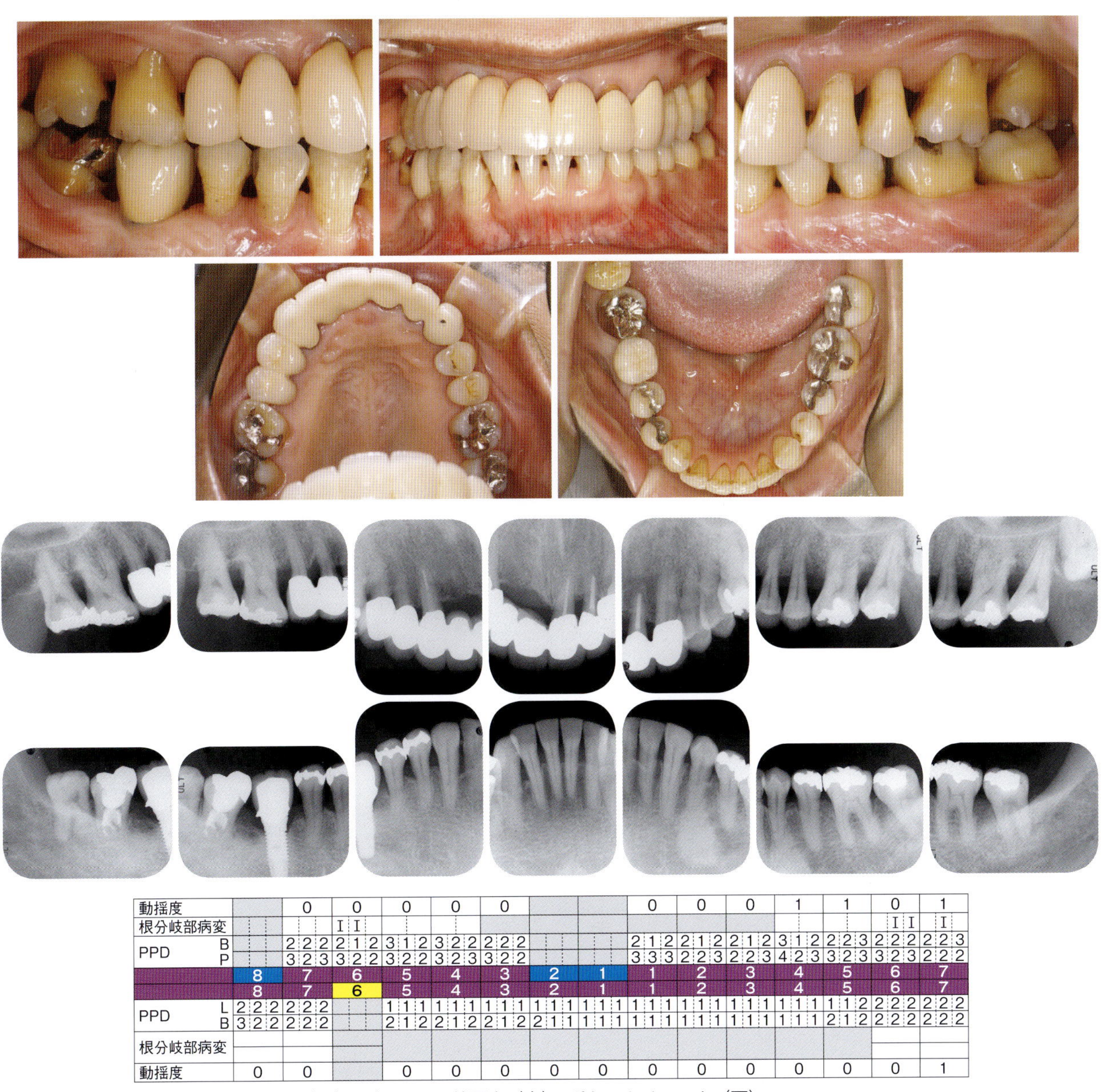

		8	7	6	5	4	3	2	1	1	2	3	4	5	6	7
動揺度			0	0	0	0	0			0	0	0	1	1	0	1
根分岐部病変				I I											I I	I
PPD	B		2 2 2	2 1 2	3 1 2	3 2 2	2 2 2			2 1 2	2 1 2	2 1 2	3 1 2	2 2 3	2 2 2	2 2 3
	P		3 2 3	3 2 2	3 2 2	3 2 3	3 2 2			3 3 3	2 2 3	2 2 3	4 2 3	3 2 3	3 2 3	2 2 2
		8	7	6	5	4	3	2	1	1	2	3	4	5	6	7
PPD	L	2 2 2	2 2 2		1 1 1	1 1 1	1 1 1	1 1 1	1 1 1	1 1 1	1 1 1	1 1 1	1 1 1	1 1 2	2 2 2	2 2 2
	B	3 2 2	2 2 2		2 1 2	2 1 2	2 1 2	2 1 1	1 1 1	1 1 1	1 1 1	1 1 1	1 1 1	2 1 2	2 2 2	2 2 2
根分岐部病変																
動揺度		0	0		0	0	0	0	0	0	0	0	0	0	0	1

図❾　SPT 移行後９年の口腔内写真（上）、デンタルＸ線写真（中）、ポケットチャート（下）

column 04 「歯周病検査は必要ない」という誤解

歯周病検査とX線検査の結果を併せて歯周病の診断名を決定し、治療計画を立案することが基本である。しかし、歯肉の炎症程度、出血、排膿の有無、歯の動揺度、歯列や歯石の付着状態などで、歯周病検査を行わずともその進行程度を判断できると考え、診断名の決定や治療計画の立案に歯周病検査は必要ないという誤解は意外と多い。

◆

視診や触診だけで判断した場合、コンタクト直下の骨内欠損などを見逃す可能性が高く、正確な診断を下すことができない。したがって、歯周病検査は必ず行わなければならない。その際、歯の動揺度やプロービングポケット深さ（PPD：隣接面および根分岐部を含めた6点法で行う）、PPD測定時の出血（Bleeding on probing：BOP）、プラークコントロールレコード（PCR：%）の測定だけではなく、以下の項目も重要である。すなわち、歯肉退縮量（PPDと合算すると、クリニカルアタッチメントレベルとなる）の測定や、歯肉の炎症の程度、ポケット探針をポケットに挿入したときの感触（歯肉が軟らかくて抵抗がなく、ポケット探針を挿入できる、歯肉が引き締まりポケット探針が入りにくいなど）、BOPの程度［BOP（＋）：点状、線状の出血線、多量の出血］などをカルテに記載することが、治療計画の立案や治療の助けになる。

［小方頼昌］

7章

全身疾患など

92/100　7章　全身疾患など

歯肉増殖症患者への歯周治療

岩手医科大学歯学部　歯科保存学講座　歯周療法学分野
村井 治　八重柏 隆

歯肉増殖症とは、コラーゲン線維の過剰増殖によって歯肉の過形成を伴う疾患である。「歯周治療の指針2015」では、歯肉増殖を伴う病変として薬物性歯肉増殖症、線維性歯肉増殖症を示している[1]が、歯肉増殖のリスク因子は他にも存在するので注意が必要である[2]。

歯肉増殖症の分類

1．薬物性歯肉増殖症

薬物がリスク因子となって発症する疾患であり、フェニトインなどの抗痙攣薬やニフェジピンなどのカルシウム拮抗系降圧薬、シクロスポリンＡなどの免疫抑制薬が知られているが、他にも歯肉増殖を誘発する可能性がある薬剤は、297種類との報告もある。発症率は、フェニトインでは約50％、ニフェジピンでは６～20％、シクロスポリンでは25～30％とされ、口腔清掃状態が発症率に強い影響を与えると考えられる（**図１**）。

2．線維性歯肉増殖症

非炎症性の歯肉増殖であり、遺伝性因子によって生じる遺伝性歯肉線維腫症と遺伝性因子の関与しない特発性歯肉線維腫症に分類される。全顎の歯冠部がすべて歯肉に被覆されることも多く、この場合、幼年期の「乳歯の萌出遅延」によって発見される場合もある[3,4]。

3．全身性のリスクファクターによるもの

1）妊娠性歯肉炎

妊娠後に分泌が増大した女性ホルモンのエストロゲンにより、歯周病原細菌の増殖促進や好中球の遊走能、貪食能の低下が生じ、妊娠中期より歯肉の炎症、増殖が拡大する疾患である。

2）白血病性歯肉炎

すべての白血病のうち、約20～25％に口腔内症状が現れるとされ、歯肉肥大を伴うスポンジ状の歯肉腫脹や出血、口腔内潰瘍を認める。

3）全身疾患の一症状

歯肉増殖を伴う症候群として、Icell病、Murray-Puretic-Drescher症候群、Rutherfurd症候群、Cowdon症候群、Cross症候群などが挙げられる。

4．局所因子が関与する歯肉増殖症

歯周炎患者に対して、口腔清掃指導をはじめとする適切な治療が行われない場合に肉芽組織が増殖し、歯肉が浮腫性に増大する。また、重度の睡眠時無呼吸症候群患者において、口蓋部に歯肉肥大を伴う堤状隆起を認めることがある（**図２**）。

歯肉増殖症の治療

1．歯周基本治療

全身疾患などの特殊な状況を除き、一般的な歯周疾患と同様、最も重要なリスクファクターはプラークであり、まずは口腔清掃状態の改善を図りつつ、スケーリング・ルートプレーニング（SRP）を行う。ただし、歯肉増殖症へのSRPでは、深い歯周ポケットや根分岐部の存在により、器具の到達が困難となることが多い。その際は、Er：YAGレーザーと併用することで、深い歯周ポケットの歯肉縁下歯石の除去にも効果を期待できる場合がある。

薬物性歯肉増殖症では医科への対診を行い、薬剤を変更することで、歯周組織の改善を図ることも可能である。とくにカルシウム拮抗系降圧薬はフェニトインやシクロスポリンＡと異なり、代替薬に変更可能な場合も多く、代替後に通常の歯周基本治療を行うことで、症状が顕著に改善する場合もある。

また、白血病性歯肉炎などの易感染リスク症例の場合は感染リスクを考慮し、歯肉縁下へのスケーリングなどの侵襲的な治療は控える必要がある。

2．歯周外科処置

最終的に、歯肉増殖傾向が強くて歯周基本治療で

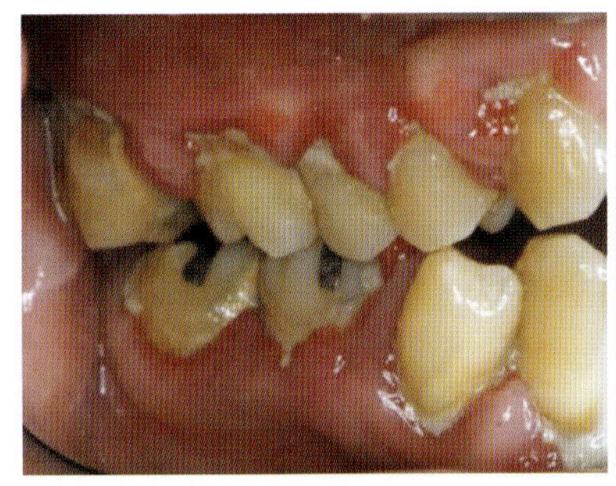
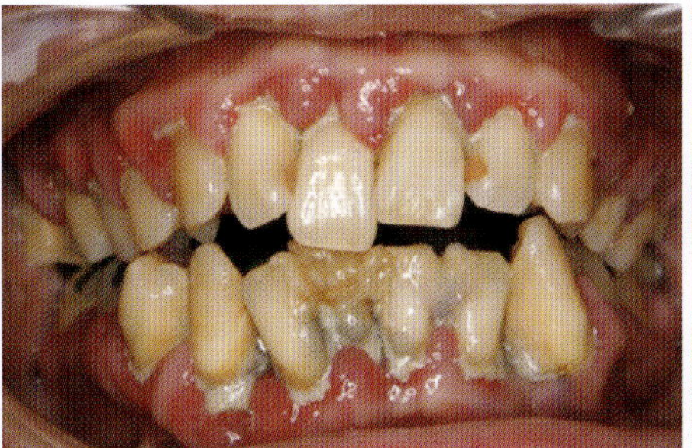
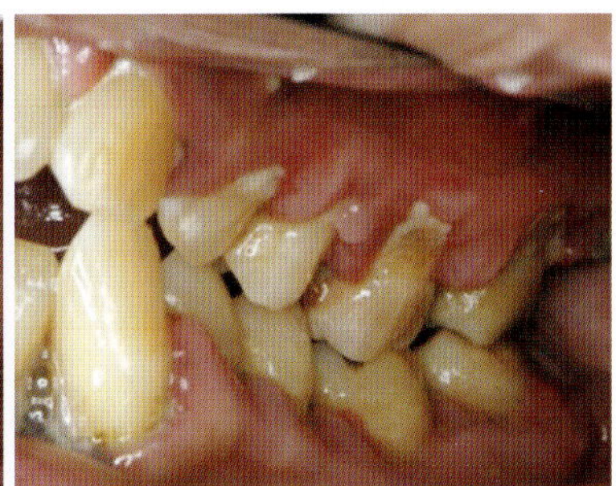

図❶　ニフェジピン服用に伴う薬物性歯肉増殖症

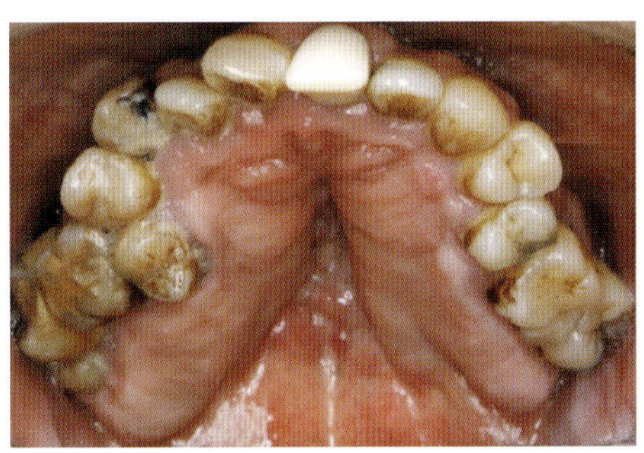

図❷　口呼吸を伴う睡眠時無呼吸症候群患者の歯肉増殖症（口蓋面観）

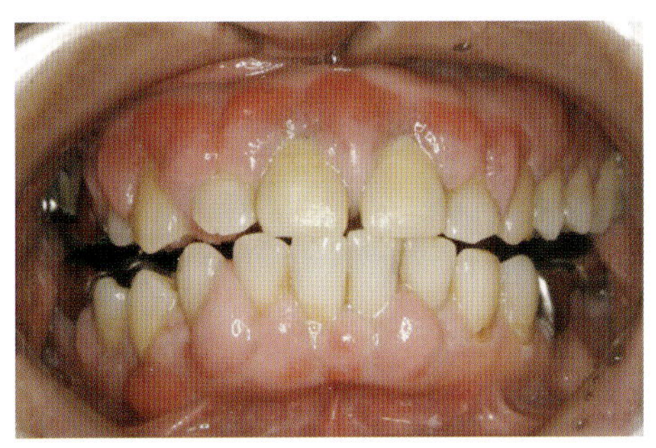

a：初診時

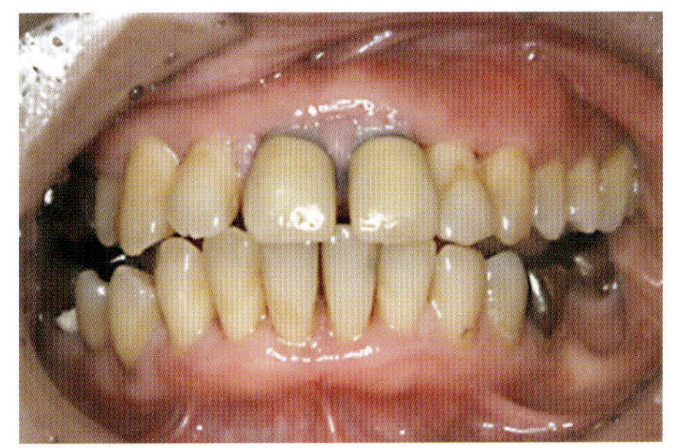

b：歯周外科後

図❸a、b　シクロスポリンAに伴う歯肉増殖症患者

改善を認めない場合には、歯周外科による改善を図る（**図3**）。本来は口腔清掃状態の改善後に外科手術に移行すべきだが、歯肉増殖によって口腔清掃が阻害される場合も多い。その際は、早期に外科処置を行うことで、歯肉形態が改善することもある。

術式としては、歯肉増殖単独であれば歯肉切除術で対応が可能であるが、垂直性骨吸収やアタッチメントロスを伴う場合は、フラップ手術が適応となる。ただし、ステロイドやビスフォスフォネート製剤を併用したシクロスポリンAによる薬物性歯肉増殖症患者への歯肉切除術では、術後に切除部より歯槽骨が露出する症例もある。そのため、全身疾患や服用薬などのリスク因子を有する患者への侵襲的処置は、十分な注意が必要である。

◉

薬物性歯肉増殖症は、治療後の口腔清掃状態の悪化や、全身疾患の変化などによって再発する可能性があり、治療後18ヵ月での再発率は40％とされる。また、線維性歯肉増殖症も再発の可能性が非常に高いため、患者には事前に病態についての十分な説明を行い、患者自身のセルフケアの徹底を図ると同時に、定期的な管理を継続し、口腔内の状況を毎回確認することが必要不可欠である。

【参考文献】

1）日本歯周病学会（編）：歯周治療の指針2015，医歯薬出版，東京，2015.
2）Gorlin RJ, Cohen MM Jr, et al.: Syndromes of the Head and Neck 3rd Ed. Oxford University Press, New York, 1990: 99-129.
3）國松和司，尾崎幸生：薬物誘発性歯肉増殖症の基礎と臨床．岩手医科大学歯学雑誌，32(1)：1-10，2007.
4）Bondon-Guitton E, Bagheri H, Montastruc J-L: The French Network of Regional. Pharmacovigilance Centers. Drug-induced gingival overgrowth: a study in the. French Pharmacovigilance Database. J Clin Periodontol, 39: 513-518, 2012.

93/100 7章 全身疾患など

治りが悪い患者への歯周治療

岩手医科大学歯学部 歯科保存学講座 歯周療法学分野
村井 治 八重柏 隆

歯周治療においては、病状が予測どおりに改善しない、治りが悪い患者は確かに存在する。しかし、そうなるには、悪くなるだけの理由がある。とくに、患者自身の生活習慣が発病に関係している歯周病ではことさらである。当初期待していた歯周組織の治癒が想定外の結果を辿る場合、患者側と診療側で考えられるそれぞれの原因を下記に示す。

患者の変化

1．通院しなくなる（定期管理できなくなる）

歯周病は痛みなく進行するため、通院（定期管理）しなくなると高確率で再発する。患者自身の問題もあるが、そこまで患者を導けなかった診療側にも、まったく問題がないとはいい切れない。

2．生活習慣（口腔清掃レベル、喫煙など）の悪化

歯周病は生活習慣病である。プラークコントロールレベルが悪化すれば、当然再発する。また、喫煙習慣も同様である。原因は患者にあるとしがちだが、通院中断と同じように、診療側の教育・指導・管理力も問われる。

3．全身疾患（糖尿病、認知症、口腔乾燥）などの発症、悪化

歯周治療の初期には問題なかった全身疾患が、その予後に影響することは少なくない。とくに糖尿病[1)]では、HbA1cの値が上昇すると、歯周病が再発しやすくなるため、患者と協力して全身疾患と向き合う必要がある。また、高齢者や抗うつ薬服用患者では、口腔乾燥傾向が強くなり、根面う蝕多発とともに、歯周病再発に注意しなければならない。

診療側で留意すべきこと

1．患者が継続通院したいと思う仕組み・対策不足

歯周治療の成功は、継続通院が大前提となる。そのため、歯周治療の途中で通院を中断しない仕組みづくりが重要である。スタッフを含め、診療側の明るい雰囲気づくりは必要不可欠である。患者の通院の動機づけに直接かかわるので、常時、評価・改善できる診療体系とする必要がある。

2．生活習慣、口腔内診査および全身状態の的確な把握と対応

口腔清掃レベルや喫煙などの生活習慣を、つねに再評価・指導する必要がある。担当者によって評価基準が異なり、指導レベルに違いがあると、再発リスクが高まる。また、歯槽骨や歯根形態、付着歯肉の幅などは、治療の選択や予後に大きな影響を与えるので、正確な口腔内診査が重要である。さらに、糖尿病などの全身疾患は歯周病再発のリスクとなるので、患者背景の的確な把握とすみやかな対応が必要である。

3．とくに注意を要する病型や部位の再評価・対応

歯周治療では、とくに注意すべき病型や部位がある。歯周治療が困難な症例として、よく侵襲性歯周炎（Aggressive periodontitis）[2, 3)]が挙げられる（図1）。侵襲性歯周炎は長い治療期間を要するため、モチベーションの維持が必要不可欠になる。また、早期の咬合支持域の確保による咬合のコントロールも必要である。侵襲性歯周炎は、プラーク付着量が少ない状態でも進行し、患者の自覚症状がないまま重症化することが多い。治療に際しては、可能なかぎり早期にSRPを徹底的に実施し、歯周ポケットの改善を図る。さらに抗菌療法の併用も念頭におき、早期の外科療法によって歯周ポケットを除去する必要がある。

また、根分岐部病変を治療した歯で、清掃困難な部位（ヘミセクションなどの歯根切除部など）や、歯根破折リスク（コアの太さと軸方向、固定など）のある歯では、定期的な管理で確認する必要がある。加えて、BOP（+）部位への処置も、対応が遅れる

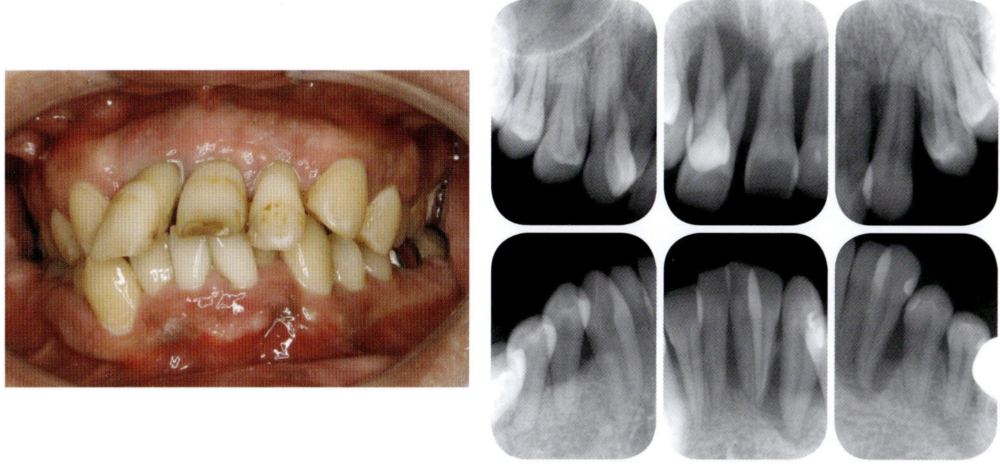

図❶　初診時、29歳、男性、侵襲性歯周炎。左：上下顎前歯部に著しい歯列不正および叢生を認めた。右：デンタルX線写真から、上下顎前歯部に著しい歯槽骨吸収を認める

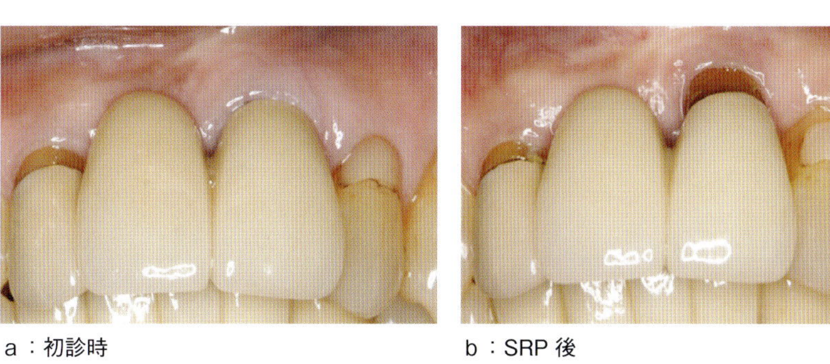

a：初診時　　b：SRP 後

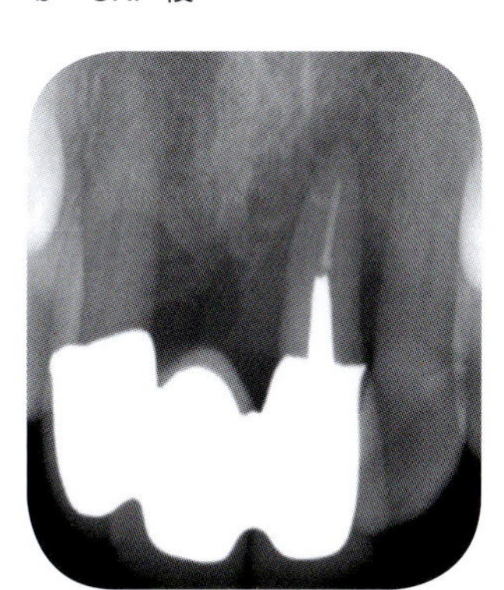

c：初診時　　d：SRP 後

図❷　保存困難な⌊1の８～10㎜の深い歯周ポケット（a）はEr：YAGレーザー併用SRPで３㎜以下（b）に改善した。デンタルX線写真でもcからdへ歯槽骨が著しく改善した

と再発の大きな原因となる。

4．適切な治療器具の選択

難症例で多く認められる深い歯周ポケットに対する処置では、アクセス可能な適切な器具を正しく選択することも必要不可欠である。また、視認困難な部位へのSRPでは、拡大鏡やマイクロスコープによる視野の確保も有効である。さらに、到達が困難な部位については、補助的な器具として歯科用レーザーを用いることにより、歯周基本治療において良好な結果が得られる場合もある[4)]ので考慮する（**図2**）。

【参考文献】

1）日本歯周病学会：糖尿病患者に対する歯周治療ガイドライン 改訂第２版．医歯薬出版，東京，2015.
2）Teughels W, Dhondt R, Dekeyser C, Quirynen M: Treatment of aggressive periodontitis. Periodontology 2000, 65: 107-133, 2014.
3）Albandar JM: Aggressive and acute periodontal disease. Periodontology 2000, 65: 7-12, 2014.
4）村井 治，永田 光，佐々木大輔，八重柏 隆：保存困難な歯周病罹患歯にEr：YAGレーザーを適用した症例．岩手医科大学歯学雑誌，42(2)：71-78，2017.

94/100 7章 全身疾患など

糖尿病患者への歯周治療

岩手医科大学歯学部 歯科保存学講座 歯周療法学分野
佐々木大輔 八重柏 隆

厚生労働省の平成24年国民健康・栄養調査によれば、糖尿病疑いも含めた糖尿病罹患者は約2,050万人に達することが報告されている。一方、歯周病は日本国民の80％が罹患している病気といわれている。この２つの疾患は密接に関係しており、以前から糖尿病に罹患すれば歯周病が悪化するといわれてきたが、近年の研究により、歯周病に罹患すれば糖尿病が悪化することも次第にわかってきた。

「糖尿病患者に対する歯周治療ガイドライン 改訂第２版」では、「歯周治療が奏功する糖尿病患者群が存在すると考えられることから、糖尿病患者に対しては歯周治療が勧められる」と示されている[1)]。具体的には、歯周治療によってHbA1cは統計学的に0.36％改善するというシステマティックレビューおよびメタアナリシスがある[2～4)]。

このように、関係の深い２つの疾患について、本項では、日常臨床で糖尿病患者に遭遇した場合、どのように歯周治療を行っていけばよいのかに焦点を当て、解説したい。

初診時

問診で糖尿病に罹患していることが判明した場合、その患者の糖尿病の病態について詳細を知る必要がある。日本糖尿病協会は、糖尿病患者が携帯する「糖尿病連携手帳」を全国の医療機関に配布している（**図１**）。歯科医院に糖尿病患者が来院した場合は、まず患者に糖尿病連携手帳の提示をお願いするとよい。もし持参していない場合はかかりつけ医へ問い合わせ、詳細を確認する必要がある。

長期にわたって高血糖状態が持続している場合には、高血糖によって生じる末梢組織への影響から、いくら歯周治療を施しても治癒できない、負のスパイラルに入り込むことが多い。もし初診の時点で糖尿病がコントロールされていなければ、歯周治療は応急処置にとどめ、かかりつけ医と対診したうえで糖尿病コントロール下での歯周治療開始が推奨される。

また、とくに注意すべき血液検査項目は、血糖値とHbA1cの値である。前述の糖尿病患者に対する歯周治療ガイドライン 改訂第２版では、「相対的に侵襲性の低い歯周外科手術では、HbA1c 6.9％前後を参考値としてよいと考えられる（推奨度 グレードB）」と示されている[1)]。さらに、日本糖尿病協会が発行する『歯科医師登録医制度認定テキスト』には、「一般に随時血糖値が200mg/dL以上の時には観血的処置は避けるべきである」と記載されている。

以上より、歯周病患者に、抜歯や歯周外科治療などの観血的処置を行う際は、合併症予防のため、HbA1c 7.0％未満および随時血糖値200mg/dL未満が基準になるといえる。もし上記より高値であれば、歯科治療は応急処置にとどめ、糖尿病がコントロールされてからの観血的処置が推奨される。

糖尿病患者の歯周治療

後ろ向き観察研究では、「Supportive periodontal therapy（SPT）や歯周外科治療に際してHbA1cが7.0％（NGSP）以下にコントロールされていれば、特別な配慮は必要がない」ことが報告されている[5)]。また、短期間の観察において、良好に血糖コントロールされた糖尿病患者と非糖尿病患者の歯周治療に対する組織応答は同様である、との報告も多い[6)]。さらに、歯周基本治療後５年間の比較研究において、３ヵ月ごとにメインテナンスを受診し、かつプラークコントロールが良好な患者であれば、外科治療部位、非外科治療部位の双方において、両群とも良好な結果であったという報告がある[7)]。

以上のことから、HbA1cが7.0％（NGSP）以下にコントロールされており、かつプラークコントロ

糖尿病連携手帳

公益社団法人 日本糖尿病協会 編

検査結果

検査日	/ /	/ /	/ /
施設			
体重(kg)			
血圧(mmHg)	/	/	/
血糖値(mg/dL)	空腹時・食後 分	空腹時・食後 分	空腹時・食後 分
HbA1c(%)			
TC/LDL-C	/	/	/
TG/HDL-C	/	/	/
AST/ALT/γ-GTP	/ /	/ /	/ /
Cr/eGFR/UA	/ /	/ /	/ /
尿アルブミン指数	mg/gCr	mg/gCr	mg/gCr
尿蛋白 定量	g/gCr	g/gCr	g/gCr
尿蛋白 定性	−・±・1+・2+・3+	−・±・1+・2+・3+	−・±・1+・2+・3+
治療のポイント			

●治療方針により該当項目を記入し、治療に役立ててください。

図❶ 糖尿病連携手帳と、その検査結果欄（日本糖尿病協会 糖尿病連携手帳より引用）

ールが良好でメインテナンスへの受診を厳守する患者であれば、糖尿病患者においても、日本歯周病学会の推奨する歯周治療の流れに沿って加療すれば問題ないといえる（「56. 再評価で何をみるのか」参照）。しかし、歯周組織再生療法に関しては患者自身の再生能力が要求されることもあり、糖尿病患者への本法の応答性は、現時点では不明である[8]。

糖尿病も歯周病も特異的な場合を除き、生活習慣病である。歯周病はプラークコントロール、糖尿病は食事療法や運動療法といったセルフケアの徹底が双方の治療効果を上げる。とくに歯周治療に関しては、血糖コントロールが安定していないと治療効果は上がらない。その意味からも、内科医師との連携を密にとり、医師と歯科医師の両者から患者にセルフケアの徹底を促すことが必要不可欠である。

【参考文献】

1）日本歯周病学会：糖尿病患者に対する歯周治療ガイドライン 改訂第２版．医歯薬出版，東京，2015.

2）Grossi SG, Skrepcinski FB, DeCaro R, Robertson Dc, Ho AW, Dunfprd RG, Genco RJ: Treatment of periodontal disease in diabetes reduces glycated hemoglobin. J Periodontol, 68: 714-719, 1997.

3）Simpson TC, Needleman I, Wild SH, Moles DR, Mills EJ: Treatment of periodontal desease for glycaemic control in people with diabetes (Review). Cochrane Database of Systematic Reviews 2010. 12;(5):CD004714. doi: 10.1002/14651858.CD004714.pub2.

4）Teeuw WJ, Gerdes VEA, Loos BG: Effect of periodontal treatment on glycemic control of diabetic patients. Diabetes Care, 33: 421-427, 2010.

5）Yoshii T: Incidence of deep fascial space infection after surgical removal of the mandibular third molars. J Infect Chemother, Official Journal of the Japan Society of Chemotherapy, 7: 55-57, 2001.

6）Tervonen T, Knuuttlia M, Pohjamo L, Nurkkala H: Immediate response to non-surgical periodontal treatment in subjects with diabetes mellitus. J Clin Periodontol, 18: 65-68, 1991.

7）Westfelt E, Rylander H, Blohm G, Jonasson P, Lindhe J: The effect of periodontal therapy in diabetics.Results after 5 years. J Clin Periodontol, 23: 92-100, 1996.

8）Garrett S: Periodontal regeneration around natural teeth. Ann Periodontol, 1: 621-666, 1996.

95/100　7章　全身疾患など

認知症患者への歯周治療

岩手医科大学歯学部　歯科保存学講座　歯周療法学分野
村井 治　八重柏 隆

2012年時点で、わが国の認知症患者は推定462万人で、2025年に700万人を超すと予測されている。将来、高齢者の４人に１人が認知症を発症する状況を念頭において、対応することが必要である。

認知症の分類

認知症の症状は、基幹的症状である中核症状と病状の進行に伴う周囲環境への適応障害が主となる周辺症状に分類される（**図１**）。認知症の原因別分類としては、以下のとおりである。

１．脳血管性認知症

脳梗塞や脳内出血などによって脳細胞が壊死し、認知症が生じる。自覚症状がない微小な脳梗塞で発症することも多い。

２．Alzheimer 型認知症

患者の70% を占め、発病後２～10年で記憶障害の顕著化と大脳皮質の変性によるてんかん症状がみられる。症状進行によってやせが進み、誤嚥性肺炎やオーラル・フレイルが進行することも多い。

３．レビー小体型認知症

幻視・認知機能の急激な低下などが特徴的な認知症である。パーキンソン症状が早期に出現し、姿勢障害や失神に伴う転倒も多い。

４．前頭側頭型認知症

若年性で、初期から性格変化を来す認知症であり、患者の特徴的な行動として、立ち去り行動や周徊などがみられる。

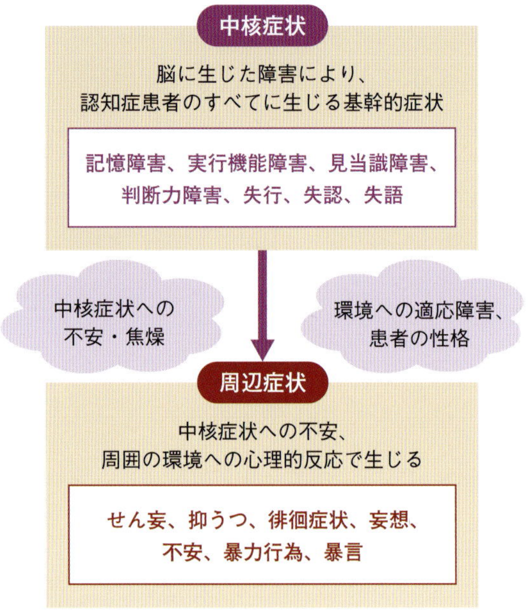

中核症状
脳に生じた障害により、
認知症患者のすべてに生じる基幹的症状
記憶障害、実行機能障害、見当識障害、
判断力障害、失行、失認、失語
中核症状への
不安・焦燥
環境への適応障害、
患者の性格
周辺症状
中核症状への不安、
周囲の環境への心理的反応で生じる
せん妄、抑うつ、徘徊症状、妄想、
不安、暴力行為、暴言

図❶　認知症のおもな症状

認知症患者における口腔の変化

認知症症状による意欲低下で患者の口腔清掃が低下し、さらに中期以降では失行・失認の発現でうがい機能や口腔内自浄性の低下が顕著となることが多い。脳血管性認知症やレビー小体型認知症では、早期に咽頭感覚が低下し、誤嚥を招きやすい。また、知覚の鈍化で、口腔内病変が無自覚のまま拡大しやすい[1)]。

認知症治療では、抗精神病薬や抗うつ薬、抗不安薬、睡眠薬、抗痙攣薬が使用されるため、多くの服用患者で副作用による唾液分泌障害が生じ、口腔乾燥症状を認める。また、薬剤による過鎮静に伴う口腔機能の低下や嚥下障害などもみられる。

歯科治療上の注意点

１．医科との連携により、認知症症状の把握を図る

認知症は、急激に進行する場合も多い。このため、歯科初診時には医科担当医と連携し、現状の病態だけではなく、認知症の発症時期や経過の把握も必要である。また、過鎮静状態の患者は治療拒否や誤嚥の可能性も高いため、障害となる患者行動の原因が身体機能障害なのか、認知症による環境への適応障害なのかを確認する。

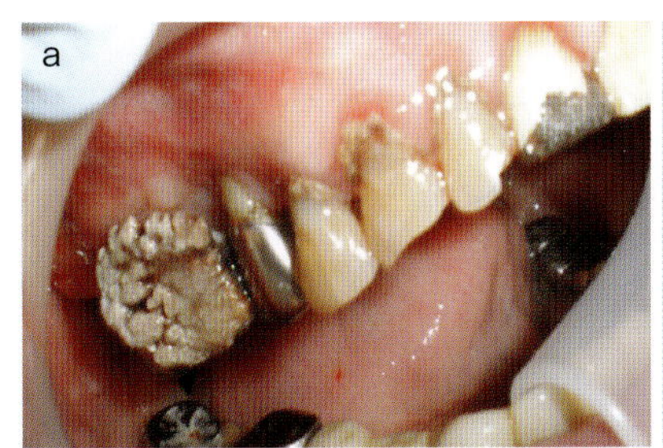

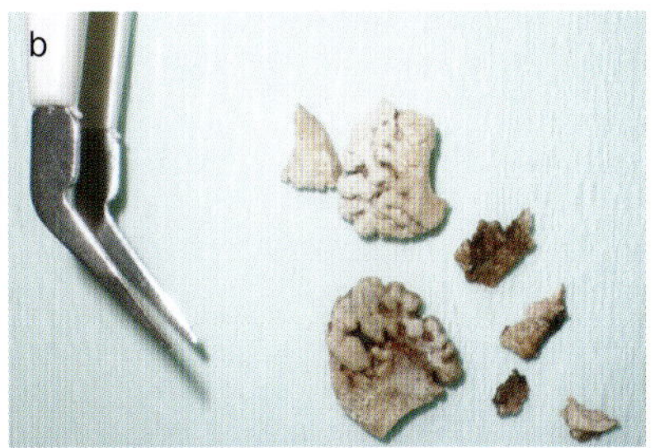

図❷ 認知症患者（82歳、男性）の口腔内（a）および除去した歯石（b）。妻（80歳）による介護を受けていた

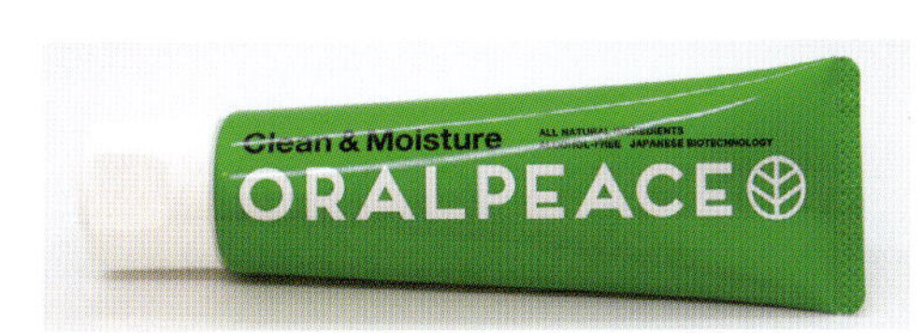

図❸ 天然由来可食成分で作られた歯磨剤「オーラルピース® クリーン＆モイスチュア」（トライフ）

2．患者周辺のキーパーソン・家族との連携を図る

認知症患者は、自身の病状を自覚できないので、外部へ伝達できないことが多い。家族も患者の対応に追われ、口腔内の病状を把握できないことが多い（**図２**）。患者周辺のキーパーソン・家族との連携を図り、患者の口腔内状況や生活の自立度を把握する必要がある[2)]。

3．患者の認知症の進行状況に合わせた治療計画を立案する

認知症患者は、思考力や動作が遅くなり、作業量が減少するので、多くに時間を要することを理解する必要がある。また、環境変化への対応能力が低下し、診療室への移動や治療への不安などの反応も強い[3)]。このため、患者に接する際は共感の姿勢を示し、安心感や信頼感を与え、不快な刺激は避けるように留意する。

認知機能の低下でうがいや吐き出しが困難な患者の口腔清掃では、主成分が可食である歯磨剤（**図３**）の使用も有効である。

認知症患者のスケーリングは、一般的な患者と同様に、プラークの除去や付着抑制に効果的であるが、その際は誤飲・誤嚥の危険性を考慮し、注水を必要としない手用スケーラーの使用も有効である。ただし、口腔ケアジェルの塗布や介助者による吸引を必ず行い、除去物の口腔内への落下および誤飲・誤嚥を防ぐように注意する。また、認知症は進行性の変性疾患であるため、一般的な歯周治療管理から、最終的には口腔ケア管理に移行することを想定した治療計画の立案が必要である。とくに進行した認知症患者では、口腔内の細菌量を減少させることにより、“誤飲・誤嚥による肺炎が生じない口腔内環境を作る”ことを目標にすべきである。

認知症患者の歯周治療のプロセスで最も重要なのは、患者家族も含めたかかわりである。中等度以上の認知症患者では、認知症のない者と比較して、歯周治療の必要性が15.9倍高いとの報告もある。認知症を発症した患者は、歯科医院への通院拒否によって、急激に口腔環境が悪化するケースも多い。また、患者は病状を正確に訴えることができず、周囲が口腔内の変化に気づいて歯科受診した時点では、すでに治療困難な状態であることも多い。近年、歯周病と認知症との相関性も報告されている。超高齢社会を迎えたわが国では、認知症の現実を正しく理解し、予知性のある歯周治療を継続的に提供することが必須であろう。

【参考文献】

1）大渡凡人：全身疾患偶発症とリスクマネジメント 高齢者歯科治療のストラテジー．医歯薬出版，東京，2012.
2）日本老年歯科医学会：認知症患者の歯科的対応および歯科治療のあり方：学会の立場表明 2015.6.22版．http://www.gerodontology.jp/publishing/file/guideline/guideline_20150527.pdf
3）日本神経学会（監），「認知症疾患患者ガイドライン」作成合同委員会（編）：認知症治療ガイドライン 2010．医学書院，東京，2010.

96/100　7章　全身疾患など

血が止まりにくい患者への歯周治療

日本大学松戸歯学部　歯周治療学講座　**小方頼昌**

歯肉から出血（**表1**）がある場合、自然出血か、何らかの刺激後の出血であるかをまず確認する。歯肉からの自然出血は血液疾患や肝疾患を疑い、血小板数、出血、凝固検査などの臨床検査を行う。梗塞、弁膜症、心房細動などでは、抗凝固薬（ワーファリンなど）や抗血小板薬（バイアスピリン、パナルジンなど）の服用による抗血栓療法が行われていることが多く、同薬剤の服用患者が歯肉炎や歯周炎を有すると、歯肉からの自然出血を認めることが考えられるため、内科主治医への照会を行う必要がある。

何らかの刺激後に出血を認める場合、歯肉の損傷部位からの出血か、歯ブラシや補助清掃器具使用による出血か、食事の際の出血か、歯周病検査（プロービングポケットデプスの測定）時の出血かで治療法が異なるため、全身疾患との関連を考慮に入れて、出血部位の歯肉をよく観察する必要がある。

出血部位の観察と各種検査をもとに対処する

出血が歯肉炎または歯周炎に起因する場合は、自然出血は少なく、歯ブラシや補助清掃器具使用時、食事の際や起床時にシーツに出血を認めるケースが多く、重度以外の慢性歯周炎では、痛みや自覚症状がない場合が多い。

正常な付着歯肉は薄いピンク色であるが、重度慢性歯周炎や侵襲性歯周炎患者の付着歯肉は、赤黒く観察されることが多い。歯肉炎または歯周炎の診断には、歯周病検査［プロービングポケットデプスの測定、ポケット測定時の出血（Bleeding on probing：BOP）の有無、歯の動揺度、プラークの付着状態の検査］とX線検査が必要である。

歯肉炎は、歯槽骨吸収と付着の喪失（アタッチメントロス）がなく、プロービングポケットデプスが深い場合でも、仮性ポケット（歯肉の炎症性増殖に起因するもの）である。そのため、歯肉炎による出血は歯周基本治療（口腔衛生指導およびスケーリング・ルートプレーニング）で治癒する。

歯周炎では、歯槽骨吸収およびアタッチメントロス、歯の動揺や移動、歯肉膿瘍、およびBOPを認める場合が多い。歯周基本治療を十分に行い、歯周基本治療終了後の再評価検査の結果をもとに、必要な部位に対して歯周外科治療（フラップ手術、歯周組織再生誘導法など）を実施する。歯周治療が終了し、病状が安定しても、十分な口腔衛生状態が維持されないと再発する可能性が高いことから、定期的なサポーティブペリオドンタルセラピー（SPT；安定期治療）が必要となる。

歯肉に損傷があり、同部位から出血が認められる場合は、患者に損傷の原因、痛みの有無などを問診し、損傷に対する処置を行う。

表❶　歯肉からの出血の原因と疾患名、対処法

原因	疾患名	対処法
血液疾患	再生不良性貧血、白血病、 特発性血小板減少性紫斑病、血友病	主治医への照会、歯周基本治療
肝疾患	慢性肝炎、肝硬変、肝がん	主治医への照会、歯周基本治療
抗凝固薬・抗血小板薬	梗塞、弁膜症、心房細動	主治医への照会、歯周基本治療
歯肉炎	歯肉炎、壊死性潰瘍性歯肉炎	歯周基本治療
歯周炎	慢性歯周炎（軽度～中等度）、侵襲性歯周炎	歯周基本治療、必要に応じて歯周外科治療、再生療法
機械的刺激	歯肉損傷	損傷に対する処置

97/100　7章　全身疾患など

脳血管疾患患者への歯周治療

朝日大学歯学部　歯周病学分野　澁谷俊昭

脳血管疾患は、脳の血管が障害を受けることによって生じる疾患の総称で、脳血管障害(cerebrovascular disease：CVD）と脳梗塞（虚血性脳血管障害）に分類される。さらに、脳血管障害のうち、急激に発症したものは脳卒中（stroke)、脳梗塞においては動脈硬化（アテローム）が最大の危険因子であり、動脈硬化の原因として、高血圧症や脂質異常症（高脂血症)、糖尿病、喫煙が挙げられる。脳出血では高血圧が、くも膜下出血では脳動脈瘤（Aneurysm）や脳動静脈奇形（AVM)、もやもや病が大きな要因となる。わが国では、食文化の欧米化とともに罹患率が上昇しており、予防や再発防止、リハビリテーションが大きな課題となっている。

高血圧は、脈圧・拡張期血圧（Diastolic Blood Pressure：DBP）などと比べ、収縮期血圧（Systolic Blood Pressure：SBP）は性や人種に関係がないため、脳卒中の発症を予測するうえで、最も重要な因子である。高血圧や喫煙、ウエスト・ヒップ比の低値、不健康な食事、定期的な運動の欠如、糖尿病、中等度あるいは高度のアルコール摂取、ストレスまたは抑うつ、アポリポ蛋白B/A1比の高値といった因子は、さまざまな国において脳卒中のリスクの90%を占めていた。なかでも、高血圧は単独因子として、虚血性および出血性の両脳血管障害の52%と、出血性脳血管障害の74%に関与していた[2]。

慢性的な睡眠不足状態にある人は、高血圧や糖尿病、高脂血症、心筋梗塞、狭心症などの冠動脈疾患や脳血管障害といった生活習慣病に罹りやすい[3]。

初期治療の違い

脳血管障害が生じる場合、たいていは高血圧を伴っている。その治療方針は各疾患で異なるため、診断や、うかつな治療はできない。

1．脳出血（脳溢血）

急性期は極端な高血圧を除いて降圧せず、慢性期は再発予防のために降圧する。救急室では、出血部位の同定を含めた診断と、ヘルニアや水頭症といった合併症の評価が行われる。

緊急手術の適応となる脳出血には、被殻出血や小脳出血、皮質下出血、視床出血が挙げられる。被殻出血や小脳出血、皮質下出血では血腫除去術、視床出血では脳室ドレナージが標準的な術式である。手術は施設によっても異なるが、被殻出血では血腫量が31mL以上、意識障害がある、または脳の圧迫所見が強いときに適応となる。小脳出血では、血腫径が３cm以上または意識障害(とくにJCS III-100以上)があると、適応となる。皮質下出血の場合は、血腫量が30mL以上、意識障害が昏迷以上、正中偏位が１cm以上、中脳周囲槽の変形のいずれかを認めるとき、適応となる。視床出血では、脳室穿破や水頭症が認められると、適応となる。

2．くも膜下出血

積極的に血圧をコントロールし、再出血を予防する。

3．脳梗塞

急性期の降圧は、原則禁忌である。脳血管障害でCTにて出血が認められなければ、脳梗塞の可能性が高い。発症から4.5時間以内であれば、血栓溶解療法で症状を改善し得るので、適応の評価を行わなければならない。病歴からアテローム血栓性などの病型診断も行い、MRIまたはMRAにて発症時期を特定していく。血栓溶解療法は、適応基準や慎重投与などが定められているため、必ず専門家にコンサルトしてから行うべきである。

【参考文献】

1）二階堂雅彦，築山鉄平（編）：歯周病と全身疾患――最新エビデンスに基づくコンセンサス．日本臨床歯周病学会（監），デンタルダイヤモンド社，東京，2017.
2）日本臨床歯周病学会(編)：歯周病と全身の健康．医歯薬出版，東京，2016.
3）Lafon A, et al.: Periodontal disease and stroke: a meta-analysis of cohort studies. Author information. Eur J Neurol, 21(9): 1155-1161, 2014. e66-e67. doi: 10.1111/ene.12415. Epub 2014.

98/100 7章　全身疾患など

歯周炎と心血管疾患

朝日大学歯学部　歯周病学分野　澁谷俊昭

Cardiovascular Disease（CVD）は心血管疾患と和訳され、心臓と血管の障害を広く示す用語である。前者には、心不全や心筋症、心不整脈、炎症性心疾患（心内膜炎、心筋炎）、心臓弁膜症、先天性心疾患が含まれる。また、後者には、冠動脈疾患（狭心症、心筋梗塞）や末梢動脈障害、脳血管障害（脳梗塞など）、腎動脈狭窄、大動脈瘤を含むアテローム性動脈硬化症（ACVD）が含まれ、冠動脈性心疾患（狭心症、心筋梗塞）や虚血性血管障害はほとんどアテローム性動脈硬化に起因することが多い。アテローム性動脈硬化の主たる根源疾患は、高コレステロール症とみなされている脳血管疾患［脳卒中・一過性脳虚血発作（TIA）］および末梢動脈疾患を含む疾患である。ACVDが歯周病患者、歯肉炎患者で罹患率・発生率が高く、生物多様性も高い。菌血症の有病率とプラーク・歯肉の指標との間に関連があることが報告されている。

慢性経口感染である歯周炎は、細菌（またはその産物）を血流に導入する。バクテリアは、複数の機序によって宿主の炎症応答を活性化し、その応答はアテローム形成、成熟および悪化に有利である。歯周炎によるリスクの量は、心臓血管の転帰のタイプや年齢、性別による集団間で変化する。歯周炎の罹患率が高いことを考えると、低リスクから中等度の過剰リスクでさえ、公衆衛生の観点から重要である。

歯周治療によってC反応性タンパク質（CRP）の減少や内皮機能の臨床的および代理的測定の改善は、全身性炎症を減少させる。歯周治療後は、凝固や内皮細胞活性化のバイオマーカー、脳動脈血圧および無症候性アテローム性動脈硬化症の改善を示す。

血栓症病変における細菌抗原および分子サインの存在を評価すると、歯周病態および歯周病原体との関連があり、歯肉縁下微生物と血管病変で検出された病原体との間に相関関係が報告されている。

適応免疫応答は、アテロームにおける炎症応答を増強し、悪化を招く可能性がある。プラーク細菌に反応して産生される抗体は、血管壁内の炎症細胞への脂質の取り込みを促進するため、炎症促進性や内皮細胞との交差反応、および改変LDLとすることができる。これらの抗体の一部および炎症性サイトカインは、アテローム内のTh1応答を促進してマクロファージの活性化を高め、アテロームにおける炎症を増強する。

歯周治療は、全身の炎症性・プロ血栓性メディエーターの一時的な増加、および24～48時間以内の内在機能の全体的な低下を誘発する。これらの結果は、治療事象に続くバクテリアおよび外傷に最も関連している可能性が高い。

年齢や性別によって、脈管の結果と人口全体に影響を及ぼす。具体的には、冠状動脈性心疾患よりも脳血管性疾患ではリスクが高く、男性では若年者ではリスクが高くなる。65歳以上の被験者では、歯周炎と冠状動脈性心疾患発症の間に過剰リスクは報告されていない。この知見は、確立された個々のACVD危険因子の強度が、高齢者ではより弱いという多くの研究で報告された知見と一致する。

ゲノムにおけるすべての機能要素を同定するための深い配列決定プロジェクトであるENCODEプロジェクトでは、最近の知見として、さまざまな複雑な炎症性疾患を支える遺伝的に決定された共通の経路が存在することを示している。したがって、これらの遺伝的決定要因による交絡は、未知の交絡因子に起因する可能性がある。

限られたエビデンスに基づいて、口腔衛生の修復と驚異的な菌血症の発生を最小限に抑える新たな証拠は、いくつかの薬理学的薬剤が歯周炎症（たとえば、アスピリン、スタチン、魚油、ビタミンD）を減少させるのに有益であり得ることを示唆している。

表❶　おもな心疾患（参考）

心不全	左心不全、右心不全
心内膜炎	感染性心内膜炎（IE）、非細菌性血栓性心内膜炎（NBTE）
心臓弁膜症	僧帽弁狭窄症、僧帽弁閉鎖不全症、三尖弁狭窄症、三尖弁閉鎖不全症、大動脈弁狭窄症、大動脈弁閉鎖不全症
心膜炎	急性心膜炎、慢性収縮性心膜炎
先天性心疾患	心房中隔欠損、心室中隔欠損、心内膜床欠損症（ECD）、動脈管開存、ファロー四徴症、極型ファロー四徴症、完全大血管転位症、総肺静脈還流異常症（TAPVR）、大動脈縮窄症、左心低形成症候群（HLHS）、両大血管右室起始症、三尖弁閉鎖
その他の疾患	心筋炎、狭心症、心筋梗塞、心臓性喘息、肺性心、特発性心筋症、心臓神経症、川崎病による冠動脈瘤、特発性拡張型心筋症、心房粗動、心房頻拍、心房細動、心室細動

in vitro では、動物および臨床研究が相互作用および生物学的メカニズムを支持するが、これまでの臨床試験はさらなる結論を導くには不十分である。

口腔保健実践者のための推奨事項

プラクティショナーは、歯周炎がACVDを発症する危険因子であるという証拠が浮上していることを認識し、患者にそのリスクについてアドバイスすべきである。

歯周病（およびACVD）の変更可能な生活習慣に関連したリスク要因は、歯科医院において、また包括的な歯周治療［すなわち、禁煙プログラムおよび生活習慣の変更（食事および運動）に関する助言］の文脈において取り組まなければならない。これは、適切な専門家と協力してよりうまく達成され、口腔を越えて健康を向上させる可能性がある。

心血管イベントの既往歴を有する被験者における歯周炎の治療は、AHAガイドライン[1)]に従う必要がある。

【参考文献】

1）AHAガイドライン Adams, et al 2007、Jneid et al 2012
2）二階堂雅彦，築山鉄平（編）：歯周病と全身疾患――最新エビデンスに基づくコンセンサス．日本臨床歯周病学会（監），デンタルダイヤモンド社，東京，2017.
3）日本臨床歯周病学会（編）：歯周病と全身の健康．医歯薬出版，東京，2016.

99/100 7章 全身疾患など

早産・低体重児出産と歯周病とのかかわり

朝日大学歯学部 歯周病学分野 澁谷俊昭

近年、歯周病と妊産婦の切迫早産、早産・低体重児出産とのかかわりが注目を浴びている。

妊娠から出産に至るまでには、さまざまなホルモンやサイトカインなどが複雑に作用する。そのなかで、出産に悪影響を及ぼす因子として、細菌性膣炎などの細菌感染が挙げられる。子宮内部への細菌感染は、尿路感染症・細菌性膣炎などが原因として考えられている。しかし、尿路感染症・細菌性膣炎などが認められない妊婦においても、ある一定の割合で子宮内部への細菌感染が認められており、さらなる原因究明が求められている。

一方、歯周病患者には、歯周局所で炎症性因子が持続的に産生されること、また、グラム陰性嫌気性細菌が主体の歯周病原細菌が直接的に血中に移行することなどから、歯周病には慢性炎症および感染症としての側面がある。このことにより、歯周病が切迫早産や早産・低体重児出産に対するリスクファクターとして注目され、研究が行われている。

歯周病と出産に関連する報告

歯周病と出産の関連については、米国のOenbacherらにより、初めて報告された。わが国においても、切迫早産または早産であった妊婦は、歯周組織検査の結果が悪く、かつ*T.forsythia*の占める割合が高いこと、また、血清中のIL-1β、IL-8の濃度が高値であったことが報告されている。そして、われわれも早産であった妊婦から、口腔内の*P.gingivalis*が有意に高頻度で検出されたことを報告している。

歯周病と出産との関連を示す基礎研究のエビデンスも徐々に蓄積されてきており、絨毛膜由来細胞は、*F.nucleatum*のLPSにより、TLR2やTLR4を介して副腎皮質刺激ホルモン放出ホルモンやIL-6を上昇させることなどが示されている。また、*P.gingivalis*を腹腔内投与したマウスは低体重仔出産となることなども報告されている。

一方、歯周治療によって出産結果が改善するかどうかを検討した歯周治療の介入研究に関しては、400名の妊婦を対象にしたLopezらの研究により、妊娠中の歯周治療は有意に早産・低体重児出産の発現率を低下させることが初めて報告された。しかし、その後の介入研究では、歯周治療は出産結果に影響を与えないことも報告されている。2010年と2013年に歯周治療の出産への影響に関するメタアナリシスが行われた結果、歯周治療は早産の発現率を低下させる効果はないと結論づけられた。

高値が続くわが国のLBWの割合

わが国では、昭和50年を境に平均出生体重が増加から減少に転じ、以後、減少が続いている。また、出生体重2,500g未満の児を低出生体重児（Low Birth Weight：LBW）と呼ぶが、この割合も増加傾向にあり、2011年には9.6％と、経済協力開発機構（OECD）加盟国のなかで、トルコの11.0％（2008年）、ギリシャの10.0％（2010年）に次いで高い値を示している。

近年の欧米における疫学的研究から、LBWは成人後の糖尿病や高脂血症、心臓循環器疾患、うつ病など、いわゆる非感染性疾患（non-communicable diseases：NCDs）の発症と関連性が深いことが証明され、Developmental Origin of Health and Disease学説（DOHaD学説）として広く受け入れられてきている。LBWを減らすことは、今後の周産期医療における重要な課題である。

LBWの発生には、２つの要因が関連している。その１つが、在胎週数の短縮である。ヒトの妊娠期間は平均でおよそ40週間であり、妊娠37週以降42週未満の分娩を正期産、37週未満の分娩を早産と定義されているが、妊娠期間（胎児にとっては在胎期間）が短くなれば、当然ながら出生体重も小さくなる。早産児はその未熟性のため、成熟児に比較して呼吸障害や頭蓋内出血など短期的予後が不良となりやすいが、学童期における発達障害とも関連性が示唆されている。早産のおもな原因の１つは絨毛膜羊膜炎をはじめとする母体の炎症であり、その原因・病態生理を解明して治療方法を確立することが、LBWを減らすために重要な戦略となる。

LBWに関連するもう１つの要因は、子宮内における胎児発育不全（Fetal Growth Restriction：FGR）である。胎児は胎盤を介して母体から供給される酸素や栄養によって発育するが、母体の栄養摂取不良や喫煙、胎盤機能不全などによって体重増加不良を来す。胎児期にこのような慢性的低栄養状態を経験した児は、エピゲノム修飾によって摂取エネルギーを消費するよりも蓄積することを優先するようにプログラミングされ、これが出生後の栄養過多と相互作用して、NCDsの発症リスクを高めると考えられている。したがって、胎児発育に悪影響を及ぼす可能性のある母体環境要因を同定し、これを取り除くことが、LBWを減らす２つ目の戦略となる。

重要性を増す先制医療

世界保健機構（WHO）や国連は、総人口のうち65歳以上の高齢者の占める割合が21％を超えた社会を「超高齢社会」と定義しているが、わが国の高齢化率はすでに26％に到達している。さらにこの高齢化は異例の速さで進行しており、2035年には３人に１人が高齢者になると推計されている。

DOHaD学説をそのまま受け入れるとすれば、わが国で出生する児の10人に１人はNCDsの予備軍ということになる。つまり、このまま高齢化が進行すると医療費がさらに高騰し、いずれ破綻することが目に見えている。そのため、集団ではなく個別のリスク因子を考慮した予防医学、いわゆる「先制医療」の重要性が指摘されている。周産期医療は個々人の人生において最も感受性・可塑性の高い胎児を対象とする分野であり、先制医療を実現するための最初の窓口となり得る。したがって、LBWの減少を含め、今後周産期医療の果たす役割は大きい。

妊娠中の歯科治療が出産結果に影響しないとしても、妊娠関連歯肉炎やう蝕の発症を抑制するために、妊娠期間中に十分なプラークコントロールを維持することは必要である。妊婦および妊娠を考えている女性に対し、口腔の健康を維持することによって、母子の健康増進に貢献できると強調することは有用であると考えている。

【参考文献】

1）二階堂雅彦，築山鉄平（編）：歯周病と全身疾患——最新エビデンスに基づくコンセンサス．日本臨床歯周病学会（監），デンタルダイヤモンド社，東京，2017.

2）日本臨床歯周病学会（編）：歯周病と全身の健康．医歯薬出版，東京，2016.

100/100　7章　全身疾患など

対診と紹介状

朝日大学歯学部　歯周病学分野　澁谷俊昭

表❶　好ましい丁寧語の例

〜で	〜にて
〜がある	〜を認めています
〜している	〜しております
〜については	〜に関しては
〜を調べてほしい	〜について精査いただきたく、 ご依頼差し上げた次第であります
〜を教えてほしい	〜につきご教授いただきたく、 ご依頼しました
〜を管理してほしい	〜の管理をお願いする次第であります

入院中の患者が、別の疾病について他科医師の診察を受ける必要がしばしば生じる。その保険医療機関に専門の医師がいないとき、他保険医療機関の医師の応援を仰ぐことになるが、これを対診と呼んでいる。一方、医師法では無診察診療が禁止されているので、患者医療機関に専門の医師が出向いて診察を行うことになる。患者にとっては保険医療機関にかかっており、対診行為についても保険で支払うことができる。対診行為は保険医によって行われる。

問い合わせを受けた主治医は、多忙な診療のなか、時間を割いてカルテなどの資料を取り寄せ、病歴や治療法をまとめ、返書の記載を対応している。よって、紹介状の記載に際しては、主治医に礼儀を失することのないよう配慮するとともに、報告すべき事項がきちんと理解できるよう、要点を明確かつ簡潔に記載することが大切である。

1．宛名

宛名は必ず姓名を書くことが大切で、姓のみでは失礼である。姓しかわからないときは、紹介先の病院や医院の受付に問い合わせる。また、担当医の姓名がわからないときは、「△△科担当医（主治医）殿」、「△△科御担当先生」と記載する。病状診査のため、患者を初めての病院へ紹介する場合は、「○○病院△△科外来御中」と記載する。

2．脇付

通常、「御机下」、「御待史」のいずれかを記載する。「机下」、「待史」の記載でもよい。「○○××先生」だけでよいという考え方も古くからあり、本来はそのほうが正しいと思われるが、前二者の記載が圧倒的に多いのが現実である。

3．起首（頭語）

「拝啓、貴院（科）におかれましては益々ご清栄のこととお慶び申し上げます。」

「拝啓、○○先生におかれましては益々ご健勝のこととお慶び申し上げます。」

などと記載することが多い。また、過去に紹介状を送ったことがある場合は、

「過日は丁寧なご教示をいただき、ありがとうございました。」

「○○先生には日頃よりお世話になり、ありがとうございます。」

などと記載してもよい。

4．本文

①観血的処置により、内科などの疾患にどのような影響があるのか

②内科などの疾患や治療内容により、観血的処置時にどのような問題が起こるのか

③歯科における対策と主治医に協力を要請すべき事項、など

以上について、主治医が正確に理解し、具体的かつ的確な返書を記述できるように、要点を捉えた明確かつ簡潔な記載が大切である。項目が多いときは、わかりやすくするために、箇条書きにするとよい。観血的処置の対象となる病名や部位、内容（手術名）、侵襲の程度などを必ず日本語で記載する。歯科で日常的に使う略語は、そのまま他科の医師に理解され

①当科診断（依頼趣旨の疾患名を最初に記載する）
②起首（頭語）
③患者の情報
④現在の状況
⑤依頼目的
⑥結尾（終わりの挨拶）

① 当科診断：糖尿病、うっ血性心不全

② 平素より大変お世話になっております。

③ 2016年○月○日に、うっ血性心不全にて当科入院となった方です。

④ うっ血性心不全に関しては、現在利尿薬とβ遮断薬にて加療中であり、呼吸困難感などもなく落ち着いております。

⑤ しかし、糖尿病を合併しており、入院時より随時血糖 300、HbA1c 7.0と高値を認め、○月○日より食事療法と血糖降下薬による加療を開始しておりますが、治療効果が乏しく、随時血糖250前後と血糖管理不良が続いております。つきましては、血糖管理をお願いする次第であります。

⑥ ご多忙の折、大変恐縮ではありますが、ご高診のほどよろしくお願い致します。

図❶ 紹介状の書き方とその例

①相手先の診療所名や先生の名前、自分の病院名、患者氏名など（テンプレートに存在）
②紹介目的
　例：「今後の加療の継続につき、よろしくお願い致します」
③病名
④病状経過、検査所見、治療経過
⑤現在の処方
　ない場合の例：「当院処方はございません」
⑥備考。検査や手術などを行った場合、その所見や画像を同封する旨
　例：「今回の（検査）結果を同封致します。ご参照いただければ幸いに存じます」

図❷ 電子カルテ上の紹介状の書き方

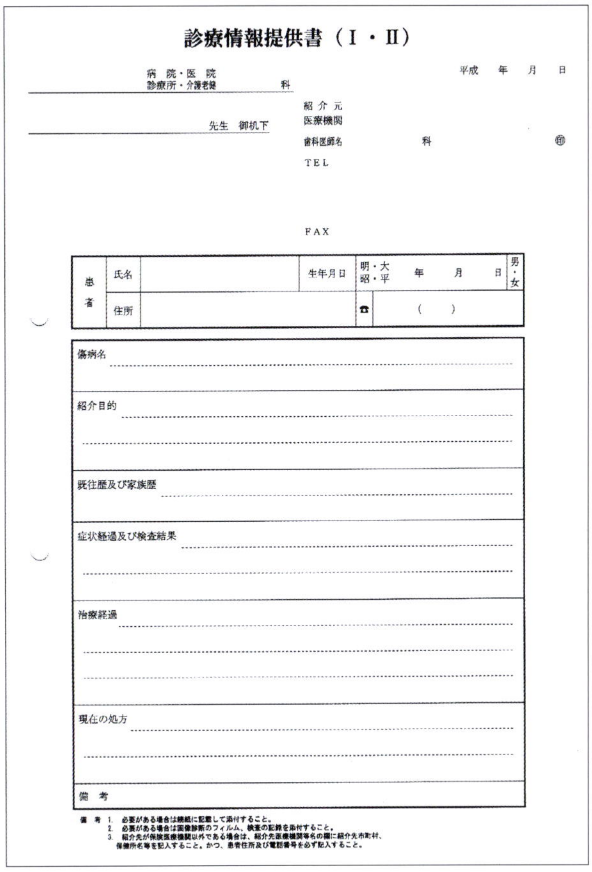

診療情報提供書（I・II）

平成　年　月　日

病　院・医　院
診療所・介護老健　　　科

先生　御机下

紹介元
医療機関
歯科医師名　　科　　㊞
TEL
FAX

患者	氏名		生年月日	明・大 昭・平　年　月　日	男・女
	住所		☎	（　）	

傷病名

紹介目的

既往歴及び家族歴

症状経過及び検査結果

治療経過

現在の処方

備　考

備　考　1. 必要がある場合は続紙に記載して添付すること。
　　　　2. 必要がある場合は画像診断のフィルム、検査の記録を添付すること。
　　　　3. 紹介先が保険医療機関以外である場合は、紹介先医療機関等名の欄に紹介先市町村、保健所名等を記入すること。かつ、患者住所及び電話番号を必ず記入すること。

図❸ 診療情報提供書

ないことに留意する。脱字や誤字がないかを必ずチェックする。

5．結尾（終わりの挨拶）

つねに必要ではないが、主治医に敬意を表す意味で、
「ご多忙のところ恐れ入りますが、（ご高診のほど）よろしくお願い致します。」
などと記載したほうが、より丁寧な書き方となる。

6．署名、捺印

最近は、文章をあらかじめ作成している歯科医院も多い。院長名がすでに印刷され、記入されている場合は、必ず捺印することが大切である。

病状経過、検査所見、治療経過欄

紹介状は、医師だけでなく事務の方も目を通すため、医療略語は極力使わず、一般的な語句を用いるように注意する。また、医療略語は対外的な場面で使うのはあまり好ましくないことを心に留めておきたい。文体は丁寧語を使用する（**表1**）。**図1〜4**に紹介状の書き方例などを示す。

【参考文献】

1）日本臨床歯周病学会（編）：歯周病と全身の健康．医歯薬出版，東京，2017.

お伺い　　　年　月　日

病院
医院
クリニック　　　　先生御机下

印

患者　　　　殿（　歳、　）につきまして、次の様に　お伺い
申し上げます。（　年　月　日生）

平素より大変お世話になっております。
先日ご相談させていただきました上記患者様ですが、８月29日に当院に入院。30日に全身麻酔にて抜歯を予定しました。術中より抗生剤の投与を３日ほど、術後の疼痛に対しては消炎鎮痛剤（NSAIDs）の投与を行う予定です。
８月14日に採卵される予定とお聞きしましたので貴科加療につきまして差しさわりはございませんでしょうか。もし支障があるようでしたら、治療スケジュールを変更しますのでご指示ください。
ご多忙中のところ誠に恐れ入りますが何卒よろしくお願い致します。

ご報告　　　年　月　日

病院
医院
クリニック　　　　先生御机下

印

患者　　　　殿（　歳、　）につきまして、次の様に　ご報告
申し上げます。（　年　月　日生）

平素より大変お世話になっております。
先日ご紹介させていただきました患者様です。2017年４月10日に抜歯を行いました。術中に異常はなく創部は３糸縫合しました。
感染予防のためにアモリン250mg、１日４回４日分
頓用ロキソニン60mg×６回分
を処方しました。
術後の経過は問題なく、４日16日に全抜歯を行いました。
当科での加療は終了とさせていただきます。お忙しいところ恐れ入りますが、以降のご加療を何卒よろしくお願い致します。
このたびはご紹介いただきまして誠にありがとうございました。今後とも何卒よろしくお願い致します。

2×50×30 K

図❹　お伺い・ご報告の書き方例

おわりに

本書『聞くに聞けない歯周病治療100』の企画は、日本大学客員教授であり、長年私の講座でお世話になっている若林健史先生からの依頼で始まりました。それがちょうど2017年春（５月11 ～ 13日）、福岡で行われる日本歯周病学会直前であったため、学会の会期中に親しくさせていただいている学会理事の先生方に、本書の分担執筆を依頼することができました。

総監修の若林健史先生、編集委員の鎌田征之先生、稲垣伸彦先生は、日本大学松戸歯学部の卒業生です。この３名の先生と親交の深い開業医の先生方、そして所属の歯科衛生士の方々も、分担執筆されており、臨床医と大学人の珍しいコラボレーション書籍となりました。でき上がった校正刷りに目を通してみると、どの項目も力作で、診療の場に備えることで、日々の臨床に役立つ内容に仕上がったと確信しています。

日本国民の約８割が罹患している歯周病は、全世界で最も患者数が多い病気です。日本歯周病学会では、2017年12月に開催した60周年記念京都大会で、歯周病撲滅に向けて京都宣言を行いました。その実現は遥か彼方かもしれませんが、適切な歯周病検査とＸ線検査にもとづいた診断と治療計画に従って歯周病治療をコツコツと行うこと、医科との連携を強固にすることが、新たな一歩に繋がると考えています。

本書が、読者の皆様の歯周病治療における一助となることを期待します。最後に、本書の出版にご尽力いただいたデンタルダイヤモンド社の木下裕介氏に厚く御礼申し上げます。

2018年２月

小方頼昌

回 監修・編集委員プロフィール

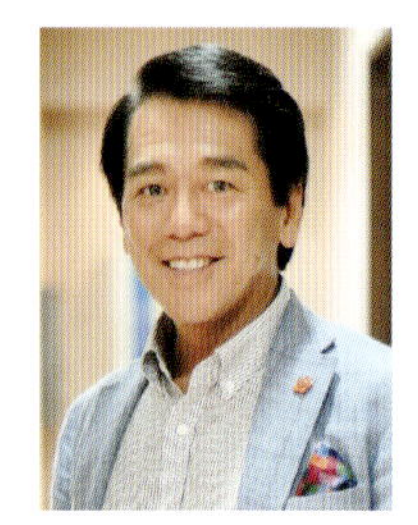

若林健史（わかばやし けんじ）

1982年　日本大学松戸歯学部卒業
同　年　若林歯科医院（東京都練馬区）勤務
1989年　東京都渋谷区代官山にて開業
2014年　東京都渋谷区恵比寿南に移転開業
2016年　東京都港区南青山にてオーラルケアクリニック青山開院
2017年　日本大学客員教授

日本歯周病学会 理事・専門医・指導医
日本臨床歯周病学会 副理事長・認定医・指導医・歯周インプラント指導医
米国歯周病学会 会員　他

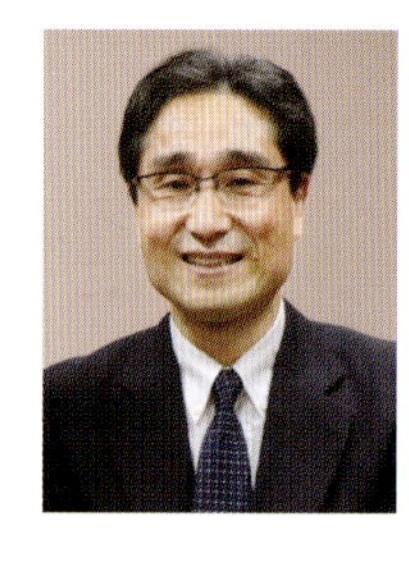

小方頼昌（おがた よりまさ）

1984年　日本大学松戸歯学部卒業
1988年　東京医科歯科大学大学院歯学研究科修了
同　年　日本大学松戸歯学部 歯周病学講座助手
2001年　日本大学松戸歯学部 歯周病学講座教授
2005年　日本大学松戸歯学部 歯周治療学講座教授

日本歯周病学会 副理事長・専門医・指導医
日本臨床歯周病学会 指導医・歯周インプラント指導医　他

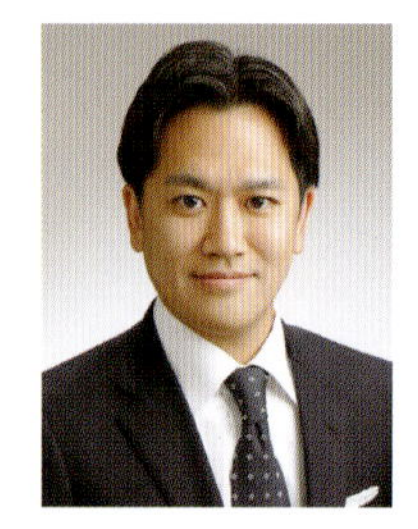

鎌田征之（かまだ まさゆき）

2001年　日本大学松戸歯学部卒業
同　年　若林歯科医院（東京都渋谷区）勤務
2005年　鎌田歯科医院（東京都杉並区）副院長

日本歯周病学会 評議員・専門医・指導医
日本臨床歯周病学会 理事・認定医・指導医・歯周インプラント指導医　他

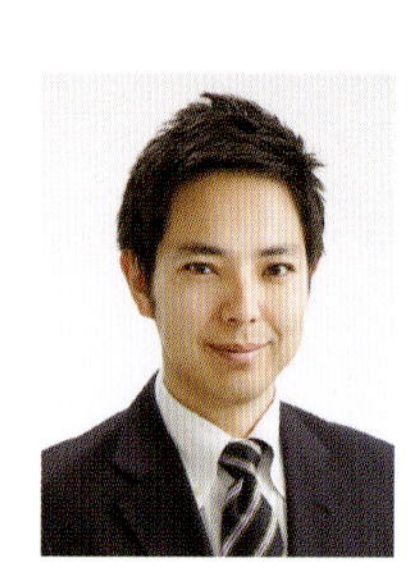

稲垣伸彦（いながき のぶひこ）

2005年　日本大学松戸歯学部卒業
同　年　若林歯科医院（東京都渋谷区）勤務
2013年　東京都目黒区緑が丘にて開業

日本歯周病学会 専門医
日本臨床歯周病学会 認定医　他

聞くに聞けない歯周病治療100

発行日　2018年3月1日　第1版第1刷
　　　　2018年3月27日　第1版第2刷
総監修　若林健史
監　修　小方頼昌
編集委員　鎌田征之　稲垣伸彦
発行人　濵野 優
発行所　株式会社デンタルダイヤモンド社
　　　　〒113-0033 東京都文京区本郷3-2-15 新興ビル
　　　　電話＝03-6801-5810㈹
　　　　https://www.dental-diamond.co.jp/
　　　　振替口座＝00160-3-10768
印刷所　共立印刷株式会社